《临床药学监护》丛书

国家卫生健康委医院管理研究所药事管理研究部
国家医院药事管理质量控制中心　组织编写

吴永佩　颜青　高申　　　总主编

糖尿病
药物治疗的药学监护

主　编　李　妍　苏乐群

副主编　张晓倩

编　者（按姓氏笔画排序）

王婷婷　山东第一医科大学第一附属
　　　　医院（山东省千佛山医院）

朱鹏里　中国科学技术大学附属第一
　　　　医院（安徽省立医院）

刘杨从　武汉市第一医院（武汉市中
　　　　西医结合医院）

刘丽亚　南方医科大学深圳医院

苏乐群　山东第一医科大学第一附属
　　　　医院（山东省千佛山医院）

李　妍　山东第一医科大学第一附属
　　　　医院（山东省千佛山医院）

杨　柳　菏泽市中医医院

杨　蕊　山东第一医科大学第一附属
　　　　医院（山东省千佛山医院）

杨新美　山东第一医科大学第一附属
　　　　医院（山东省千佛山医院）

张　帆　聊城市人民医院

张　悦　冠县中心医院

张晓倩　山东第一医科大学第一附属
　　　　医院（山东省千佛山医院）

张晶晶　青岛市第八人民医院

俞　颖　南京医科大学第二附属医院

高　丽　山东第一医科大学第一附属
　　　　医院（山东省千佛山医院）

人民卫生出版社
·北京·

图书在版编目（CIP）数据

糖尿病药物治疗的药学监护 / 李妍，苏乐群主编.—北京：人民卫生出版社，2021.9

（《临床药学监护》丛书）

ISBN 978-7-117-31665-1

Ⅰ.①糖…　Ⅱ.①李…　②苏…　Ⅲ.①糖尿病 - 临床药学　Ⅳ.①R587.105

中国版本图书馆 CIP 数据核字（2021）第 095194 号

| 人卫智网 | www.ipmph.com | 医学教育、学术、考试、健康，购书智慧智能综合服务平台 |
| 人卫官网 | www.pmph.com | 人卫官方资讯发布平台 |

《临床药学监护》丛书

糖尿病药物治疗的药学监护
Tangniaobing Yaowu Zhiliao de Yaoxue Jianhu

主　　编：李　妍　苏乐群
出版发行：人民卫生出版社（中继线 010-59780011）
地　　址：北京市朝阳区潘家园南里 19 号
邮　　编：100021
E - mail：pmph @ pmph.com
购书热线：010-59787592　010-59787584　010-65264830
印　　刷：三河市博文印刷有限公司
经　　销：新华书店
开　　本：710×1000　1/16　印张：13
字　　数：240 千字
版　　次：2021 年 9 月第 1 版
印　　次：2021 年 9 月第 1 次印刷
标准书号：ISBN 978-7-117-31665-1
定　　价：52.00 元

打击盗版举报电话：**010-59787491**　E-mail：**WQ @ pmph.com**
质量问题联系电话：**010-59787234**　E-mail：**zhiliang @ pmph.com**

《临床药学监护》丛书
编委会

总 主 编　吴永佩　颜　青　高　申

副总主编　缪丽燕　王长连

编 委 会（以姓氏笔画为序）：

丁　新　卜一珊　万自芬　王建华

卢晓阳　包明晶　冯　欣　齐晓涟

闫峻峰　劳海燕　苏乐群　杜　光

李　妍　李喜西　李智平　杨　敏

杨婉花　张　峻　张　健　张毕奎

陆　进　陆方林　陈　英　林英忠

罗　莉　胡　欣　姜　玲　高红梅

游一中　谢　娟　裘云庆　翟晓文

樊碧发

《临床药学监护》丛书
分册目录

丛 书 序

第二次世界大战后，欧美各国现代经济和制药工业迅速发展，大量新药被开发、生产并应用于临床。随着药品品种和药品临床使用量的增加，不合理用药现象也逐趋加重，严重的药物毒副作用和过敏反应也不断增多，患者用药风险增加。同时，人类面临的疾病负担愈加严峻，慢性病及其他疾病的药物应用问题更加复杂，合理用药成为人类共同关心的重大民生问题。为充分发挥临床药师在药物治疗和药事管理中的专业技术作用，提升药物治疗水平，促进药物安全、有效、经济、适当的合理使用，西方国家于20世纪中叶前后在高等医药院校设置6年制临床药学专业 Pharm. D. 课程教育，培养临床型药学专业技术人才。同期，在医院建设临床药师制度，建立药师与医师、护士合作共同参加临床药物治疗，共同为患者临床药物治疗负责，共同防范医疗风险，提高医疗工作质量，保障患者健康的优良工作模式，这在西方国家已成为临床药物治疗常规，并得到社会和医药护理学界的共识。

1997年我们受卫生部委托起草《医疗机构药事管理暂行规定》，经对国内外医院药学技术服务情况调研分析，提出了我国"医院药学部门工作应该转型""药师观念与职责必须转变"和医院药学专业技术服务扩展发展方向，并向卫生部和教育部提出三点具体建议：一是高等医药院校设置临床药学专业教学，培养临床应用型药学专业技术人才；二是在医院建立临床药师制，药师要直接参与临床药物治疗，促进合理用药；三是为提高成品输液质量、保障患者用药安全和保护护理人员免受职业暴露，建议对静脉输液实行由药学部门管理、药学人员负责的集中统一调配与供应模式。卫生部接受了此建议，在2002年1月卫生部公布《医疗机构药事管理暂行规定》，首次规定要在医院"逐步建立临床药师制"。为此，在2005年和2007年卫生部先后启动"临床药师培训基地"和"临床药师制"建设两项试点工作，并于2009年和2010年作了总结，取得了很大的成功，目前临床药师岗位培训制度和临床药师制建设已日趋规范化和常态化。随着临床药学学科的发展和临床药师制体系建设的深化,临床药师队伍迅速成长,专业技术作用逐渐明显,但临床药师普遍深感临床药学专业系统知识的不足,临床用药实践技能的不足。为提升临床药师参加临床药物治疗工作的药学监护能力,我们邀请临床药学专家和临床药师以及临床医学专家共同编写了《临床药学监护》丛书。本丛书将临床药物治疗学理论与药物治疗监护实践相结合,反映临床疾病药物治疗的最新进展,以帮助临床药师在药物治疗实践活动中实施药学监护措施,提升运用临床药学专业知识解决临床用药中实际问题的能力。本丛书主要内容为依据不同疾病的药物治疗方案,设计药学监护措施,明确药学监护重点:对药物治疗方案的评价与正确实施;遴选药品的适宜性和随着疾病治疗的进展调整药物治疗意见;对药物治疗效果的评价;监测与杜绝用药错误;监测与防范药品不良反应;对患者进行用药教育等。

《临床药学监护》丛书的编写与出版,体现了国内外临床药物治疗学和临床实践活动最新发展趋势,反映了国际上临床药学领域的新的药学监护技术。本丛书可满足广大医疗机构药师学习、实践工作的需要,也可作为医疗机构医护人员和高等医药院校学员的参考用书,但撰写一部系统的《临床药学监护》丛书我们尚缺乏经验,不足之处在所难免,希望临床药师和广大读者批评指正,为再版的修订与完善提供条件。

我们衷心感谢为本丛书编写和出版付出辛勤劳动的专家、临床药师和相关人员并向其致以崇高的敬意!

吴永佩　颜　青　高　申
2018 年 3 月

前　言

随着我国人口老龄化与生活方式的变化，糖尿病的发病率持续飙升，现已成为严重威胁我国人民健康的慢性非传染性疾病之一。而近年的多项调查表明，无论是发达国家还是发展中国家，糖尿病的控制状况均不容乐观。流行病学数据显示，我国成人糖尿病患病率从 1980 年的 0.67% 迅速攀升至 2013 年的 10.40%，并呈持续上升趋势，2015—2017 年患病率升至 11.2%。

在药物治疗方面，糖尿病治疗药物的开发、研究和临床应用的发展非常迅速，传统降血糖药如胰岛素促泌剂、双胍类和胰岛素等不断有新型制剂问世。近年来，胰高血糖素样肽 -1（GLP-1）受体激动剂、二肽基肽酶 -4（DPP-4）抑制剂、钠 - 葡萄糖协同转运蛋白 2（SGLT-2）抑制剂等具有全新作用机制的药物陆续获批应用于临床。这些新型药物和制剂的应用，使得糖尿病的治疗有了更多选择，同时也要求医务人员熟悉上述各种药物的临床应用方法、常见的不良反应类型、与其他药物的相互作用等知识，为糖尿病患者提供更为安全有效的药物治疗方案。

糖尿病患者不仅需要持续的药学监护，自我管理也至关重要。有效的监护与自我管理可降低各种急、慢性并发症的发生率，延缓并发症的进展，改善患者的生存质量。在国内外的糖尿病治疗指南中，血糖管理的高度个体化占据了越来越重要的位置，而对患者进行充分的药学评估、提供个体化的药学监护同样至关重要。为使本书的内容更贴合临床实践，编委会邀请内分泌专业的临床医师、临床药师以及药剂学、文献信息管理专家等共同编写本书，本书密切联系临床实际情况，结合最新修订的临床诊疗指南和最新医学文献，针对糖尿病治疗药物、个体化治疗、药学监护方法等方面进行了较为详尽的阐述。本书编撰的主要目的在于为内分泌专业的临床药师（尤其是糖尿病的药学管理者）提供一本专业的、实用的、便于实践操作的参考书籍。

　　本书共分为两大部分,前三章为糖尿病和降血糖药临床应用的概述部分,其中涵盖新研究,如新型降血糖药制剂的研发、基因多态性对于药效学的影响等内容;后三章为针对特定人群、血糖异常事件及糖尿病患者的药学监护与长期管理内容。为强化临床实践学习,本书选取编者在临床实践中的典型案例,穿插于各相关章节之中。针对降血糖药的个体化应用、不同人群药物治疗的监护要点、药源性血糖异常的识别与监护等,制订了相应的药学监护模式,并以典型案例分析加深理解。最后,针对各章节中提到的实际工作环节设计了工作附表,以期为从事糖尿病药物治疗管理的临床药师及相关医务人员提供参考。

　　本书主要面向从事内分泌药物治疗专业的药师、医师、护士,亦可作为临床药学专业本科生、研究生的教学参考书。

　　本书的顺利编写与出版离不开编委会各位专家的鼎力支持,我们在此表示衷心感谢。由于时间紧张,以及我们的编写经验有限,本书从结构和内容上仍不可避免地存在欠缺之处,敬请广大读者不吝赐教,给予斧正。

李　妍　苏乐群

2021 年 4 月

目　录

第一章 绪 论

第一节 糖尿病概述

公元前 250 年，糖尿病（diabetes mellitus，DM）这一术语首次出现在医学文本中。这是一种因胰岛素分泌相对或绝对不足或胰岛素受体功能异常引起的糖、蛋白质、脂肪、水、电解质等的一系列代谢紊乱性疾病，本病以高血糖为特征，与遗传因素和环境因素密切相关。身体长期处于此种状态则会对各主要器官产生严重损害，并可导致功能障碍，严重影响患者的身体健康和生活质量。

一、糖尿病的流行病学

我国糖尿病的患病率在过去四十余年中呈急剧增长的趋势：1980 年的患病率为 0.67%，2008 年为 9.7%，2013 年为 10.4%，2015—2017 年的数据升至 11.2%。我国的糖尿病流行病学有如下特点：①患者以 2 型糖尿病为主，1 型及其他类型糖尿病较为少见。②各民族之间的糖尿病患病率存在较大差异。③经济发达地区的糖尿病患病率明显高于不发达地区，城市高于农村（12.0% 比 8.9%）。④未诊断糖尿病比例较高。在 2013 年的全国调查中，未诊断的糖尿病患者占总数的 63%。⑤肥胖和超重人群糖尿病患病率显著增加。在如此高的患病率背景之下，糖尿病患者对病情的知晓率仅为 36.1%，仅有 1/3 的患者血糖得到了有效控制。

我国糖尿病流行的可能影响因素主要包括①城市化：随着经济的发展，我国的城市化进程明显加快，城市化导致人们生活方式改变，体力活动明显减少，生活节奏的加快也使得人们长期处于应激环境，这都与糖尿病的发生密切相关。②老龄化：我国 60 岁以上人群的比例逐年增加，从 2000 年的 10% 上升到 2013 年的 20% 以上。③超重和肥胖患病率增加：《中国居民营养与慢性病状况报告（2015 年）》显示，全国 18 岁及 18 岁以上成人超重率为 30.1%，肥胖率为 11.9%，比 2002 年上升了 7.3 和 4.8 个百分点。④中国人的遗传易感性：2 型糖尿病的遗传易感性存在着种族差异。与高加索人种比较，在调整性别、年龄和体重指数（BMI）后，亚裔人糖尿病的风险增加 60%。

二、糖尿病的诊断与分型

1. 糖尿病的诊断 空腹血糖（FPG）、随机血糖或口服葡萄糖耐量试验（OGTT）2 小时血糖是诊断糖尿病的主要依据，没有糖尿病典型临床症状时必须重复检测以确认诊断。理想的血糖监测应同时监测 FPG 及 OGTT。应注意严格选择糖负荷后 2 小时的血糖值，OGTT 其他时间点的血糖不作为诊断标准。

处于糖调节受损的人群建议行 OGTT 检查，同时也要排除有无处于暂时性血糖升高的情形（急性感染、创伤或其他应激情况）。如果没有明确的糖尿病病史，则不能以此时的血糖数值作为临床诊断依据，可在消除应激后复查，检测糖化血红蛋白（HbA1c）有助于临床诊断。

2011 年，WHO 建议在条件具备的国家和地区采用 HbA1c 这一指标诊断糖尿病，诊断切点为 HbA1c ≥ 6.5%。我国于 2010 年开始进行"中国糖化血红蛋白教育计划"。随后，国家发布了《YY/T 1246-2014 糖化血红蛋白分析仪》的行业标准、《糖化血红蛋白实验室检测指南》，并实行了国家卫生行政部门组织的室间质量评价计划。我国的 HbA1c 检测标准化程度逐步提高，但各地区之间的差别仍较大。因此，《中国 2 型糖尿病防治指南（2020 年版）》指出，对于采用标准化检测方法并有严格质量控制的医院，可以采用 HbA1c 作为糖尿病的补充诊断标准，诊断切点为 ≥ 6.5%。

糖代谢状态分类、糖尿病诊断标准分别见表 1-1 和表 1-2。

表 1-1 糖代谢状态分类（WHO 1999）

糖代谢状态分类	静脉血浆葡萄糖 /(mmol/L)	
	空腹血糖	糖负荷后 2 小时血糖
正常血糖	< 6.1	< 7.8
空腹血糖受损（IFG）	≥ 6.1，< 7.0	< 7.8
糖耐量减低（IGT）	< 7.0	≥ 7.8，< 11.1
糖尿病	≥ 7.0	≥ 11.1

注：IFG、IGT 统称为糖调节受损，也称为糖尿病前期。

表 1-2　糖尿病诊断标准

诊断标准	静脉血浆葡萄糖或 HbA1c 水平
典型的糖尿病症状（烦渴多饮、多尿、多食、不明原因的体重下降）	
加上随机血糖	≥ 11.1mmol/L
或加上空腹血糖	≥ 7.0mmol/L
或加上 OGTT 2h 血糖	≥ 11.1mmol/L
或加上 HbA1c	≥ 6.5%
无典型的糖尿病症状者，需改日复查确认	

注：OGTT 为口服葡萄糖耐量试验；HbA1c 为糖化血红蛋白。空腹状态指至少 8 小时没有进食热量；随机血糖指不考虑上次用餐时间，一天中任意时间的血糖，不能用来诊断空腹血糖异常或糖耐量减低。

2. 糖尿病的分型　按照目前国际公认的 WHO（1999 年）的病因学分型标准，将糖尿病分为 1 型糖尿病、2 型糖尿病、特殊类型糖尿病和孕期糖尿病四大类。

三、糖尿病的危险因素与并发症

糖尿病发生的危险程度取决于危险因素的数目及因血糖控制不佳所产生的并发症。

1. 糖尿病的危险因素

（1）成年人的高危因素：年龄 ≥ 40 岁、IFG、IGT、超重 / 肥胖（体重指数 ≥ 24kg/m²）、缺乏运动、具有 2 型糖尿病家族史或妇女既往妊娠糖尿病（GDM）史、高血压、血脂异常、伴发动脉粥样硬化性心血管疾病（ASCVD）、多囊卵巢综合征（PCOS）及长期服用抗精神病药和 / 或抗抑郁药。

（2）儿童及青少年的高危因素：年龄 ≤ 18 岁、超重（体重指数 > 相应年龄、性别的第 85 百分位）、伴有 2 型糖尿病家族史、高血压、血脂异常、伴有代谢综合征。

对于有高危因素的患者，应对其先行干预，以降低糖尿病的发病概率及危险程度。

2. 糖尿病并发症　糖尿病并发症分为急性并发症与慢性并发症，主要因为体内长期处于高血糖状态，对血管、神经等全身器官造成长期损害，继而产生各种病变。

（1）急性并发症

1）糖尿病酮症酸中毒（diabetic ketoacidosis，DKA）：是最常见的并发症之一。DKA 是由于胰岛素不足或升糖激素不适当升高引起的代谢紊乱综合征，临床多表现为高血糖、高血酮、代谢性酸中毒。

2）高血糖高渗状态（hyperglycemic hyperosmolar status，HHS）：HHS 的发生率低于 DKA，但病死率却为 DKA 的 10 倍，是较为严重的急性并发症之一，多发于老年患者，临床多表现为高血糖但无明显的酮症酸中毒、严重失水、意识障碍。

3）糖尿病乳酸酸中毒：是由于体内无氧酵解的糖代谢产物乳酸大量堆积导致的高乳酸血症，发生率较低但病死率较高，主要与服用苯乙双胍有关。

（2）慢性并发症：糖尿病慢性并发症分为微血管并发症和大血管并发症，可蔓延发展至全身各器官，与多种原因（遗传、年龄、血糖控制水平、病史及心血管事件危险因素等）有关。糖尿病慢性并发症是糖尿病患者致死或致残的主要原因，其中因高血压、高血脂等心血管事件危险因素导致的大血管病变为主要死亡原因；致残则主要与微血管病变有关，如因视网膜病变导致的成人失明，因糖尿病肾病导致的慢性肾衰竭，因外周神经病变、糖尿病足导致的截肢等情况。现在各种权威数据均已证明，血糖的有效控制、对心脑血管事件危险因素的合理干预、生活方式改变是预防糖尿病急、慢性并发症的关键措施。

四、糖尿病的药物治疗原则

在单纯饮食及运动等非药物治疗措施干预的基础上，血糖仍不能维持正常水平时，可以根据病情不同及治疗需要，适当选择药物治疗，以维持血糖在合理的范围，并能够有效地保护靶器官。

（一）病因和诱因的早期干预

糖尿病是机体代谢性疾病，发病机制与环境、个人生活方式密切相关，因此在早期及时改变不利因素，就有可能达到防治的目的。例如高血脂、高血压等是导致糖尿病发生的重要危险因素，所以糖尿病患者在生活方式干预的基础上，控制血压和血脂在适当范围内有利于延缓或防止病情进展。

（二）根据糖尿病不同分型治疗

根据目前国际通用的诊断和分类标准（WHO1999 年标准），糖尿病可分为 4 型：1 型糖尿病（T1DM）、2 型糖尿病（T2DM）、特殊类型糖尿病、孕期糖尿病。各种类型糖尿病各有其特点，应根据其发病机制和临床特征制订治疗方案。

1. 1 型糖尿病和 2 型糖尿病

（1）发病机制：T1DM 包含免疫介导性和特发性 2 种亚型，与遗传因素、环境因素及免疫机制有关；T2DM 是糖尿病中最常见的类型，约占所有糖尿病的 90%，亦与遗传和环境因素密切相关。

（2）鉴别要点：在鉴别诊断时，仅根据血糖水平和临床症状是无法明确病因分型的，即便是被视为具有 T1DM 典型特征的糖尿病酮症酸中毒（DKA），在 T2DM 患者中也会出现。所以，在糖尿病鉴别分型诊断中需行 OGTT 并联合有无 T1DM 特点进行综合考量。

通常 T1DM 具有以下特点：发病年龄通常小于 30 岁；具有明显的"三多一少"症状；起病为酮症或酮症酸中毒；非肥胖；空腹或餐后血清 C- 肽浓度明显降低；出现自身免疫标记，如谷氨酸脱羧酶抗体（GADA）、胰岛细胞抗体（ICA）、人胰岛细胞抗原 2 抗体（IA-2A）、锌转运体 8 抗体（ZnT8-Ab）等。在 T1DM 中，有一种缓慢进展的亚型，即成人隐匿性自身免疫糖尿病（LADA），在起病早期与 T2DM 的临床表现类似，需要依靠 GADA 以及其他胰岛自身抗体的检测才能明确诊断。

（3）药物治疗原则：目前 T1DM 患者最常用的治疗方案是基础 + 餐时胰岛素治疗，即根据人体正常的胰岛素分泌模式，将短效胰岛素或其类似物作为三餐餐时胰岛素、将中效或长效胰岛素或其类似物作为基础胰岛素进行注射。如果患者采取这种方式血糖仍难以控制，可以选择持续皮下胰岛素输注（continuous subcutaneous insulin infusion, CSII），又称"胰岛素泵"治疗。即通过人工智能控制胰岛素的装置，将短效胰岛素或速效人胰岛素类似物通过持续皮下输注给药，模拟胰岛素的生理性分泌模式，从而使血糖得到有效控制。与之前的方式相比，CSII 不仅更有利于控制血糖，而且低血糖的发生风险相对较低，但其经济费用及安装方式往往成为患者不依从的主要因素。

除强化胰岛素治疗方案外，还有每日 2 次预混胰岛素皮下注射治疗方案，这种方案则更加适用于处于蜜月期或不能坚持强化胰岛素治疗方案的患者，不属于 T1DM 患者的首选方案。同时，亦不推荐每日 1 次中效或长效胰岛素方案（仅用于少数蜜月期患者短期内控制血糖）。

T2DM 虽不如 T1DM 对于胰岛素的依赖程度高，但在使用口服降血糖药后降糖效果不佳或存在口服降血糖药使用禁忌时，仍然需要使用胰岛素控制高血糖状态。一般采用基础胰岛素或预混胰岛素作为起始胰岛素治疗，如果 3 个月后患者的血糖仍然控制不佳，可调整胰岛素治疗方案。如果患者的 HbA1c ＞ 9% 或者空腹血糖 ＞ 11.1mmol/L 时，可采用胰岛素强化治疗或 CSII 方案。

在无用药禁忌时，T2DM 患者在生活方式调整的同时加用二甲双胍治疗，作为一线治疗方案，且应贯穿疾病治疗的始终。在此基础上，视患者有无动脉粥样硬化性心血管疾病（ASCVD）或存在高危因素、慢性肾脏病（CKD）、心衰等临床情况,选择不同机制的降血糖药联用。

2. 特殊类型糖尿病　特殊类型糖尿病既非 T1DM 或 T2DM,亦与妊娠无关,是病因学相对明确的糖尿病,所占的比例不到 1%。随着对糖尿病发病机制研究的深入,特殊类型糖尿病的种类会逐渐增加。虽然发病原因较为复杂,但所占的糖尿病患者比例较少,某些类型的糖尿病也可随着原发性疾病的治愈得到缓解。

3. 孕期糖尿病　分为孕前已有糖尿病(孕前糖尿病,PGDM)、妊娠糖尿病(GDM)和妊娠期显性糖尿病 3 种情况。为降低围生期疾病的患病率和病死率,发现孕期糖尿病后须有效处理高危妊娠。首先尽早明确孕期糖尿病的诊断和类型,一般根据血糖水平可先采取运动和饮食调整来控制血糖,如果通过此种方式血糖未能得到有效控制,则须启用胰岛素治疗方案,尽量避免使用口服降血糖药。研究证据显示,胰岛素类似物赖脯胰岛素、门冬胰岛素、地特胰岛素可以在妊娠期发挥安全有效的作用。一部分 GDM 患者在分娩后血糖可以恢复至正常水平,但大约有 30% 的患者在产后的 5~10 年转变为糖尿病,所以在产后的 6 周后须复查并重新诊断分型。

（三）重视早期治疗

糖尿病控制与并发症试验(DCCT)、英国前瞻性糖尿病研究(UKPDS)和日本 Kumomoto 等强化血糖控制的临床研究都已证实,对处于糖尿病早期的患者采取强化血糖控制措施可显著降低糖尿病并发症的发生风险。在糖尿病早期阶段,应尽可能将胰岛功能相对较好、无严重并发症、血糖较容易控制的患者的血糖水平降到正常,建议对新诊断的早期糖尿病患者采取严格控制血糖的策略以降低糖尿病并发症的发生风险。

（四）强调个体化治疗

近年来,以患者为中心的糖尿病个体化治疗越来越受到重视。相对于其他疾病,非药物因素(饮食、运动、环境、情绪等)对糖尿病治疗的影响更为显著。在制订治疗方案时,首先需要了解患者的治疗意愿和目的,其次考虑患者的体重、年龄、性别、种族、病程、伴发疾病等因素,进而结合药物的治疗特点,选择不良反应发生风险较低的药物,制订适宜的治疗目标和治疗方案,以提高患者在治疗过程中的依从性。治疗方案实施期间,应根据患者的情况,及时调整治疗方案。

第二节　降糖治疗的药学监护

糖尿病患者接受降糖治疗的短期目标在于将血糖控制在合理范围内而不发生低血糖;长期目标为控制或延缓患者并发症的发生与发展,提高患者的生活质量。整个降糖治疗的过程强调及时开始、长期控制、全面综合治疗以及个体化用药,这就要求在使用糖尿病治疗药物的同时,需要从有效性、安全性、用药依从性及生活方式等多个方面进行药学监护。本节综合介绍长期使用降血糖药期间的药学监护原则和要点。

一、降糖治疗的药学监护原则

(一)用药有效性监护

无论使用胰岛素还是口服降血糖药,其主要目的均在于针对患者病情,通过制订个体化的治疗方案,控制血糖和糖化血红蛋白在目标范围内。因糖尿病可导致周围血管及大血管病变,其终点事件往往为严重的心脑血管疾病,故降糖的有效性除表现在患者的血糖控制水平外,还应同时关注靶器官损害。目前,有明确降低心血管事件风险证据的口服降血糖药,包括二甲双胍、胰高血糖素样肽-1 受体激动剂(GLP-1RA)及钠-葡萄糖协同转运蛋白 2(SGLT-2)抑制剂。有证据证实,血糖的大幅波动对血管内皮带来的损伤高于持续的高血糖,故而在降糖达标的基础上,应同时监护血糖的平稳性。

有效性监护的基础是监测血糖值的变化,包括患者住院期间的血糖监测以及居家时的自我监测。通过教育指导患者建立血糖记录本,为患者制订个体化的测定周期,对复诊时医师了解病情及患者自我管理均有良性作用。因糖化血红蛋白水平可反映最近 2~3 个月的血糖控制情况,因而要求患者每 3 个月检测 1 次糖化血红蛋白,以评估随访期间的血糖控制水平。有效性监护还包括对靶器官的监护,要求患者每年进行眼底、肌电图、血管超声、肝功能、肾功能、血脂、尿常规、心电图等检查。以上并发症筛查结果如有异常,应增加检查次数。

(二)用药安全性监护

降血糖药的主要常见不良反应是低血糖事件,在降糖治疗过程中应尽量避免。糖尿病管理应基于个体化目标将血糖控制在合理范围内,但过于严格的降糖治疗常与低血糖的发生风险增加相关。UKPDS、DCCT 等大型前瞻性研究表明,强化降糖治疗的实施,尤其是胰岛素、磺酰脲类药物、非磺酰脲类胰岛素促泌剂等降血糖药的使用可能导致体内的胰岛素水平过度升高,从而诱发低血糖。在 2015 年第 75 届美国糖尿病学会(ADA)年会的"低血糖对糖尿病的影响"专题研讨会上,专家均指出:低血糖对糖尿病患者可造成极大危害,医源性低血糖有时是致命的。由此可见,严重低血糖对患者可能带来的危险远大于高血糖。糖尿病患者的血糖 < 3.9mmol/L 时即可诊断为低血糖。低血糖以交感神经兴奋及脑细胞缺氧为主要临床表现,短期症状包括心悸、出汗、饥饿感、焦虑等交感神经过度兴奋的表现,严重者可引起神志改变、认

知障碍、抽搐、昏迷等脑功能障碍的表现，甚至威胁生命。长期频繁的低血糖事件还会增加心血管事件如心律失常等的发生风险。此外，反复发作的低血糖可使患者产生对低血糖的恐惧，从而降低用药依从性，甚至可能导致治疗中断。而且，患者可能会通过增加食物摄入来预防低血糖发生，使血糖控制趋于恶化；在处置低血糖的过程中还会产生额外的经济负担。然而，大多数低血糖是可以预测和预防的，加强血糖监测应是降糖治疗中安全性监护的重点。

使用双胍类、α-葡糖苷酶抑制药、GLP-1RA、DPP-4 抑制剂、SGLT-2 抑制剂的低血糖发生风险相较于胰岛素或胰岛素促泌剂低，但仍不可忽视，尤其是在老年患者或肝肾功能不全患者，易因药物在体内过量蓄积而导致低血糖。此外，漏餐、延迟进餐、进餐量突然减少、剧烈的体育活动、服用影响降血糖药代谢的其他药物或食物、大量饮酒、合并其他疾病均可诱发低血糖，老年患者可能出现无症状性低血糖。因此，指导患者如何进行血糖自我监测、识别和正确处理低血糖非常重要。

除低血糖外，降血糖药长期使用时的其他不良反应也不容忽视，需要对患者进行长期随访监护，并指导患者充分了解降血糖药的常见不良反应。

降血糖药的常见不良反应包括：①双胍类可引发恶心、呕吐等消化道不良反应，长期用药可能造成维生素 B_{12} 缺乏，使用造影剂之前应评估肾功能，必要时需停药；②α-葡糖苷酶抑制药常见腹胀、排气，在服用 α-葡糖苷酶抑制药期间如发生低血糖，需直接服用葡萄糖或蜂蜜等，碳水化合物类纠正低血糖的效果较差；③各种胰岛素促泌剂的常见不良反应为低血糖，严重低血糖可致重要器官损害；④噻唑烷二酮类胰岛素增敏剂如罗格列酮、吡格列酮可增加心力衰竭的发生风险；⑤GLP-1RA 常见恶心、呕吐等不良反应，罕见急性胰腺炎的发生；⑥SGLT-2 抑制剂可致多尿、血压和体重降低、血糖正常下的酮症酸中毒，以及增加泌尿生殖系统感染的风险等。

糖尿病患者如合并其他疾病，联合使用多种药物时，应对药物与药物、药物与食物之间的潜在相互作用进行监护。药物之间的相互作用包括药效学和药动学 2 个方面。药效学相互作用包括协同（增效）、相加（增加）和拮抗（减效）作用；药动学相互作用通常是一个药物改变另一个药物的吸收、分布、代谢或排泄过程。因此，应充分了解患者所使用的所有药物，包括中药及保健品，对可能的药物相互作用预先判断，根据预测结果及时更改药物治疗方案，以防出现严重的不良药物相互作用。

（三）用药依从性监护

用药依从性是指患者服从药物治疗的程度。患者有较好的依从性是指其能够按照医嘱的剂量、用药间隔和疗程使用药物。对于糖尿病患者而言，药物治疗是疾病控制的重要手段之一,要求患者长期坚持用药,并能够进行基础的自我管理,包括规律监测血糖和合理保管所用药物。造成患者依从性差的原因是多个方面的,最常见的原因包括:①用药复杂(如药物过多、用药频繁);②对疾病的认识不足(如不接受患有糖尿病或认识不到其严重性);③不理解药物治疗的获益;④经济问题。对患者进行用药依从性监护,应指导患者正确认识糖尿病,明确告知相关药物治疗的各项事宜,必要时定期随访。

(四)生活方式监护

根据患者的病情特点,制订相应的生活方式调整计划,指导其生活方式的改变是治疗的基础环节,应贯穿于糖尿病治疗的始终。生活方式主要包括饮食和运动2个方面,患者应平衡膳食,合理分配每餐的热量摄入,同时采用适当的运动方式和运动强度;另外还应保持适当的体重,低盐饮食,尽量避免烟草的使用,限制酒精摄入等。

二、特殊人群降糖治疗的药学监护

特殊人群包括儿童及青少年、老年人、孕妇及哺乳期妇女、肝肾功能下降者及合并其他临床问题的患者。因上述人群生理、生化或病理机制与普通人群存在差异,药物的药动学和药效学特征发生改变,用药期间易发生安全性问题,需要对其进行重点监护。

(一)儿童及青少年患者

儿童及青少年糖尿病患者多为1型糖尿病患者,但近年来由于生活方式的改变,儿童及青少年2型糖尿病的发病率呈明显上升的趋势。由于儿童及青少年尚处于身体发育期,在制订饮食和运动计划时,不仅需要考虑血糖控制,还需考虑其生长发育的需要,在血糖控制平稳的基础上使患者得到充足的营养摄入。儿童及青少年的自我管理能力较差,用药依从性不高,且由于部分患儿身处校园环境,因担心受到歧视等原因,有擅自停用胰岛素或降血糖药的现象。对于此类糖尿病患者,对其进行的用药依从性监护更为重要。在建立长期随访的管理计划之前,应事先加强患儿及家长对糖尿病的认识教育,消除其对疾病和药物治疗的误解。

(二)老年患者

老年人往往合并多种慢性疾病,或因糖尿病的发展合并多系统慢性并发症。因此,老年患者服药时具有以下特点:①由于原发性或继发性疾病较多,老年患者往往长期使用多种药物;②药物的药动学和药效学随年龄而改变,药物不良反应发生风险增加;③老年患者相较于青壮年患者,因认知能力和自我管控能力下降,用药的依从性会出现诸多问题,严重时导致病情恶化,甚至出现恶性事件。制订老年患者的用药方案要考虑多个方面的影响,包括用药品种与剂型、剂量的选择,是否存在不良的药物相互作用,长期用药的依从性等。针对老年患者,需仔细询问患者服用的各种药物,与医师沟通,改变复杂的用药方案,调整为更加易于使用的药物,然后为患者制订详细的服药计划及复查计划。

(三)孕妇及哺乳期妇女

对高血糖合并妊娠状态的患者,进行妊娠期饮食和运动的指导与药物治疗同等重要。应告知患者调整饮食,少食多餐、分餐饮食,选择升糖指数较低的食物,同时满足母婴的营养需求,鼓励患者餐后适当运动。若经饮食和运动调整后血糖仍不能达标,应开始药物治疗。目前,我国指南尚不推荐妊娠前及妊娠期使用口服降血糖药,胰岛素仍为妊娠期控制血糖的一线治疗药物。妊娠糖尿病的血糖控制目标相较于一般 2 型糖尿病患者更低,所以更加应当注意避免低血糖的发生。应指导患者进行血糖检测,自行识别和处理低血糖。哺乳期妇女鼓励母乳喂养婴儿。部分妊娠糖尿病患者可停用胰岛素;妊娠期显性糖尿病患者需重新评估糖尿病状态,适当调整胰岛素用量。妊娠糖尿病可能对母婴两代人产生长期影响,应对患者长期随访观察,制订个体化的随访间期。

(四)围手术期患者

高血糖可延迟伤口愈合,增加感染概率,部分患者因长期血糖控制不佳,出现糖尿病大血管及周围血管病变,减少手术部位血供,加之因手术引起应激性血糖升高,均会给拟手术治疗的糖尿病患者带来较大的风险。围手术期一般需要严格的血糖控制,对特殊情况的患者制订个体化的血糖控制目标。接受小型手术的术前当晚及手术当天停用所有口服降血糖药;对于口服降血糖药控制血糖不佳及接受大、中型手术的患者,术前应使用胰岛素强化治疗方案,采用胰岛素泵或基础胰岛素联合餐时胰岛素控制血糖。血糖控制达标的 2 型糖尿病患者,在接受小型手术时术中不需要使用胰岛素;但对于血糖控制不佳的急诊手术患者或接受大、中型手术的患者,术中需静脉使用胰岛素,并加强血糖监测。术后在患者恢复正常饮食前可使用静脉胰岛素,恢复正常饮食后使用胰岛素皮下注射方案。

特殊人群也包括肝肾功能下降者,这类患者由于肝脏与肾脏的器质性损伤,影响了药物的体内处置过程,最终可能会导致药效与不良反应发生改变。各类特殊人群的具体药学监护思路和方法将在第四章中详述。

(张　悦　杨　柳)

参 考 文 献

[1] 中华医学会糖尿病学分会. 中国 2 型糖尿病防治指南（2020 年版）. 中华内分泌代谢杂志, 2021, 37（4）: 311-398.

[2] World Health Organization. Use of glycated haemoglobin（HbA1c）in the diagnosis of diabetes mellitus. Abbreviated report of a WHO consultation, Diabetes Res. Clin. Pract, 2011, 93（3）: 299-309.

[3] 中国 1 型糖尿病诊治指南制定委员会. 中国 1 型糖尿病诊治指南. 北京: 人民卫生出版社, 2013.

[4] HU C, JIA W P. Diabetes in China: epidemiology andgenetic risk factors and their clinical utility in personalized medication. Diabetes, 2018, 67（1）: 3-11.

[5] VIRK S A, DONAGHUE K C, CHO Y H, et al. Association between HbA1c variability and risk of microvascular complications in adolescents with type 1 diabetes. J Clin Endocrinol Metab, 2016, 101（9）: 3257-3263.

[6] ZOUNGAS S, ARIMA H, GERSTEIN H C, et al. Effects of intensive glucose control on microvascular outcomes in patients with type 2 diabetes: a meta-analysis of individual participant data from randomised controlled trials. Lancet Diabetes Endocrinol, 2017, 5（6）: 431-437.

[7] 秦成勇, 王荣. 内科及药物治疗学. 北京: 人民卫生出版社, 2006: 820-823.

第二章 降血糖药概述

第一节 降血糖药的分类与作用特点

糖尿病的治疗药物主要基于纠正血糖升高的两个主要病理改变：胰岛素抵抗和胰岛素分泌受损。根据给药途径的不同，降血糖药可分为口服类和注射类两种。口服降血糖药可分为以促进胰岛素分泌为主要机制的药物和通过其他机制降低血糖的药物，前者包括磺酰脲类、格列奈类、二肽基肽酶-4（dipeptidyl peptidase-4，DPP-4）抑制剂；后者包括双胍类、噻唑烷二酮类（thiazolidinedione，TZD）、α-葡糖苷酶抑制药、钠-葡萄糖协同转运蛋白2抑制剂（sodium-glucose co-transporter 2 inhibitor，SGLT-2i）。注射类降血糖药包括胰岛素和胰高血糖素样肽-1受体激动剂（glucagon-like peptide 1 receptor agonist，GLP-1RA）。

临床应用时，应依据糖尿病的分型、血糖控制情况、体重、并发症、药品不良反应等因素综合考虑药物的选用。生活方式干预和二甲双胍为2型糖尿病患者高血糖的一线治疗推荐。若无禁忌证，二甲双胍应一直保留在糖尿病的药物治疗方案中。如单药治疗而血糖仍未达标，采用2种甚至3种不同作用机制的药物联合治疗，也可加用胰岛素治疗。合并动脉粥样硬化性心血管疾病（ASCVD）或心血管风险高危的2型糖尿病患者，不论其HbA1c是否达标，只要没有禁忌证，都应在二甲双胍的基础上加用具有ASCVD获益证据的GLP-1RA或SGLT-2i；合并慢性肾脏病（CKD）或心力衰竭的2型糖尿病患者，不论其HbA1c是否达标，只要没有禁忌证，都应在二甲双胍的基础上加用SGLT-2i；合并CKD的2型糖尿病患者，如不能使用SGLT-2i，可考虑选用GLP-1RA。

各类降血糖药的临床应用见下文阐述。

一、胰岛素的分类与作用特点

胰岛素可增加葡萄糖的利用，加速葡萄糖的无氧酵解和有氧氧化，促进肝糖原和肌糖原的合成和贮存,抑制糖原的分解和糖异生,因而可使血糖降低。此外,胰岛素还能促进脂肪的合成,抑制脂肪的分解,使酮体的生成减少,纠正酮症酸血症的各种症状;可促进蛋白质的合成,抑制蛋白质的分解。胰岛素和葡萄糖合用,可促使钾从细胞外液进入组织细胞内。胰岛素是治疗糖尿病,特别是1型糖尿病的重要手段。1921年,Fredrick和Charles发现胰岛素的生理作用并将其应用于临床,取得显著疗效。目前,胰岛素制剂的研制开发进展迅速,临床常用的胰岛素品种繁多,可按来源、制备工艺、作用时间等不同进行分类。

(一)根据胰岛素的来源分类

根据来源,胰岛素可分为人胰岛素、猪胰岛素和牛胰岛素。

1. 人胰岛素　是由胰岛 β 细胞分泌的激素类物质,是一种小分子蛋白质,分子量为 5 808kDa,由 A、B 两条氨基酸肽链组成。A 链有 21 个氨基酸,B 链有 30 个氨基酸,A、B 两链之间以二硫键连接。

2. 猪胰岛素　是由猪的胰脏提取出来的,与人胰岛素的结构类似,仅有1 个氨基酸不同,即人胰岛素 B30 位的苏氨酸为丙氨酸。

3. 牛胰岛素　是由牛的胰脏提取出来的,与人的胰岛素有 3 个氨基酸不同,即人胰岛素 B30 位的苏氨酸为丙氨酸、A8 位的苏氨酸为丙氨酸、A10 位的异亮氨酸为缬氨酸。

(二)根据胰岛素的制备工艺分类

根据制备工艺,胰岛素可分为动物胰腺提取、半合成及合成人胰岛素和胰岛素类似物。

1. 经动物胰腺提取或纯化的胰岛素　传统胰岛素是从猪、牛或其混合物中提取的,是一种含有多种生物活性杂质的提取物,现因人胰岛素的广泛使用,已逐渐被淘汰。

2. 半合成及合成人胰岛素　是指采用酶修饰、重组 DNA 技术等制备工艺获得的与人胰岛素的氨基酸序列完全相同的胰岛素。人胰岛素是以猪胰岛素为原料,经过酶修饰后得到的人胰岛素;生物合成人胰岛素是通过重组DNA 技术,利用经过基因修饰的细菌产生的人胰岛素。

3. 胰岛素类似物(insulin analogue)　是指利用重组 DNA 技术,通过对人胰岛素的氨基酸序列进行修饰生成的、具有胰岛素的功能、可模拟正常胰岛素分泌时相和作用的一类物质。目前,临床常用的有赖脯胰岛素(insulin lispro)、门冬胰岛素(insulin aspart)、谷赖胰岛素(insulin glulisine)、甘精胰岛素(insulin glargine)、地特胰岛素(insulin detemir)、德谷胰岛素(insulin degludec)等。

（三）根据胰岛素的作用时间分类

根据作用持续时间，胰岛素可分为速效（超短效）、短效、中效和长效胰岛素，另可将短效和中效胰岛素按不同比例预先混合制成预混胰岛素。临床上常用的胰岛素制剂及作用特点如表 2-1 所示。

1. 速效胰岛素类似物　包括门冬胰岛素、赖脯胰岛素、谷赖胰岛素。普通胰岛素是由 6 个胰岛素分子和 2 个 Zn^{2+} 形成的含锌胰岛素六聚体。当普通胰岛素进入血液中时，立即解离成单体，并能够与胰岛素受体结合，静脉注射后立即发挥降糖作用。但当普通胰岛素注射到皮下组织中时，六聚体必须分解为二聚体或单体吸收入血才能起效。因此，普通胰岛素皮下注射时降糖作用会延迟，一般需餐前 30 分钟注射。速效胰岛素类似物是适当改变人胰岛素分子的一级结构，使之达到速效的目的。门冬胰岛素是将人胰岛素 B28 位的脯氨酸由天冬氨酸代替，赖脯胰岛素是将人胰岛素 B28 位的脯氨酸和 B29 位的赖氨酸的位置互换，谷赖胰岛素是以赖氨酸替代人胰岛素 B3 位的天冬氨酸并以谷氨酸替代人胰岛素 B29 位的赖氨酸。这些经过修饰的胰岛素类似物降低自我聚合能力，不再容易形成六聚体结晶，而是以单体的形式存在，皮下注射后吸收快，10~15 分钟起效，1~2 小时作用达峰值，作用持续 4~6 小时。该类胰岛素作为餐时胰岛素使用，可更好地模拟人体生理性分泌的胰岛素作用模式，控制餐后血糖并减少低血糖的发生。该类胰岛素的用药时间灵活，餐前或餐后立刻给药可达到与餐前 30 分钟注射普通胰岛素的相同的降糖效果，提高患者的依从性。

2. 短效胰岛素　包括普通胰岛素、生物合成人胰岛素和基因重组人胰岛素。常用的生物合成人胰岛素制剂有诺和灵 R（Novolin R）；基因重组人胰岛素制剂有优泌林 R（Humulin R）、甘舒霖 R 及重和林 R 等。此类胰岛素为无色透明液体，可供皮下注射或静脉注射。皮下注射后 0.5~1 小时开始起效，2~4 小时达到作用高峰，作用持续 5~8 小时。

3. 中效胰岛素　中效胰岛素又称低精蛋白锌胰岛素（NPH），是在胰岛素中加入等量的鱼精蛋白和微量锌，注射后在局部逐渐溶解，缓慢释放出胰岛素而被人体吸收。常用的制剂有精蛋白生物合成人胰岛素、精蛋白重组人胰岛素等。该类制剂为混悬液，只能皮下注射或肌内注射，不可静脉注射，主要用于空腹血糖控制不佳者，可与短效胰岛素或口服降血糖药联合使用。皮下注射后 2~4 小时起效，6~12 小时达到作用高峰，作用持续 16~24 小时。

4. 预混胰岛素 / 胰岛素类似物　是指为满足临床对餐后血糖、空腹血糖控制良好和减少注射次数的需要，将速效 / 短效与中效胰岛素预先混合制备的胰岛素制剂，主要包括预混人胰岛素和预混胰岛素类似物。预混人胰岛素是将重组人胰岛素和精蛋白锌重组人胰岛素按一定比例混合制备的胰岛素制剂，包括低预混人胰岛素和中预混人胰岛素。低预混人胰岛素为 30% 的短效 +70% 的中效，如诺和灵 30R、优泌林 30R、重和林 M30、甘舒霖 30R 等；中预混人胰岛素为 50% 的短效 +50% 的中效，如诺和灵 50R、甘舒霖 50R 等。该类胰岛素皮下注射后约 0.5 小时开始起效，预混人胰岛素 2~3 小时达到作用高峰，作用可持续 14~24 小时。预混胰岛素类似物是将速效胰岛素类似物与精蛋白锌胰岛素类似物按一定比例混合而成的胰岛素制剂，包括低预混胰岛素类似物和中预混胰岛素类似物。在国内上市的低预混胰岛素类似物包括优泌乐 25（25% 赖脯胰岛素 +75% 精蛋白锌赖脯胰岛素）、诺和锐 30（30% 门冬胰岛素 +70% 精蛋白锌门冬胰岛素）；中预混胰岛素类似物包括优泌乐 50（50% 赖脯胰岛素 +50% 精蛋白锌赖脯胰岛素）、诺和锐 50（50% 门冬胰岛素 +50% 精蛋白锌门冬胰岛素）等。与预混人胰岛素相比，预混胰岛素类似物在血糖控制尤其是餐后血糖控制和减少低血糖发生方面更具优势。该类胰岛素可于餐前或进餐后立刻皮下注射，预混胰岛素类似物注射后 15 分钟开始起效，30~70 分钟达到作用高峰，作用可持续 16~24 小时。

5. 长效胰岛素 / 胰岛素类似物　长效胰岛素又称精蛋白锌胰岛素，是在胰岛素中加入过量的鱼精蛋白与锌离子，作用时间进一步延长，皮下注射后 3~4 小时起效，8~10 小时达峰，药效持续长达 20 小时。长效胰岛素类似物包括甘精胰岛素、地特胰岛素、德谷胰岛素，是在人胰岛素的基础上经过分子修饰，皮下注射后形成多聚体，从而延长药物的吸收和作用时间。相对于长效胰岛素，长效胰岛素类似物能更好地模拟生理性胰岛素分泌，作用时间长，无显著的峰值，作用平稳，降低低血糖的发生风险。

表 2-1　常用的胰岛素制剂及作用特点

类别	胰岛素制剂	来源	起效时间 /min	峰值时间 /h	作用持续时间 /h
速效	门冬胰岛素	基因重组	10~15	1~2	4~6
	赖脯胰岛素	基因重组	10~15	1~1.5	4~5
	谷赖胰岛素	基因重组	10~15	1~2	4~6
短效	普通胰岛素	动物	15~60	2~4	5~8
	生物合成人胰岛素	基因重组	15~60	2~4	5~8
	基因重组人胰岛素	基因重组	15~60	2~4	5~8

续表

类别	胰岛素制剂	来源	起效时间 /min	峰值时间 /h	作用持续时间 /h
中效	低精蛋白锌胰岛素	动物	120~240	8~12	18~24
	精蛋白生物合成人胰岛素	基因重组	150~180	5~7	13~16
	精蛋白重组人胰岛素	基因重组	150~180	5~7	13~16
预混	低预混人胰岛素（预混人胰岛素 30R 或 70/30）	基因重组	30	2~12	14~24
	中预混人胰岛素（预混人胰岛素 50R）	基因重组	30	2~3	10~24
	预混赖脯胰岛素 25	基因重组	15	0.50~1.17	16~24
	预混赖脯胰岛素 50	基因重组	15	0.50~1.17	16~24
	预混门冬胰岛素 30	基因重组	10~20	1~4	14~24
	预混门冬胰岛素 50	基因重组	15	0.50~1.17	16~24
	德谷 / 门冬双胰岛素	基因重组	14	1.2	长达 42
长效	精蛋白锌胰岛素	动物	180~240	8~10	长达 20
	甘精胰岛素	基因重组	120~180	无显著峰值	长达 30
	地特胰岛素	基因重组	120~180	3~14	长达 24
	德谷胰岛素	基因重组	60	无显著峰值	长达 42

二、非胰岛素类降血糖药的分类与作用特点

非胰岛素类降血糖药主要有磺酰脲类药物、格列奈类药物、双胍类药物、噻唑烷二酮类药物、α-葡糖苷酶抑制药和二肽基肽酶-4抑制剂、钠-葡萄糖协同转运蛋白2抑制剂,注射制剂有胰高血糖素样肽-1受体激动剂。具体分类与特点如下。

(一)双胍类药物

本类药物有2种,即苯乙双胍和二甲双胍。苯乙双胍导致乳酸酸中毒的风险较大,已不在临床使用。目前,临床上使用的双胍类药物主要是二甲双胍。因二甲双胍不仅有确切的降血糖疗效,还可降低体重、保护心血管系统,在国内外的糖尿病诊治指南中,二甲双胍被推荐为2型糖尿病患者控制高血糖的一线药物和联合用药的基本药物。二甲双胍不仅是超重或肥胖的2型糖尿病患者的首选药,也适用于体重正常的2型糖尿病患者,同时可与胰岛素联合治疗1型糖尿病。双胍类药物降糖作用的主要机制包括:①作用于肝脏,抑制糖异生,减少肝糖输出;②作用于脂肪、肌肉组织,提高机体对胰岛素的敏感性,增加机体对葡萄糖的摄取和利用,促进糖原合成,降低游离脂肪酸;③作用于肠道,抑制葡萄糖的吸收,提高GLP-1水平。二甲双胍的减重作用机制可能包括抑制食欲,减轻热量摄入;改善高胰岛素血症;增加机体对瘦素的敏感性。另外,二甲双胍能改善脂肪的合成与代谢,可降低2型糖尿病患者的血浆甘油三酯、低密度脂蛋白胆固醇水平,对高密度脂蛋白水平的影响不明显;对非酒精性脂肪肝患者的肝脏血清酶谱及代谢异常均有显著改善。

二甲双胍的降糖作用具有剂量依赖效应,起效最小剂量为500mg/d,最佳有效剂量为2 000mg/d,成人的最大推荐剂量为2 550mg/d。使用时的剂量调整原则为"小剂量起始,逐渐加量",即开始服用500mg/d或< 1 000mg/d,1~2周后加量至最大有效剂量2 000mg/d或最大耐受剂量。口服生物利用度为50%~60%,达峰时间约为2.5小时,在血浆中几乎不与血浆蛋白结合,不经肝脏代谢,以原型随尿液排出,血浆半衰期约为6.5小时。虽然血浆半衰期较短,但因其同时分布于红细胞内,使得全血消除半衰期达17.6小时,因此,二甲双胍的普通制剂每次1 000mg,每日2次,可维持24小时的有效血药浓度。由于本品主要以原型由肾脏排泄,清除迅速,12~24小时可清除90%,肾功能减退患者需根据估算的肾小球滤过率(eGFR)调整给药剂量。

肝功能正常者服用推荐剂量范围的二甲双胍不会造成肝损害,但严重肝损害会明显限制乳酸的清除能力,血清氨基转移酶轻度升高的患者使用时应密切监测肝功能,血清氨基转移酶超过3倍健康人群高限或有严重肝功能不全患者应避免使用二甲双胍。经肾小球滤过和肾小管分泌是二甲双胍清除的主要途

径,肾脏清除率约为肌酐清除率的 3.5 倍,目前尚无确切的证据证明二甲双胍的使用与乳酸酸中毒有关,肝、肾功能正常者长期应用并不增加乳酸酸中毒的风险。肾损害时易发生二甲双胍与乳酸的体内蓄积,有可能会增加乳酸酸中毒的风险,$eGFR < 45ml/(min \cdot 1.73m^2)$ 和低氧血症患者不建议使用。

(二)磺酰脲类药物

磺酰脲类药物属于胰岛素促泌剂,目前在我国上市的有格列本脲、格列齐特、格列吡嗪、格列喹酮、格列美脲等。

1. **作用机制**　磺酰脲类药物通过特异性地结合胰岛 β 细胞膜上的磺酰脲受体(SUR),使 K^+ 通道关闭,细胞内的 K^+ 外流减少,导致细胞膜去极化,使电压依赖性 Ca^{2+} 通道开放,细胞外的 Ca^{2+} 内流而触发胰岛素的释放。人体不同组织的 SUR 存在异构体,SUR 有 SUR1 和 SUR2 两个类型,SUR2 又可分为 SUR2A 和 SUR2B。SUR1 存在于胰岛 β 细胞膜;SUR2A 存在于心肌细胞,SUR2B 存在于平滑肌细胞。不同磺酰脲类胰岛素促泌剂与不同 SUR 类型的结合力存在差异。有研究表明,格列齐特、格列美脲、格列吡嗪对 SUR1 的选择性较强,而对 SUR2A 和 SUR2B 的作用较弱;而格列本脲对 SUR1、SUR2A 和 SUR2B 都有作用,临床使用时需注意可能会影响心肌缺血预适应。格列本脲和格列美脲与 SUR1 的不同亚单位特异性结合,格列本脲与 140kDa 受体蛋白结合,而格列美脲与 65kDa 受体蛋白结合,且结合快,解离也快,可快速起效,较少发生低血糖。与其他磺酰脲类药物相比,格列美脲对心血管系统的影响更小,具有一定的胰岛素增敏作用。

2. **分类**　磺酰脲类促泌剂品种繁多,20 世纪 50 年代开发的第一代磺酰脲类降血糖药以甲苯磺丁脲、氯磺丙脲为代表,因其服药量大、降血糖持续时间长、存在严重而持久的低血糖反应等,现已退出市场。第二代磺酰脲类降血糖药包括格列本脲、格列吡嗪、格列齐特和格列喹酮等,与第一代磺酰脲类降血糖药相比,第二代药物对受体的亲和力高,降糖活性高,口服吸收快,且引发低血糖、粒细胞减少及心血管不良反应的概率较小。除降糖作用外,格列齐特和格列吡嗪还有减少血小板聚集、改善血液黏度和微循环的作用,有利于减轻或延缓糖尿病血管并发症的发生。第三代磺酰脲类药物格列美脲具有与 SUR 特异性结合、结合快、解离快、可快速起效、较少发生低血糖等优点,且具有增加胰岛素敏感性、改善胰岛素抵抗的作用。消渴丸是含有格列本脲和多种中药成分的固定剂量复方制剂,降糖效果与格列本脲相当。

3. **特点**　不同磺酰脲类药物的药效学和药动学存在较大的差异,表 2-2 中列出常用磺酰脲类药物品种和剂型的作用特点。根据作用时间,分为短效制剂和中、长效制剂。短效制剂的半衰期短,作用迅速,主要用于控制 2 型糖尿病的餐后血糖,包括格列喹酮、格列吡嗪等。格列喹酮的大部分代谢产物由胆汁入肠道,仅 5% 经肾脏排泄,可用于轻至中度肾功能不全者。中、长效制剂的半衰期长,作用较持久,用于控制 2 型糖尿病患者的空腹血糖和餐后血糖,包括自身半衰期较长的普通剂型如格列本脲和格列美脲,以及剂型改良之后的缓控释制剂,如格列齐特缓释片和格列吡嗪控释片。格列齐特缓释片采用以亲水性羟丙甲纤维素为基质的缓释技术,格列吡嗪控释片通过胃肠道治疗系统(GITS)技术实现控释,保证全天血药浓度平稳,更符合 2 型糖尿病 24 小时基础血糖的控制要求,较少引起低血糖。

4. 临床应用　磺酰脲类药物为 2 型糖尿病患者的常用药品,但其降糖作用依赖于一定的胰岛 β 细胞功能,因此磺酰脲类药物对临床上新诊断的 2 型糖尿病患者一般十分有效。对于临床诊断超过 10 年的 2 型糖尿病患者,由于其胰岛 β 细胞功能随时间而衰减,磺酰脲类药物的疗效相对较差。磺酰脲类药物常见的不良反应是低血糖和体重增加,特别是老年患者或者肝、肾功能不全的患者,用药期间发生低血糖的风险更高。

表 2-2　常用磺酰脲类药物的作用特点

药物名称	一般推荐剂量 /(mg/d)	半衰期 /h	达峰时间 /h	作用持续时间 /h	代谢物	排泄途径
格列喹酮	15~120	1~2	2~3	2~3	无活性	肝 / 胆 95%,肾 5%
格列吡嗪	2.5~20	3~7	1~2	> 10	无活性	主要经肾排泄
格列本脲	5~10	10	2~5	24	有活性	胆汁 50%,肾 50%
格列齐特	80~240	12 ~ 20	11~14	12~24	无活性	主要经肾排泄
格列美脲	1~4	5 ~ 8	2.5	16~24	有活性	经肾排泄约 60%
格列吡嗪控释片	5~10	2~5	6~12	24	无活性	主要经肾排泄
格列齐特缓释片	30~120	12 ~ 20	6~12	24	无活性	主要经肾排泄

(三)格列奈类药物

格列奈类药物和磺酰脲类药物的作用机制有相同之处,均与胰岛 β 细胞膜 SUR 结合,使 K^+ 通道关闭,导致细胞膜去极化,细胞外的 Ca^{2+} 内流而促发胰岛素的释放。与磺酰脲类药物不同的是,此类药物与胰岛 β 细胞 K_{ATP} 通道上的 36kDa 受体蛋白结合而发挥作用,具有"快开 - 快闭"的特性。其"快开"作用可有效地促进早时相胰岛素分泌,与食物引起的生理性早时相胰岛素分泌相似;而其"快闭"作用不会同时导致基础或第二相胰岛素的过度分泌。这种"快开-快闭"的特性可有效地控制餐后血糖升高,又防止对胰岛β细胞的过度刺激,能够预防高胰岛素血症,减少低血糖的发生。另外,格列奈类药物的促胰岛素分泌作用部分通过葡萄糖介导,依赖于一定浓度的血浆葡萄糖水平。与空腹状态相比,进食前10分钟给药时,格列奈类药物的促胰岛素分泌作用显著增强。

格列奈类促泌剂包括瑞格列奈、那格列奈和米格列奈,其作用特点如表2-3所示。此类药物口服吸收迅速,达峰时间< 1 小时,不同格列奈类药物的吸收速率和生物利用度受食物的影响程度不同。瑞格列奈的吸收受食物影响较小;那格列奈在肠道内通过那格列奈/H^+共同转运系统快速吸收,其吸收在肠道转运受饮食影响,餐前服药比餐后服药产生的血药浓度峰值高,吸收迅速而完全;米格列奈餐前5分钟内服用,给药后0.23~0.28小时达到最高血药浓度,半衰期约为1.2小时。格列奈类药物大部分与血浆蛋白结合,蛋白结合率为97%~99%。瑞格列奈和那格列奈的代谢主要通过有机阴离子转运多肽OATP1B1转运和肝微粒体细胞色素P450同工酶系统完成生物转化,肝细胞色素P450是体内参与药物代谢的重要酶系,其活性受到诱导或抑制后将干扰药物的作用。因此,瑞格列奈和那格列奈与多种药物存在相互作用。米格列奈经UGT1A9和UGT1A3代谢,极少量经CYP2C9代谢。瑞格列奈及其代谢物92%通过胆汁排泄,8%经尿排泄,可用于肾功能不全患者。

表2-3 格列奈类促泌剂的作用特点

药物名称	一般推荐剂量 / (mg/d)	半衰期 /h	达峰时间 /h	持续时间 /h	代谢物	排泄途径
瑞格列奈	0.5~12	1	1	4~6	无活性	胆汁92%,肾8%
那格列奈	180~360	1.5	1	—	弱活性	胆汁15%,肾85%
米格列奈	30	1.2	0.23~0.28	—	弱活性	肾54%~74%

(四)α- 葡糖苷酶抑制药

α- 葡糖苷酶抑制药主要作用于小肠上皮刷状缘,竞争性地抑制 α- 葡萄糖苷酶的活性,防止 1,4- 糖苷键水解,使多糖、双糖的消化延缓,水解产生葡萄糖的速度减慢,延缓单糖的吸收,降低餐后血糖峰值。α- 葡糖苷酶抑制药可用于缓解糖尿病患者的餐后高血糖,使血糖高峰与低谷之间的间距缩短,适用于糖耐量减低阶段、糖尿病早期以及以碳水化合物为主要食物成分和以餐后血糖升高为主的患者。本药对葡糖苷酶有高度亲和性，延缓肠内双糖、低聚糖和多糖的吸收，使餐后血糖水平上升被延迟或减弱，拉平昼夜的血糖曲线，减少血糖的大幅波动。

目前，临床应用的 α- 葡糖苷酶抑制药有阿卡波糖、伏格列波糖和米格列醇。给药应从小剂量开始，逐渐增加剂量，于进餐时随第一口主食一起嚼碎后服用。阿卡波糖的起始剂量为 50mg/ 次，3 次 /d，根据餐后血糖逐渐增加用药剂量，一般最大剂量为 300mg/d。伏格列波糖的起始剂量为 0.2mg/ 次，3 次 /d，根据餐后血糖可增至 0.3mg/ 次。米格列醇的起始剂量为 25mg/ 次，3 次 /d；维持剂量为 50mg/ 次，3 次 /d；最大剂量不超过 100mg/ 次。口服阿卡波糖有 1%~2% 的活性抑制剂经肠道吸收，未发现在体内有可测定的代谢现象；相反，在肠腔内阿卡波糖被消化酶和肠道细菌分解，其降解产物可于小肠下段被吸收。由于阿卡波糖只作用于肠道，所以在体内的生物利用度极低，但低的生物利用度与治疗效果无关。

α- 葡糖苷酶抑制药可单独使用，也可与胰岛素、胰岛素促泌剂、双胍类合并使用。单独服用本类药物通常不会发生低血糖，并可降低餐前反应性低血糖的发生风险，但如与促泌剂或胰岛素合用，有发生低血糖事件的报道。服用 α- 葡糖苷酶抑制药期间出现的低血糖应使用葡萄糖或蜂蜜予以纠正，食用蔗糖或淀粉等食物矫正低血糖的效果较差。

（五）噻唑烷二酮类药物（TZD）

TZD 的作用机制与特异性结合并激活过氧化物酶体增殖物激活受体 -γ（PPARγ）有关。PPARγ 被激活后，调控与胰岛素效应有关的多种基因的转录，这些基因的功能涉及葡萄糖的产生、转运、利用以及脂肪代谢的调节。其作用表现为：①增强机体对胰岛素的敏感性，加强胰岛素所引起的葡萄糖转运蛋白（GLUT）向细胞内转运，促使胰岛素介导的葡萄糖摄取，增加肌肉、肝脏和脂肪组织对胰岛素的敏感性，减轻胰岛素抵抗；②增加肝糖原合成酶的活性，减少肝内糖异生；③降低血浆甘油三酯、脂肪酸水平，升高高密度脂蛋白水平；④减少尿蛋白的排泄。

目前，在我国上市的 TZD 有罗格列酮和吡格列酮。这类药物口服吸收迅速，几乎完全吸收，进食对吸收总量无明显影响，但达峰时间延迟，血浆蛋白结合率＞ 99%。罗格列酮部分经 CYP2C8 代谢为有微弱活性的代谢产物，64% 以原型经肾脏排出体外，$t_{1/2}$ 为 3~4 小时；吡格列酮主要经 CYP2C8 和 CYP3A4 代谢为活性代谢产物，由胆汁排泄，$t_{1/2}$ 为 3~7 小时，总吡格列酮（吡格列酮和其活性代谢产物）的 $t_{1/2}$ 为 16~24 小时。此类药物起效缓慢，如罗格列酮需要治疗 8~12 周后再评价疗效和进行剂量调整。

TZD 可单独使用，也可与胰岛素、胰岛素促泌剂、双胍类联合使用，用于

2 型糖尿病,尤其适用于高胰岛素血症或胰岛素抵抗患者,可明显降低空腹血糖及胰岛素水平,对餐后血糖和胰岛素亦有降低作用。单独使用时不导致低血糖,但与胰岛素或胰岛素促泌剂联合使用时可增加低血糖的发生风险。TZD 可能增加骨折和心力衰竭的发生风险,有心力衰竭(心功能不全 Ⅱ 级以上)、活动性肝病或氨基转移酶升高超过健康人群高限 2.5 倍以上以及严重骨质疏松的患者应禁用此类药物。

(六)胰高血糖素样肽 -1 受体激动剂(GLP-1RA)

GLP-1RA 为肠促胰素类药物,可通过模拟天然 GLP-1,激活其受体发挥作用,可使 GLP-1 浓度达到药理水平。肠促胰素是在进食刺激下由肠道细胞分泌的激素,可调节胰岛素对进食的反应,其引起的胰岛素分泌能力占全部胰岛素分泌量的 50%~70%,在血糖调节中发挥重要作用。糖依赖性胰岛素释放肽(GIP)和 GLP-1 是 2 种主要的肠促胰素。GIP 在碳水化合物和脂质的刺激下,主要由十二指肠和空肠近端的 K 细胞分泌,与胰岛 β 细胞上的特异性受体结合,促进胰岛素分泌。但 2 型糖尿病患者的循环 GIP 正常或升高,同时 GIP 对胰岛 β 细胞的促胰岛素分泌作用显著降低,对胰岛 α 细胞也没有作用,因而限制了其临床应用。GLP-1 在食物刺激下由回肠和结肠的 L 细胞分泌入血,其不仅可增强胰岛 β 细胞反应,还能通过作用于胰岛 α 细胞减少胰高血糖素分泌,进而减少肝糖输出,以及作用于进食中枢和胃,抑制食欲并减缓胃排空,从而降低胰岛 β 细胞负荷,对 2 型糖尿病患者的代谢异常进行多个方面的调控。由于生理性分泌的 GLP-1 在体内迅速被二肽基肽酶 -4(DPP-4)降解,限制了其作用时间。GLP-1RA 通过激动 GLP-1 受体,起到和内源性 GLP-1 类似的作用。而且与天然 GLP-1 的不同之处是,GLP-1RA 不容易被 DPP-4 降解,延长了半衰期,增加了活性 GLP-1 在体内的浓度。

目前,国内已上市的 GLP-1RA 有艾塞那肽、利拉鲁肽、贝那鲁肽、利司那肽、度拉糖肽、艾塞那肽微球和聚乙二醇洛塞那肽,均需皮下注射。其中短效制剂包括艾塞那肽、贝那鲁肽及利司那肽,一般需要每日 1~3 次皮下注射;长效制剂包括利拉鲁肽,需要每日 1 次皮下注射;超长效制剂包括度拉糖肽、艾塞那肽周制剂及聚乙二醇洛塞那肽,一般需要每周 1 次皮下注射。GLP-1RA 用于 2 型糖尿病患者,可单独使用或与其他口服降血糖药联合使用。不仅可有效降低血糖,兼具低血糖发生率低的优点,还具有降低体重、收缩压及改善血脂紊乱的作用。

(七)二肽基肽酶 -4 抑制剂(DPP-4i)

生理性分泌的 GLP-1 在体内迅速被 DPP-4 降解,DPP-4i 通过抑制 DPP-4 而减少 GLP-1 在体内的失活,使内源性 GLP-1 水平升高。GLP-1 以葡萄糖浓度依赖性方式增强胰岛素分泌,抑制胰高血糖素分泌,发挥降低糖化血红蛋白、空腹血糖和餐后血糖的作用。需要注意的是,DPP-4i 降低 HbA1c 的程度与基线 HbA1c 水平有一定的关系,即基线 HbA1c 水平高的降低幅度明显。

目前,国内已上市的 DPP-4 抑制剂有西格列汀、沙格列汀、维格列汀、利格列汀和阿格列汀。DPP-4 抑制剂适用于成人 2 型糖尿病患者的血糖控制,可单独使用或与二甲双胍联合使用。DPP-4 抑制剂均为口服制剂,使用方便,且具有呈葡萄糖浓度依赖性地降低血糖的作用,低血糖发生率低,对体重的影响小。单独使用 DPP-4 抑制剂不增加低血糖发生的风险,DPP-4 抑制剂对体重的作用为中度或轻度增加。在有肾功能不全的患者中使用西格列汀、沙格列汀、阿格列汀和维格列汀时,应注意按照药品说明书来减少药物剂量。肝、肾功能不全的患者使用利格列汀时不需要调整剂量。

(八)钠-葡萄糖协同转运蛋白2抑制剂(SGLT-2i)

目前在我国被批准临床使用的 SGLT-2i 为达格列净、恩格列净和卡格列净。SGLT-2i 通过抑制肾脏肾小管中负责从尿液中重吸收葡萄糖的 SGLT-2 降低肾糖阈,促进尿葡萄糖排泄,从而达到降低血液循环中葡萄糖水平的作用。SGLT-2i 与其他口服降血糖药比较,其降糖疗效与二甲双胍相当。在具有心血管高危风险的 2 型糖尿病患者中应用恩格列净或卡格列净的临床研究结果显示,该类药物可使主要心血管不良事件和肾脏事件复合终点发生发展的风险显著下降,心衰住院率显著下降。SGLT-2i 单独使用时不增加低血糖发生的风险,联合胰岛素或磺酰脲类药物时,可增加低血糖发生风险。SGLT-2i 在中度肾功能不全的患者中可以减量使用。在重度肾功能不全患者中因降糖效果显著下降不建议使用。SGLT-2i 的不良反应包括直立性低血压、生殖泌尿道感染、酮症酸中毒等。

第二节 降血糖药的常见不良反应及处理

糖尿病治疗药物的不良反应涉及的系统广泛,包括低血糖、消化道症状、过敏反应及代谢障碍等。有的不良反应后果严重,治疗期间一旦出现,应及时采取措施,以确保用药安全。

一、胰岛素的常见不良反应及处理

胰岛素对于糖尿病患者的血糖控制及其并发症的预防具有极其重要的作用,临床应用广泛,其常见不良反应包括低血糖反应、过敏反应、体重增加及胰岛素水肿等。

(一)低血糖反应及处理

低血糖反应是胰岛素最常见的不良反应,主要表现包括自主神经兴奋症状和中枢神经症状,长时间的严重低血糖还可能造成意识丧失甚至死亡。临床中以轻至中度低血糖较常见,低血糖发生率与使用的胰岛素种类及注射方法有关。与普通胰岛素相比,餐时使用速效胰岛素类似物后的餐后血糖更平稳,夜间低血糖发生率更低;与中效胰岛素相比,以长效胰岛素类似物作为基础胰岛素,低血糖发生率较低;采用持续皮下胰岛素输注比多次胰岛素皮下注射的低血糖发生率低。

为避免和降低低血糖的发生风险,使血糖尽快达标,使用胰岛素治疗应注意:①生活规律,饮食定时定量,如合并慢性胃肠道疾病、进食较少甚至不能进食或出现腹泻等,速效、短效和预混胰岛素应及时减量或停用。②运动量与运动强度应相对固定,如增加运动量,应于运动前增加额外碳水化合物的摄入,并严密监测血糖。③酒精摄入可致低血糖,应避免酗酒或空腹饮酒。④定期监测空腹、餐后2小时及睡前血糖,如出现血糖异常应积极查找原因;如发生严重低血糖或反复发生低血糖,应及时调整糖尿病的治疗方案。⑤规律用药,对于血糖波动较大的患者,采用持续皮下胰岛素输注可有效减少低血糖的发生。⑥常规随身备用葡萄糖或含糖食物,一旦发生低血糖,立即食用;严重低血糖需根据患者的意识和血糖情况给予相应的治疗和监护。

(二)过敏反应及处理

胰岛素的过敏反应分为局部和全身反应。动物胰岛素因含杂质较多,过敏反应的发生率较高;人胰岛素的应用大大降低免疫原性,但近年来对其导致过敏反应的报道也屡见不鲜;胰岛素类似物赖脯胰岛素和门冬胰岛素因其在注射部位的单体类似物清除率增高,与肥大细胞的接触时间短,不易形成多聚体,免疫原性大大降低,但也有门冬胰岛素30发生局部过敏反应和全身过敏反应的报道。

胰岛素过敏反应主要根据临床表现进行诊断,血清IgE测定和皮肤试验可作为辅助手段。因40%的接受人胰岛素治疗的患者可出现IgE,故其诊断价值值得商榷,但在脱敏治疗中可将其作为观察指标。皮肤试验由于可对不同的胰岛素合成工艺及辅料作出反应,因此有一定的诊断价值。采用1U胰岛素注射液皮下注射,观察注射后15分钟和1小时后皮肤红肿的直径,如超过规定的直径,可视为阳性。通常发生局部过敏反应时可将胰岛素分次注射、更换注射部位、服用抗过敏药或糖皮质激素等。上述治疗失败或遇到全身过敏反应时,需考虑更换不同类型的胰岛素,更换前行皮肤试验将有助于减少过敏反应的发生率。脱敏疗法对于必须采取胰岛素治疗的患者具有一定的效果,通过消耗细胞因子等免疫介质使肥大细胞耐受增高,同时阻断IgG抗体,抑制T细胞活性,其对全身过敏反应的有效性可达90%。

（三）体重增加及处理

体重增加是胰岛素治疗时的另一个重要的不良反应，多发生于 2 型糖尿病、血糖控制严格或治疗前超重的患者。体重增加主要由于胰岛素的促进合成代谢作用，主要发生在存在胰岛素抵抗而胰岛素应用剂量较大的患者人群中。另外，胰岛素所致的中度低血糖可增加食欲，也是胰岛素引起体重增加的原因之一。

胰岛素所致的体重增加可能增加大血管疾病的风险，甚至加重胰岛素抵抗。针对胰岛素所致的体重增加需采取有效的干预措施，如改变患者的生活方式，加强运动和控制饮食；联合使用 α-葡糖苷酶抑制药或双胍类药物；对于 BMI 超过 $40kg/m^2$ 者可行减重手术。

（四）胰岛素水肿及处理

部分患者使用胰岛素后出现下肢或全身性水肿，称为胰岛素水肿。胰岛素水肿是胰岛素少见的不良反应，多见于应用胰岛素后血糖得到迅速控制的糖尿病患者。其原因主要为高血糖引起失钠、失水致细胞外液减少，血糖控制后发生水钠潴留。此外，胰岛素也可促进肾小管对钠的重吸收。胰岛素水肿的程度一般较轻，多数能自行消退。轻度水肿无须特殊治疗，不必停用胰岛素，关键是低盐饮食；水肿较重的患者可使用小剂量利尿药，防止引发心力衰竭。

（五）其他不良反应及处理

长期注射胰岛素还会导致局部皮肤营养不良，表现为注射部位脂肪萎缩或脂肪增生。为防止皮肤营养不良，应注意更换注射器和轮换注射部位，每次注射要改变部位，避免 1 周内在同一部位注射 2 次，以免产生皮下硬结，影响胰岛素的吸收。同时可采用热敷、按摩等理疗或局部氧疗法，促使硬结部位慢慢恢复。

另外，部分患者在胰岛素治疗时可出现视物模糊、屈光不正，与注射胰岛素后血糖下降过快有关，一般待血糖得到满意控制后可于数周内恢复。

二、非胰岛素类降血糖药的常见不良反应及处理

（一）磺酰脲类药物

磺酰脲类药物的主要不良反应为低血糖反应和体重增加，其他不良反应包括胃肠道反应、皮肤过敏反应等。

1. 低血糖反应及处理 低血糖反应为磺酰脲类药物最常见和严重的不良反应。低血糖与用药剂量过大、饮食不规律或联用降血糖药有关，尤其多发于肝肾功能不全患者及老年人。不同的磺酰脲类药物由于作用机制不同，发生低血糖的概率也不同。第三代磺酰脲类药物格列美脲与受体解离快，可使格列美

脲刺激胰岛 β 细胞的时间明显缩短,低血糖发生率较低。为避免和降低低血糖的发生风险,患者应规律服药,饮食定时定量;从小剂量开始用药,增加剂量或加用其他降血糖药需密切监测血糖。一旦出现饥饿、出汗、焦虑、心跳加快等低血糖症状,须立即食用葡萄糖、饼干等碳水化合物,严重低血糖需根据患者的意识和血糖情况给予相应的治疗和监护。某些体内作用维持时间较长的制剂(如格列本脲)停药后还可能引起低血糖的反复发作。因此,对于出现严重低血糖的患者,停药之后应严密观察 1~2 天。

2. 体重增加及处理 长期使用磺酰脲类药物会出现体重增加。研究显示,以格列本脲为基础的降糖治疗,体重增加较明显。经过剂型改良后的格列齐特、格列吡嗪及格列美脲对体重的影响较小。对于体重增长明显的患者需进行相应的干预措施,如控制饮食、加强运动、选用对体重影响较小的磺酰脲类药物等。

3. 其他不良反应及处理 磺酰脲类药物的胃肠道反应可表现为恶心、呕吐、腹胀、腹泻等。这些症状一般较轻,无须中断治疗,药物减量或随着用药时间延长,症状可逐渐减轻或消失。皮肤过敏反应较少见,包括皮肤瘙痒、皮疹、皮肤对光过敏等,一旦出现上述症状建议立刻停药,并积极给予相应的治疗。可能出现罕见的贫血、白细胞减少、粒细胞减少、血小板减少、氨基转移酶升高、肝炎、胆汁淤积和黄疸等不良反应,中断治疗后症状可消退。另外,还可能出现暂时性的视力损害,该不良反应与血糖的变化有关,尤其是治疗的开始阶段更易发生,多数可随着治疗的持续逐渐好转。

(二)格列奈类药物

格列奈类药物的不良反应较少,主要包括低血糖反应、胃肠道反应、过敏反应、氨基转移酶异常等。

1. 低血糖反应及处理 格列奈类药物的促胰岛 β 细胞分泌作用具有"快开 - 快闭"的特性,并且依赖于一定浓度的血浆葡萄糖水平。因此,与磺酰脲类药物相比,此类药物引起的低血糖发生率较低,症状一般较轻微,多发生在白天。由于其起效快、作用时间短,可以进餐时服用,不进餐不服用,可降低低血糖的发生风险。患者应从小剂量开始用药,根据血糖水平逐渐调整剂量,尤其是老年人及肝肾功能不全患者对此类药物更为敏感,调整剂量时需密切监测血糖。一旦出现饥饿、出汗、焦虑、心跳加快等低血糖症状,需立即食用葡萄糖、饼干等碳水化合物。

2. 其他不良反应及处理 少数患者服用格列奈类药物可能出现腹痛、腹泻、恶心、呕吐和便秘等胃肠道症状,停药后可逐渐消失。个别患者应用格列奈类药物出现氨基转移酶升高,多数为轻度和暂时性的,一般可继续用药,肝损害严重者须立即停药。患者还可发生皮肤瘙痒、发红、荨麻疹等过敏反应,须停药并给予相应的对症治疗。血糖水平的改变可导致暂时性的视觉异常,通常是一过性的。

(三)双胍类药物

苯乙双胍因较易引起乳酸酸中毒已逐渐被淘汰;二甲双胍较为安全,常见的不良反应是胃肠道反应,乳酸酸中毒的发生率极低。

1. 胃肠道反应及处理 二甲双胍的胃肠道反应表现为口苦、口腔有金属味、食欲缺乏、恶心、呕吐、腹泻等。多出现在治疗的早期(绝大多数发生于治疗的前 10 周),随着治疗时间延长,大多数患者可以逐渐耐受或症状消失。用药时应从小剂量起始,逐渐加量,随餐服用是减少治疗初期不良反应的有效方法;适时调整剂量,随餐服用可减少胃肠道反应。如果增加二甲双胍的剂量后发生严重的胃肠道反应,可降至之前的较低剂量,患者耐受后可再尝试增大剂量。缓释制剂和肠溶制剂也可减少患者的胃肠道症状。

2. 乳酸酸中毒及处理 目前尚无确切证据证明二甲双胍的使用与乳酸酸中毒有关,肝肾功能正常者长期应用并不增加乳酸酸中毒的风险。但严重肝损害会明显限制乳酸的清除能力,肾损害时也易发生二甲双胍与乳酸体内蓄积,有可能会增加乳酸酸中毒的风险。因此,血清氨基转移酶超过 3 倍健康人群高限或有严重肝功能不全患者、eGFR < 45ml/($min \cdot 1.73m^2$)和低氧血症患者应避免使用二甲双胍。

3. 其他不良反应及处理 长期服用二甲双胍可引起血清维生素 B_{12} 水平下降,其机制可能是:①小肠蠕动的改变刺激肠道细菌过度生长,竞争性地抑制维生素 B_{12} 的吸收;②维生素 B_{12} 内因子水平的变化和维生素 B_{12} 内吞受体的相互作用;③二甲双胍可以抑制回肠末端维生素 B_{12} 内因子复合物的钙依赖性吸收。但二甲双胍可改善细胞内的维生素 B_{12} 代谢,因此二甲双胍治疗引起巨幼细胞贫血罕见。建议长期使用二甲双胍治疗的患者应适当补充维生素 B_{12},但不建议服用二甲双胍的患者常规监测维生素 B_{12} 水平。服药期间偶有过敏反应,表现为皮肤瘙痒、红斑、荨麻疹等,一旦发生应立刻停药,并对症处理。

(四)α- 葡糖苷酶抑制药

本类药物在肠道吸收甚微,常见不良反应为胃肠道症状,如腹胀、腹泻、腹鸣、排气增多等,从小剂量开始给药,可逐渐耐受。个别患者尤其是在使用大剂量时会发生无症状的氨基转移酶升高,因此应考虑在用药的前 6~12 个月监测氨基转移酶的变化,但停药后氨基转移酶水平会恢复正常。极个别患者可能出现红斑、皮疹和荨麻疹等皮肤过敏反应,停药后可逐渐缓解。单独服用本类药物通常不会发生低血糖,并可降低餐前反应性低血糖的发生风险,但如与胰岛素促泌剂、胰岛素等合用可能发生低血糖。服用 α- 葡糖苷酶抑制药出现的低血糖,治疗时需使用葡萄糖或蜂蜜,食用蔗糖或淀粉等食物矫正低血糖的效果较差。

（五）噻唑烷二酮类药物

噻唑烷二酮类药物的主要不良反应为水肿和体重增加，其他不良反应还包括肝毒性、增加心力衰竭和骨折的风险等。

1. 水肿及处理　水肿是噻唑烷二酮类药物的共同不良反应，一般为轻至中度外周性水肿，特别是伴有心力衰竭和应用胰岛素的患者。此外，水肿的发生率和程度与给药剂量呈正相关。故使用噻唑烷二酮类药物应从小剂量开始，开始的几周内进行水肿和心脏功能评价，有心功能不全的危险因素或病史的患者应谨慎使用，并避免使用二氢吡啶类钙通道阻滞剂和非甾体抗炎药。对于噻唑烷二酮类药物引起的水肿，可适当给予利尿药治疗。如果利尿药不能有效控制水肿，则可能是利尿药抵抗性水肿，噻唑烷二酮类药物应减量或停用，通常停用后水肿会逐渐消退。

2. 体重增加及处理　体重增加是噻唑烷二酮类药物的另一常见不良反应。通常患者使用噻唑烷二酮类药物后体重开始增加，6 个月后达到稳定，合用胰岛素或使用较大剂量的噻唑烷二酮类药物的患者体重增加更明显。体重增加与体脂重新分布、皮下脂肪增多而内脏脂肪减少有关，体液潴留也是体重增加的原因之一。轻度的体重增加是胰岛素抵抗减轻、病情好转的结果，可适当增加运动量加以干预。但如果体重增加过快，特别是体重增加超过 4kg 时，则往往提示有水钠潴留，要特别予以关注和处理，如减少给药剂量、限制钠盐的摄入以及注意监测心、肾功能等。

3. 肝毒性及处理　曲格列酮因其化学结构中含有维生素 E 的代谢产物结构，可引起氨基转移酶升高，少数患者出现肝衰竭，因此已被停用。罗格列酮和吡格列酮因不含维生素 E 的代谢产物结构，肝毒性较小。为预防肝毒性发生，建议患者在接受罗格列酮或吡格列酮治疗前检测肝功能，谷丙转氨酶水平高于健康人群高限 2.5 倍时不推荐应用；氨基转移酶介于正常值与健康人群高限 2.5 倍之间的患者应明确病因，肝病活动期患者禁用，患有肝脏疾病但无症状者应在密切观察下慎用。

4. 心力衰竭的风险及处理　噻唑烷二酮类药物的使用与心力衰竭的风险增加有关，而与噻唑烷二酮类药物相关的外周性水肿和血容量增加是其诱发和加重心功能不全的主要病理机制。心功能不全多出现在首次给药或增加剂量后不久，因此首次给药或增加剂量后应密切监测心功能。对纽约心脏病协会（NYHA）心功能分级为Ⅰ和Ⅱ级的心力衰竭患者，在严密监测下仍可慎用噻唑烷二酮类药物，而对Ⅲ和Ⅳ级患者禁用噻唑烷二酮类药物。

5. 骨折的风险及处理　噻唑烷二酮类药物可能有潜在的导致女性 2 型糖

尿病患者骨质疏松性骨折的风险,因此建议已有骨质疏松和骨折病史的糖尿病患者谨慎使用噻唑烷二酮类药物。也有观点认为,与抗骨质疏松药如双膦酸盐、维生素D和钙剂等合用可减轻上述不良反应。

6. 其他不良反应及处理 噻唑烷二酮类药物单独使用不引起低血糖,但与胰岛素促泌剂或胰岛素联合使用可发生低血糖,因此与上述药物联合使用时应监测低血糖反应。噻唑烷二酮类药物的胃肠道反应发生率很低,可能有腹泻、恶心、呕吐等消化道症状。

(六)胰高血糖素样肽-1受体激动剂

GLP-1RA的常见不良反应为恶心、呕吐、腹泻、消化不良、食欲下降等,主要见于初始治疗时,不良反应可随治疗时间延长而逐渐减轻。在与磺酰脲类药物合用时低血糖发生率升高,适当减少磺酰脲类药物的剂量可降低低血糖的发生风险。在联合使用GLP-1RA与磺酰脲类药物时,应告知患者在驾驶和操作机械时采取必要的措施防止发生低血糖。艾塞那肽和利拉鲁肽使用中有少数急性胰腺炎病例的报道,应告知患者急性胰腺炎的特征性症状,如怀疑发生胰腺炎应立即停用。

(七)二肽基肽酶-4抑制剂

DPP-4抑制剂的耐受性较好,主要不良反应有胃肠道反应、鼻咽炎、低血糖、头痛等。

1. 胃肠道反应及处理 DPP-4抑制剂的胃肠道反应相对较常见,主要表现为恶心、呕吐和腹泻等。恶心的程度较轻或中等,一般持续时间较短,多见于用药的前8周内,随后发生率下降。其机制与抑制DPP-4酶、GLP-1浓度增加、胃排空延缓和饱腹感增加有关。从小剂量开始,逐渐增加给药剂量可减少胃肠道不良反应的发生。

2. 感染及处理 主要有鼻咽炎、尿路感染、上呼吸道感染,其他尚有肾盂肾炎、膀胱炎等的发生概率增加。鼻咽炎可表现为鼻塞、流涕、咽喉疼痛不适、咳嗽、喘息和乏力等症状,多在停药后症状可消退。

3. 皮肤相关不良反应及处理 西格列汀在上市后发现有严重的超敏反应,包括过敏反应、剥脱性皮肤损害;如怀疑发生超敏反应,应停止使用。维格列汀和沙格列汀动物实验中有四肢皮肤损伤的报道,临床中未观察到皮肤损伤的发生率升高;建议观察皮肤病变如水疱、皮疹或溃疡等情况,一旦出现应立刻停药。沙格列汀、利格列汀和阿格列汀上市后有报告严重的超敏反应(包括速发型超敏反应和血管性水肿),有疑似症状应停止使用,评估是否还存在其他可能的原因,并改用其他方案治疗糖尿病。

4. 其他不良反应及处理 本类药物单独使用很少引起低血糖,与磺酰脲类药物或胰岛素联合使用时低血糖发生率增加。在联合使用磺酰脲类药物或胰岛素时,应告知患者在驾驶和操作机械时采取必要的措施防止发生低血糖。另外,DPP-4抑制剂还会引起头痛、头晕、氨基转移酶升高等不良反应。另有报道,DPP-4抑制剂可致关节痛的发生,严重者甚至可致残,患者在服药期间出现此类症状时,应充分评估不良反应的发生与药物使用之间的关联性,如患者不能耐受应换用其他降糖方案。

(八)钠-葡萄糖协同转运蛋白2抑制剂

SGLT-2i的安全性和耐受性较好,主要不良反应为泌尿生殖系统感染,其他不良反应还包括血容量不足、酮症酸中毒等。

1. 血容量不足及处理 SGLT-2i可导致渗透性利尿,从而引起血容量减少,此不良反应的发生率呈剂量依赖性升高,临床表现为低血压、头晕、晕厥和脱水等。因此,患者在用药期间应密切监测血压,尽量避免剧烈活动或大幅度动作。

2. 泌尿生殖系统感染及处理 SGLT-2i促进大量葡萄糖从尿液中排出,增加泌尿生殖道局部的葡萄糖浓度,导致泌尿生殖系统感染的概率增加。女性常见外阴阴道真菌感染、阴道念珠菌病和外阴阴道炎等,男性常见念珠菌龟头炎和阴茎包皮炎等,女性较男性患者的生殖道感染概率高;女性生殖道感染大部分发生在用药初始的4个月内,而男性则在第1年内;有感染疾病史的患者其感染率升高。为避免泌尿生殖系统感染,使用前应询问病史,半年内反复发生泌尿生殖系统感染的患者不推荐使用。在使用过程中如发生泌尿生殖系统感染,应暂停SGLT-2i并进行抗感染治疗,感染治愈后可继续使用。使用SGLT-2i的过程中,尤其是使用的第1个月,应关注是否出现感染的症状和体征。如出现泌尿生殖系统感染的症状,应就医并进行相关检查以明确有无感染。使用SGLT-2i的患者应注意个人外阴部卫生,适量饮水,保持小便通畅,以减少感染的发生。

3. 酮症酸中毒及处理 在SGLT-2i的临床应用中,曾少见地发生过糖尿病酮症酸中毒或酮症。使用SGLT-2i时发生酮症酸中毒及酮症的患者症状不典型,血糖通常不超过13.9mmol/L,被称为"血糖不高的酮症酸中毒",往往不易被诊断。因此,使用SGLT-2i期间,患者如出现腹痛、恶心、呕吐、乏力、呼吸困难等症状,应考虑是否为酮症酸中毒并检测血酮体和动脉血酸碱度以明确诊断。如诊断为酮症酸中毒,应立即停用SGLT-2i,并按照传统的酮症酸中毒治疗程序进行治疗。为降低使用SGLT-2i期间发生酮症酸中毒的风险,择期手术患者或剧烈体力活动前24小时应停用SGLT-2i;联合使用胰岛素的患者避免胰岛素减量过快;使用SGLT-2i期间避免过多饮酒及极低碳水化合物饮食。

第三节 降血糖药与其他药物的相互作用

糖尿病是一种慢性代谢性疾病,随着患病时间延长及并发症增多,患者联合使用多种药物的机会增加,使得药物相互作用及药物与食物的相互作用成为治疗中不可回避的实际问题。正确认识降血糖药与其他药物/食物的相互作用,有利于预测和防范药物治疗失败和减少药物不良反应。

一、胰岛素的药物相互作用

胰岛素治疗对于控制血糖水平和防治糖尿病的远期并发症有重要作用。在胰岛素的临床应用过程中经常同时使用其他药物,有些药物与胰岛素配伍可能会改变胰岛素的性质或影响其活性,有些药物本身具有降糖或升糖作用,从而增强或减弱胰岛素的降糖作用。

(一)与胰岛素有配伍禁忌的药物

胰岛素是由 A、B 两条肽链组成的酸性蛋白质,两链之间通过两个二硫键共价相连,可被胃肠消化酶所破坏,故口服无效,通常皮下注射使用,也可静脉注射或肌内注射。普通人胰岛素和部分速效胰岛素类似物可以通过静脉滴注给药,临床上常与其他药物配伍静脉滴注,可能存在潜在的药物相互作用。

1. 与各类溶媒的配伍禁忌 pH 是影响胰岛素溶液稳定性的重要因素,溶液的 pH 越接近等电点其稳定性越好,在偏酸性或偏碱性条件下其降解速率加快。胰岛素的等电点 pH 5.34~5.45,因此胰岛素注射液可用 0.9% 氯化钠注射液(pH 为 4.5~7.0)、5% 或 10% 葡萄糖注射液(pH 为 3.2~5.5)、葡萄糖氯化钠注射液(pH 为 3.5~5.5)、右旋糖酐(pH 为 3.5~6.5)、全胃肠外营养液(pH 为 5.0~6.0)等作为溶媒,不宜用偏碱性的 5% 碳酸氢钠注射液(pH 为 7.5~8.5)作为溶媒。亚硫酸盐可导致胰岛素的二硫键断裂,部分品种的复方氨基酸注射液加入焦亚硫酸钠或亚硫酸氢钠作为抗氧化剂,不可与胰岛素溶液配伍。

2. 与抗肿瘤药的配伍禁忌 临床上,某些抗肿瘤药静脉滴注时需以葡萄糖注射液为溶剂,对于合并糖尿病的患者,常在葡萄糖配伍液中加入胰岛素,用以抵消葡萄糖溶液引起的血糖波动。这些药物可能与胰岛素存在潜在的相互作用,现已知与胰岛素可能存在配伍禁忌的抗肿瘤药包括阿糖胞苷、塞替派、丝裂霉素、长春新碱和门冬酰胺酶等。

3. 与抗感染药的配伍禁忌 临床上也常见抗感染药与胰岛素在输液中的配伍使用。两性霉素 B 偏碱性,亚胺培南含有巯基,培氟沙星、氟罗沙星因特殊的分子结构,均不宜与胰岛素注射液配伍。另外,药品说明书中已注明需单独输注的药物也不可与胰岛素配伍使用。

4. 胰岛素与其他注射药物的配伍禁忌

（1）中药注射液的成分复杂，可能含有蛋白质、生物大分子等杂质，与胰岛素配伍可能引起过敏反应，严重者可危及生命。因此，中药注射剂与胰岛素注射液应避免同瓶静脉滴注，如需使用胰岛素应考虑其他途径给药。

（2）含巯基结构及亚硫酸盐类、半胱氨酸类等具有较强还原性的药物能够与胰岛素的二硫键相互作用，使胰岛素的二硫键破坏而降解。临床上常用的含有巯基结构的药物包括谷胱甘肽、硫普罗宁、亚胺培南、卡托普利、美司钠等。硫辛酸本身不含巯基，但在体内可代谢为含巯基的二氢硫辛酸。亚硫酸盐、半胱氨酸常作为抗氧化剂加入某些注射剂中，此类药物包括硫酸庆大霉素、硫酸阿米卡星、依替米星、氯霉素、甲氧氯普胺、复方甘草酸苷、依达拉奉、维生素K、维生素C、酚磺乙胺、地塞米松磷酸钠、长春西汀、注射用复合辅酶等。

（3）一些生物制剂如注射用尿激酶、人尿激肽原酶、脑蛋白水解物注射液、水解蛋白等可能含有蛋白质分解酶，不应与胰岛素混合使用。另外，氯化钙、葡萄糖酸钙、复方氯化钠注射液等含钙制剂中的 Ca^{2+} 可能与胰岛素形成复合物而延缓胰岛素的起效，建议不要配伍。

（二）与胰岛素具有药效学或药动学相互作用的药物

1. 加强胰岛素降糖作用的药物

（1）水杨酸盐、口服抗凝血药、磺胺类、甲氨蝶呤等药物的血浆蛋白结合率较高，其与胰岛素联用时会竞争蛋白结合位点，从而使血液中的游离型胰岛素水平升高，增强其降糖作用。非甾体抗炎药可增强胰岛素的降糖作用，产生该作用的机制除与其竞争蛋白结合位点有关外，还包括其抑制胰岛细胞内的前列腺素E合成从而使胰岛素分泌增加。胰岛素与以上药物联合使用时需密切监测血糖，并根据血糖监测结果调整胰岛素用量。

（2）奎宁、奎尼丁、氯喹等喹啉类药物被认为与一些严重低血糖的发生密切相关，原因可能为其延缓胰岛素的降解，从而升高血中的胰岛素浓度、加强胰岛素的降糖作用。

（3）血管紧张素转换酶抑制药（ACEI）和血管紧张素Ⅱ受体拮抗剂（ARB）为糖尿病伴高血压及糖尿病肾病患者的常用药物。研究显示，ACEI 和 ARB 均可增加机体对胰岛素的敏感性，ACEI 增加胰岛素敏感性的强度大于 ARB。

（4）奥曲肽可抑制生长激素、胰高血糖素及胰岛素分泌，并使胃排空延迟及胃肠道蠕动减缓，引起食物吸收延迟，从而降低餐后高血糖。因此，在开始用奥曲肽时，胰岛素应适当减量，以后再根据血糖调整用量。

（5）非选择性 β 受体拮抗剂如普萘洛尔不仅抑制 β 肾上腺素能受体介导的胰岛素分泌，升高血糖；也可降低肾上腺素的升血糖效应，干扰机体调节血糖的功能，与胰岛素合用可增加低血糖的发生风险，而且可掩盖低血糖症状、延长低血糖时间。因此，临床上开始或暂停使用非选择性 β 受体拮抗剂时需密切监测患者的血糖情况。

（6）口服降血糖药与胰岛素有协同降血糖的作用。增加或减少其他降血糖药，需根据血糖调整胰岛素用量。

（7）中等量至大量的酒精可增加胰岛素引起的低血糖作用，可引起严重、持续的低血糖，在空腹或肝糖原贮备较少的情况下更易发生。

此外，单胺氧化酶抑制剂、血清素激活剂、纤维素、同化激素、锂、茶碱等药物可通过不同的方式直接或间接导致血糖降低。胰岛素与上述药物合用应适当减量。

2. 减弱胰岛素降糖作用的药物

（1）糖皮质激素、促肾上腺皮质激素、胰高血糖素、雌激素、甲状腺激素和肾上腺素可不同程度地升高血糖浓度，对抗胰岛素的降糖作用，增加胰岛素的需求量。

（2）长期接受噻嗪类和袢利尿药治疗时会发生高血糖或糖代谢异常，其中噻嗪类利尿药对血糖的影响要大于袢利尿药。利尿药对糖代谢的影响呈剂量依赖性，小剂量对糖代谢的影响甚微。

此外，某些钙通道阻滞剂、口服避孕药、苯妥英钠、H_2 受体拮抗剂、肝素、大麻、吗啡、尼古丁等可不同程度地改变糖代谢，使血糖升高。胰岛素与上述物质合用时应适当加量。

二、其他降血糖药的药物相互作用

（一）药动学相互作用

1. 磺酰脲类药物的药物相互作用　磺酰脲类降血糖药经口服吸收，在体循环中与血浆蛋白广泛结合，主要经肝细胞色素 P450 代谢。与药物联合使用时，某些药物可能通过影响其吸收、竞争血浆蛋白结合或影响肝细胞色素 P450 的活性等环节而发生潜在的相互作用。

（1）影响磺酰脲类药物吸收的药物：考来烯胺是一种阴离子交换树脂，在肠道内与胆酸结合，也可与一些酸性药物结合，减少其吸收。研究发现，使用磺酰脲类降血糖药的患者联合使用考来维仑，可使患者的血糖升高。因此，建议服用磺酰脲类降血糖药的患者提前 1~2 小时服用考来烯胺、提前 4 小时服用考来维仑，避免其影响降血糖药的吸收、减弱降血糖药的疗效。

（2）竞争磺酰脲类蛋白结合的药物：药物吸收入血后可不同程度地与体内的血浆蛋白结合，结合型药物不能进行跨膜转运、代谢和排泄，游离型药物才可发挥疗效。第二代磺酰脲类降血糖药的血浆蛋白结合率高，格列吡嗪的蛋白结合率为 98%，格列喹酮的蛋白结合率为 99%。某些蛋白结合率高的药物与其联用时可被置换、游离，使其降糖作用增强，引起低血糖。此类药物包括水杨酸类、双香豆素类抗凝血药、贝特类调血脂药和磺胺类药。磺酰脲类药物也可使这些药物的游离型增多，使其药效增强，发生不良反应的概率增加。因此，在联合应用时应充分考虑药物相互作用的影响，避免严重的不良后果。

（3）影响磺酰脲类代谢酶的药物：在人体内磺酰脲类降血糖药的代谢主要经肝细胞色素 P450，主要包括 CYP2C9、CYP2C19 和 CYP3A4 等。CYP2C9 是第二代磺酰脲类药物的共同代谢酶。氯霉素、西咪替丁、氟康唑、磺胺类药、酒精等为 CYP2C9 抑制剂，使磺酰脲类药物的代谢减慢、血药浓度增加，增加低血糖的发生风险。利福平、卡马西平、苯巴比妥、苯妥英钠为 CYP2C9 诱导剂，可加快磺酰脲类药物的代谢，使其降糖作用减弱。除 CYP2C9 外，格列齐特和格列吡嗪的代谢还受 CYP2C19 影响，兰索拉唑等质子泵抑制剂可通过抑制 CYP2C19 使磺酰脲类药物的代谢减慢、血药浓度增加。

2. 格列奈类药物的药物相互作用　格列奈类降血糖药进入体内后大部分与血浆蛋白结合，蛋白结合率为 97%~99%，但格列奈类通过血浆蛋白结合环节与其他药物发生潜在相互作用的可能性较小。格列奈类与其他药物的药动学相互作用主要涉及 CYP2C9、CYP3A4 和 CYP2C8 同工酶及 OATP1B1 转运体。

CYP3A4 和 CYP2C8 是瑞格列奈的代谢酶，其中 CYP2C8 是瑞格列奈代谢过程中起主要作用的酶，因此在联用 CYP3A4 的强效抑制剂时，对瑞格列奈的作用影响有限。但如果 CYP2C8 的作用受到抑制，CYP3A4 的影响将会相对增强。利福平为 CYP2C8 和 CYP3A4 的强效诱导剂，与瑞格列奈合用时应严密监测开始使用、增加剂量和停用约 1 周后的血糖水平，并根据血糖水平调节瑞格列奈的使用剂量。此外，CYP3A4 诱导剂卡马西平或苯妥英钠也可能降低瑞格列奈的血药浓度。贝特类调血脂药吉非罗齐为 CYP2C8 强效抑制剂，研究表明吉非罗齐与瑞格列奈联合用药可使瑞格列奈的浓度 - 时间曲线下面积增加 8.1 倍，半衰期从 1.3 小时延长至 3.7 小时，因此临床上两药应尽量避免合用；而其他贝特类药物苯扎贝特和非诺贝特对瑞格列奈的药效学和药动学没有影响。甲氧苄啶与瑞格列奈联合使用时，甲氧苄啶通过抑制 CYP2C8 参与的生物转化，使瑞格列奈的血药浓度升高，增加低血糖的发生风险。克拉霉素、抗真菌药氟康唑和伊曲康唑以及抗逆转录病毒药物安普那韦、利托那韦等为 CYP3A4 的强效抑制剂，与瑞格列奈联合使用时均可使瑞格列奈的血药浓度略微升高。另外，葡萄柚汁、硝苯地平、维拉帕米等均为 CYP3A4 抑制剂，与瑞格列奈联合使用时需警惕其对瑞格列奈降糖作用的影响。

那格列奈主要通过 CYP2C9（70%）代谢，部分通过 CYP3A4（30%）代谢。与高效的选择性 CYP2C9 抑制剂联合用药，那格列奈的浓度 - 时间曲线下面积有一定的增加,而峰浓度及消除半衰期没有变化。但当那格列奈与 CYP2C9 抑制剂联合使用时,仍需警惕药物作用时间延长和低血糖的发生风险。米格列奈经 UGT1A9 和 UGT1A3 代谢,极少量经 CYP2C9 代谢,与瑞格列奈和那格列奈相比,发生不良药物相互作用的风险较低。

3. 双胍类药物的药物相互作用　二甲双胍口服后主要在小肠吸收,进入体内后不易被代谢,与血浆蛋白的结合率较低,以原型经肾小管分泌排泄。现已知二甲双胍与其他药物存在的相互作用主要发生在其吸收和排泄阶段。

(1)与二甲双胍吸收有关的药物相互作用:研究发现,甲氧氯普胺、溴丙胺太林等改变胃肠动力药不影响二甲双胍的体内转运和肾脏清除率,但溴丙胺太林可通过增加胃排空时间、降低胃肠动力使二甲双胍在小肠停留的时间延长、吸收增加。树脂类药物如苏合香、血竭、乳香等与二甲双胍合用会减少其吸收,使其降糖作用减弱。

(2)与二甲双胍排泄有关的药物相互作用:80%~100% 的二甲双胍以原型经肾小管分泌排出,故肾功能是影响二甲双胍肾脏清除的主要因素。含碘造影剂为肾毒性药物,可导致肾小球滤过率下降。与此类药物联合使用时,一旦发生造影剂肾病可导致二甲双胍在体内蓄积,增加乳酸酸中毒的风险。对于肾功能正常者,二甲双胍合并应用造影剂后乳酸酸中毒的发生率很低,但仍存在相关风险。因此,肾功能正常的患者,在应用碘造影剂前应停用二甲双胍,检查完成至少 48 小时后且仅在再次检测肾功能无恶化的情况下才可恢复二甲双胍治疗。

二甲双胍的体内吸收、分布、排泄过程均有药物转运体的参与,与二甲双胍排泄有关的转运体蛋白包括多药及毒性化合物外排转运蛋白 1(MATE1)、多药及毒性化合物外排转运蛋白 2K(MATE2K)及有机阳离子转运蛋白 2(OCT2)。OCT2 多位于肾小管细胞基底外侧,将二甲双胍转运进入近曲肾小管内的细胞;MATE1、MATE2K 主要表达于肾近端小管刷状缘膜,将二甲双胍从肾小管细胞中转运进入尿液。OCT2 和 MATE1、MATE2K 的功能之间存在交互作用,在二甲双胍的肾脏排泄中起重要作用。若以上转运体蛋白被抑制,将减少二甲双胍的体内清除,可能导致二甲双胍在体内的蓄积,致不良反应增加。研究表明,二甲双胍与 OCT2 抑制剂兰索拉唑联合使用时,二甲双胍的浓度 - 时间曲线下面积可增加 17%。西咪替丁、头孢氨苄、乙胺嘧啶、甲氧苄啶为 MATE1 抑制剂,可使二甲双胍的浓度 - 时间曲线下面积增加、肾脏清除率降低。

此外,阿米洛利、氨苯蝶啶、地高辛、吗啡、普鲁卡因胺、奎宁、雷尼替丁、血管紧张素转换酶抑制药、袢利尿药、非甾体抗炎药、氨基糖苷类抗生素、环孢素、万古霉素等经肾小管排泄的阳离子药物或影响肾功能的药物与二甲双胍合用均可能影响其血药浓度,应密切监测血糖并调整二甲双胍的剂量。

4. α- 葡糖苷酶抑制药的药物相互作用　α- 葡糖苷酶抑制药在肠道较少吸收，与其他药物的相互作用主要发生在肠道。有研究结果显示，联用阿卡波糖或米格列醇可降低地高辛的生物利用度，应及时调整地高辛的剂量。另外，服用此类药物期间应避免同时服用考来烯胺、肠道吸附剂和消化酶类制剂，以免影响药物的疗效。

5. 噻唑烷二酮类药物的药物相互作用　罗格列酮经 CYP2C8 代谢为有微弱活性的代谢产物，吡格列酮主要经 CYP2C8 和 CYP3A4 代谢，其代谢产物具有活性。罗格列酮和吡格列酮的药动学相互作用也与 CYP2C8 和 CYP3A4 的活性有关。利福平为 CYP2C8 诱导剂，与罗格列酮或吡格列酮合用时可明显降低后者的浓度 - 时间曲线下面积，使其半衰期缩短。吉非罗齐为 CYP2C8 抑制剂，与吡格列酮合用可使其浓度 - 时间曲线下面积升高 3 倍。由于潜在的剂量相关性不良反应，合并使用吉非罗齐时需降低吡格列酮的用量，最大剂量不超过 15mg/d。

6. DPP-4 抑制剂的药物相互作用　目前上市的 DPP-4 抑制剂有西格列汀、沙格列汀、维格列汀、利格列汀和阿格列汀，这 5 种药物具有不同的药动学特性。沙格列汀的代谢主要由 CYP3A4/5 介导，因此与克拉霉素、伊曲康唑、阿扎那韦、茚地那韦、奈法唑酮、奈非那韦、利托那韦和泰利霉素等 CYP3A4/5 强效抑制剂合用时，沙格列汀的剂量不应超过 2.5mg/d。地尔硫䓬、维拉帕米、氟康唑、安普那韦、阿瑞匹坦、红霉素、葡萄柚汁等 CYP3A4/5 中效抑制剂也可提高沙格列汀的血药浓度，但不推荐调整沙格列汀的剂量。CYP3A4/5 诱导剂利福平可降低沙格列汀的暴露量，但对其活性代谢产物的浓度 - 时间曲线下面积没有影响，因此不推荐与利福平合用时调整沙格列汀的剂量。西格列汀、维格列汀和阿格列汀少量或不经肝细胞色素 P450 代谢，较少与酶抑制剂或诱导剂存在相互作用。利格列汀是 CYP3A4 的弱到中等抑制剂，同时是 P- 糖蛋白（P-gp）的底物，有报道称 CYP3A4 和 P-gp 的诱导剂利福平可使利格列汀的暴露水平降低到亚治疗水平，很可能会降至无效的浓度。

（二）药效学相互作用

单胺氧化酶抑制剂、水杨酸类、奎尼丁、血管紧张素转换酶抑制药、β 受体拮抗剂、酒精等可通过不同的方式直接或间接导致血糖降低，与上述药物合用时降血糖药应适当减量。胰岛素与其他降血糖药及各种降血糖药之间均有协同降糖作用，合用时需及时调整剂量。

糖皮质激素、促肾上腺皮质激素、胰高血糖素、雌激素、甲状腺激素和肾上腺素可不同程度地升高血糖浓度，可减弱降血糖药的降糖作用。噻嗪类和袢利尿药、某些钙通道阻滞剂、口服避孕药、苯妥英钠、H_2 受体拮抗剂、肝素、大麻、吗啡、尼古丁等可不同程度地改变糖代谢,使血糖升高,降血糖药与上述物质合用时应适当加量。

第四节　影响降血糖药效果的因素

药物效应会受到多种因素的影响,其中药动学(吸收、分布、代谢、排泄)特点是影响药效的重要因素之一。在不同的种族、年龄、性别、机体环境、疾病状态等情况下,药物表现出的效应也会有所不同。本节将结合糖尿病临床治疗的特点,从多个方面总结多种因素对降血糖药效果的影响。

一、肝功能的影响

肝脏是机体重要的代谢器官,大部分药物完全或者部分地经肝脏代谢,而以肝细胞色素 P450 为代表的肝药酶也同样在药物的肝脏代谢中起重要作用。因此,肝损害(hepatic impairment, HI)势必影响经肝脏代谢和 / 或经胆汁排泄的药物的药效,而多种降血糖药都是经肝脏代谢或清除的。

(一)肝功能不全状态下的药动学特点

1. 吸收　肝功能不全时,肝内的血流阻力增加,门静脉高压,肝脏的内在清除率下降,内源性缩血管活性物质在肝内灭活减少,药物的首过效应降低,使主要在肝脏内代谢清除的药物的生物利用度提高,同时体内的血药浓度明显增加,从而使药效增强,不良反应发生率也可能升高。

2. 分布　肝功能不全时,肝脏的蛋白合成功能减退,血浆中的白蛋白浓度下降,使药物的血浆蛋白结合率下降,血中的结合型药物减少,游离型药物增加,可能使药物的作用加强,同时不良反应发生率也会相应提高。这种影响对于蛋白结合率高的药物尤为显著。

3. 代谢　肝功能不全时,肝细胞数量减少、功能受损,肝细胞内的多数药物酶尤其是肝细胞色素 P450 的活性和数量均有不同程度的下降,使主要通过肝脏代谢清除的药物的代谢速率和程度下降、消除半衰期延长,最终使血药浓度上升,长期用药甚至会引起蓄积性中毒。

慢性肝病时,血浆白蛋白合成减少,药物的蛋白结合率下降,对于血浆蛋白结合率高的药物,在治疗剂量范围内给药时,游离型药物浓度相应升高,不仅使药物的药理效应增强,也可能使不良反应发生率增加。

从肝功能不全时的药动学和药效学特点来看,药物的最显著的变化就是不良反应发生率上升。因此,肝功能不全对降血糖药的最显著的影响是可能提高降血糖药的不良反应发生率(如低血糖)。因此,在临床用药过程中需要根据患者的肝功能情况对给药方案进行调整。

（二）肝功能不全患者的一般给药方案调整

1. 基本原则

（1）由肝脏清除，但并无明显毒性作用的药物需谨慎使用，必要时减量。避免或减少使用肝毒性大的药物，如抗结核药异烟肼、抗癫痫药苯妥英钠等。

（2）主要经肝脏清除、肝功能不全时清除率下降或代谢物生成减少、可致明显毒性作用的药物，在合并肝脏疾病时尽可能避免使用。

（3）经肝肾双途径清除的药物，一般在轻至中度肝功能不全时可按原剂量应用，但在严重肝功能不全时可致血药浓度升高，加之此类患者常伴功能性肾功能不全，故需减量应用。

（4）经肾脏清除的药物，在肝功能不全时一般无须调整剂量，但肾毒性明显的药物在用于严重肝功能不全患者时仍需谨慎或减量使用，以防肝肾综合征的发生。

（5）可以个体化给予保肝药，如解毒类药物、促肝细胞再生类药物、利胆类药物、促进能量代谢类药物等。

2. 肝功能分级评分体系　美国和欧盟药品监管部门发布了肝功能不全患者的药动学研究指南，均推荐使用肝功能分级（Child-Turcotte-Pugh，CTP）评分体系进行肝功能评估。具体如下：

（1）肝功能分级（CTP 评分）：5~6 分为轻度肝功能不全；7~9 分为中度肝功能不全；10~15 分为重度肝功能不全。

（2）根据肝功能不全的程度调整给药剂量：①对于尚无相关药动学研究资料的药物，建议轻度肝功能不全患者应用时剂量减半；②服用主要经肝脏清除的药物时，中度肝功能不全患者的剂量减少 75%，并考虑根据药效和毒性调整剂量；③重度肝功能不全患者应使用安全性好、药动学不受肝病影响或可进行有效监测的药物。

（三）肝功能对常用降血糖药的影响

肝功能的改变可影响部分降血糖药的清除。合并慢性肝脏疾病（chronic liver disease，CLD）时，由于肝糖原合成/储备及药物代谢与清除过程改变，血糖的控制达标更加困难。目前来看，有关 CLD 对降血糖药药动学/药效学（pharmacokinetics/pharmacodynamics，PK/PD）的影响、经典降血糖药在肝功能不全时 PK 的研究资料均较少，但也有一些研究对降血糖药在合并 CLD 情况下的 PK/PD 变化进行评估，为临床用药提供参考。

1. 双胍类　二甲双胍通过肝细胞膜的量极为有限，该药主要经肾脏清除，极少经肝脏代谢。在肾功能不全人群中，二甲双胍的清除过程延长，在 HI 人群中也有出现，但研究表明 HI 并不影响二甲双胍的 PK。

2. 磺酰脲类　磺酰脲类药物作为二甲双胍应用禁忌情况下的备选治疗药

物以及二甲双胍单药治疗失败后的二联治疗药物之一应用于临床,但由于许多磺酰脲类药物及其活性代谢物经肝脏代谢、肾脏清除,因此一般不推荐在 HI 人群中常规应用磺酰脲类药物。

（1）格列本脲:主要经 CYP3A4 代谢,由肝脏灭活并代谢为多种具有降糖活性的代谢物,最终经过胆汁或肾脏途径清除。虽然格列本脲在 HI 人群中的 PK 研究资料较少,但对于合并严重 CLD 的患者不推荐应用格列本脲,以免发生严重低血糖。

（2）格列美脲:主要经 CYP2C9 代谢,肝功能对该药的 PK 无显著影响,但合并严重 CLD 时不建议应用。

（3）格列吡嗪:大部分经 CYP2C9,少部分经 CYP2C19 代谢。有研究表明,格列吡嗪可显著增加胰岛素在肝硬化患者中的摄取利用,但肝功能正常患者未见此效应。因此,合并 CLD 的患者应用格列吡嗪可能增强降糖疗效。

（4）格列齐特:主要经 CYP2C9 代谢为无活性的产物,80% 的药物经尿液清除,在合并 CLD 的患者中研究资料较少。

（5）格列喹酮:经肝脏代谢,少量经肾脏清除。因此,不推荐用于合并 CLD 的患者。

3. 格列奈类　此类药物经肝脏代谢,因此肝功能对其药效存在显著影响,且不同的格列奈类药物在 HI 患者中的暴露量不同。

（1）瑞格列奈:主要经 CYP2C8 代谢并通过胆汁途径快速清除,药物的 PK 随肝功能改变而改变。有研究表明,合并 CLD 人群的瑞格列奈峰浓度（C_{max}）显著高于肝功能正常人群,药物半衰期在 CLD 人群中显著延长,药物清除率在 HI 患者中显著下降。因此,严重肝功能不全患者禁用瑞格列奈。

（2）那格列奈:该药的 PK 参数在轻度 HI 中无显著改变,因此在轻至中度肝硬化人群中可以常规应用,在合并非酒精性脂肪性肝炎（non-alcoholic steatohepatitis,NASH）的患者中可以安全应用。

4. α- 葡糖苷酶抑制药　阿卡波糖在肝脏的耐受性良好、毒性作用较小,因为不经肝脏代谢,所以暂无 PK 在 CLD 人群中的研究资料。有研究证实,阿卡波糖可作为合并 NASH 的糖尿病患者的较为理想的治疗药物。

5. 噻唑烷二酮类

（1）吡格列酮:吡格列酮大部分经 CYP2C8 代谢,其次经 CYP3A4 代谢,其活性代谢物也通过肝脏代谢。有研究显示,在肝损害患者中吡格列酮的分布容积增加,而 C_{max} 下降45% 左右。

（2）罗格列酮:主要经 CYP2C8 代谢降解为无活性的产物。有研究表明,罗格列酮在中至重度 HI 患者中的清除率明显低于健康人群,CLD 患者的药物消除半衰期延长 2 小时。因此,中度 HI 应谨慎用药,重度 HI 则应禁用。

6. DPP-4 抑制剂

（1）西格列汀：主要以原型经肾脏清除，只有约 16% 的西格列汀经肝脏代谢，主要代谢酶为 CYP3A4，少量经 CYP2C8 代谢。因此，轻度 HI 对西格列汀的 PK 影响较小，在 2 型糖尿病合并 NASH 的患者中也安全有效。

（2）维格列汀：该药经水解作用代谢，轻、中度 HI 患者的体内暴露量无显著性差异，不能用于血清谷丙转氨酶（GOT）或血清谷草转氨酶（GPT）大于正常值上限（ULN）3 倍的患者。

（3）沙格列汀：经 CYP3A4、3A5 代谢，在 HI 患者中应用无须调整剂量。

（4）利格列汀：参与肝肠循环作用，85% 的药物通过粪胆途径排泄，在 HI 人群中应用无须调整剂量。

（5）阿格列汀：经 CYP2D6、3A4 代谢为 2 种产物，大部分经肾脏清除。研究表明，阿格列汀在 HI 人群中的清除时间比健康人群延长 2.5 小时，但无显著的临床意义，在轻至中度 HI 患者中应用无须调整剂量。

7. SGLT-2 抑制剂

（1）达格列净：该药在人体内通过葡糖醛酸化作用降解为无活性的代谢物。口服 10mg 单药治疗时，与健康人群相比，达格列净在轻度 HI 人群中的 C_{max} 降低 12%，而在中至重度 HI 人群中则分别上升 12% 和 40%，药物在 CLD 人群中的暴露量与 HI 的程度相关。

（2）卡格列净：300mg 单药治疗，CLD 患者的 PK 参数变化无显著的临床意义。

（3）恩格列净：50mg 单药治疗研究显示，随着 HI 的程度加重，药物在体内的暴露量也随之上升，但在合并肝损害患者中的暴露量增加程度小于正常值的 2 倍，因此无须调整剂量。

8. GLP-1 受体激动剂

（1）艾塞那肽：主要通过肾脏途径降解及清除，合并 HI 对血浆药物浓度、PK/PD 及降糖效果无显著影响。

（2）利拉鲁肽：经 DPP-4 和中性内肽酶在体内全部降解，C_{max} 在 HI 人群中有所下降。利拉鲁肽分子的大部分与白蛋白结合，严重 CLD 时白蛋白水平降低，导致利拉鲁肽经过其他途径的代谢增多，从而引起血浆药物浓度下降。但由于代偿作用，游离型 GLP-1 和受体结合也持续存在。因此，2 型糖尿病合并 CLD 的患者可以常规应用利拉鲁肽。

9. 胰岛素及其类似物 肝硬化失代偿期，糖类的新生能力下降、肝糖输出减少、肝脏对胰岛素的破坏减少，因此机体对胰岛素的需求量也随之减少，但合并 HI 的患者也有可能因为机体对胰岛素抵抗的补偿作用而出现胰岛素需要量增加的情况。有研究显示，在肝硬化患者中，肝脏对胰岛素的摄取利用率显著低于健康人群（13% *vs.* 51%）。虽然任何程度的 HI 患者均可应用胰岛素治疗，但是要严密监测血糖水平，谨慎调整给药剂量。

综上所述，经典降血糖药（如双胍类、磺酰脲类）在合并 HI 人群中的研究较少，因而不推荐用于中至重度 HI 患者，以免加重乳酸酸中毒及低血糖的发生风险；TZD 在合并 HI 人群中的应用也需谨慎；格列奈类、SGLT-2 抑制剂等在不同程度的 HI 患者中的 PK 参数变化较小，因此对临床用药的影响不明显；肠促胰岛素类药物在轻至重度 CLD 人群中长期应用的有效性和安全性仍需进一步的研究支持，因此不推荐长期用于合并 CLD 的糖尿病患者。

二、肾功能的影响

肾脏是人体重要的清除器官，负责大多数药物的排泄和清除。流行病学调查数据显示，约 39.7% 的 2 型糖尿病患者合并不同程度的慢性肾脏疾病（chronic kidney disease，CKD），25% 左右的 CKD 处于 3~5 期，即肌酐清除率（creatinine clearance，Ccr）< 60ml/min。

肾功能下降患者的原发性疾病必须予以控制。糖尿病肾病也可引起肾脏结构和功能的障碍，在糖尿病肾病患者中，控制血压和血糖可以使肾功能恶化的进程得到延缓。在用药前需先计算其肌酐清除率或估算肾小球滤过率，综合考虑药物的代谢特点，从而进行药物选择和剂量调整，以免因患者的肾功能下降致药物在体内蓄积，诱发严重的不良反应。对于肾功能下降者，应告知其正确的生活方式，限制饮食中蛋白质、磷酸盐及钾的摄入，补充维生素 D，及时治疗因肾功能不全引起的贫血和心力衰竭。应当针对患者不同的病程进展，制订相应的监测计划，包括对肾功能下降程度、电解质水平及其他因肾功能不全引起的代谢指标的监测，督促患者规律用药和及时复查，从而充分了解患者的病情进展。

（一）肾功能的评估方法

目前认为，用于 CKD 进展程度评估的最佳指标为基于血肌酐估算的肾小球滤过率（glomerular filtration rate，GFR），但直接估算 GFR 较为困难，使用 GFR 估算公式是更直接的评估方法。常用的 GFR 估算公式包括肾脏病饮食改良（modification of diet in renal disease，MDRD）研究公式和慢性肾脏病流行病学协作（Chronic Kidney Disease Epidemiology Collaboration，CKD-EPI）公式（表 2-4），后人又根据研究结果将这些方程进行了校正。Cockcroft-Gault（CG）公式及其他公式是在肌酐测定方法标准化之前开发的，不能用于标准化的肌酐测定方法。慢性肾脏病的分期见表 2-5。

表 2-4 MDRD 公式和 CKD-EPI 公式

项目	eGFR(MDRD 公式)	eGFR(CKD-EPI 公式)
公式	eGFR[ml/min·(1.73m^2)]=186×[血肌酐(μmol/L)/88.4]$^{-1.154}$× 年龄 $^{-0.203}$×0.742(如为女性)×1.227(如为中国人)	eGFR[ml/min·(1.73m^2)]=0.813×141×min(血肌酐 /κ, 1)^α×max(血肌酐 /κ, 1)$^{-1.209}$×0.993^{age}×1.018(如为女性) [注:血肌酐单位为 mg/dl;κ=0.7(女性)或 0.9(男性);α=−0.329(女性)或 −0.411(男性);min 指血肌酐 /κ 或 1 的最小值;max 指血肌酐 /κ 或 1 的最大值]

表 2-5 慢性肾脏病的分期

CKD 分期	肾损害程度	eGFR/[ml/(min·1.73m^2)]
1 期(G$_1$)	肾损害伴 eGFR 正常 [a]	≥ 90
2 期(G$_2$)	肾损害伴 eGFR 轻度下降 [a]	60~89
3a 期(G$_{3a}$)	eGFR 轻至中度下降	45~59
3b 期(G$_{3b}$)	eGFR 中至重度下降	30~44
4 期(G$_4$)	eGFR 重度下降	15~29
5 期(G$_5$)	肾衰竭	< 15 或透析

注:eGFR 表示预估肾小球滤过率。[a] 肾损害的定义为白蛋白尿 [尿蛋白与肌酐比值(UACR)≥ 30mg/g],或病理、尿液、血液或影像学检查异常。

(二)肾功能对降血糖药效应的影响

合并 CKD 的 2 型糖尿病患者在血糖控制上更加困难。在糖尿病的治疗中,在合并肾损害(renal impairment, RI)时,大多数口服降血糖药的 PK 参数会受到影响。因此,2 型糖尿病合并 CKD 的患者,尤其是脏器功能较弱、合并多种药物治疗的老年患者选择哪些降血糖药是非常重要的问题,对治疗方案、药物剂量、血糖监测等都会产生影响。

1. 双胍类 二甲双胍主要经小肠吸收,以原型从尿中排泄,因此肾功能对二甲双胍的 PK 有显著影响。在肾功能正常的人群中,二甲双胍的消除半衰期约为 5 小时。随着肌酐清除率下降,二甲双胍的剂量也要进行相应调整。

与健康人群相比,合并 RI 时,二甲双胍的 PK 参数均发生改变。包括消除半衰期显著延长;平均肾脏清除量在中至重度 CKD 人群中下降;C_{max} 则相比于轻度 CKD 及健康人群有所上升;在老年人群(65~81 岁)中半衰期延长、C_{max} 升高，而总血浆清除量则下降。

二甲双胍在 CKD 人群中的应用一直是临床研究的一个热点。在合并 RI 时，二甲双胍在体内蓄积，阻止糖异生，容易导致乳酸酸中毒，这也是双胍类药物的最严重的不良反应。但也有研究认为，在剂量减半且严密监测肾功能的情况下，二甲双胍可以在 Ccr < 60ml/min 甚至 Ccr 为 30~45ml/min 的人群中应用。尽管血肌酐升高（或 eGFR 下降）是乳酸酸中毒的危险因素，但不是绝对禁忌因素。我国目前对于二甲双胍在 CKD 中的应用则建议 eGFR < 45ml/min 时应当停用。

2. 磺酰脲类　磺酰脲类药物作为糖尿病的经典治疗用药已在临床应用多年，大多数磺酰脲类药物以原型或代谢物的形式通过肾脏清除。第一代磺酰脲类药物在 CKD 人群中发生低血糖的风险高，已经逐渐被二代磺酰脲类药物所取代。作为直接的胰岛素促泌剂，磺酰脲类药物在老年及 CKD 患者中引起低血糖的风险仍然较高。

第二代磺酰脲类药物格列本脲在体内的 2 个代谢物 M_1 和 M_2 均通过肾脏清除，严重 RI 时药物的清除过程明显延长（消除半衰期为 11 小时）。研究显示，代谢物 M_1 和 M_2 的 C_{max} 在 RI 人群中明显增加，而尿中的浓度则显著下降。由于格列本脲的代谢物也具有降糖活性，因此在合并 RI 的患者中，格列本脲的降糖效应明显增强。格列齐特主要经肝脏代谢，80% 通过尿液清除，在不同程度的 RI 人群中药物吸收未见明显差异。有研究显示，格列齐特缓释片 30~120mg/d 与格列美脲 1~6mg/d 的疗效相当，但低血糖的发生风险更低，因为格列齐特无活性代谢物经肾脏清除。格列喹酮的口服吸收快速全面，经肝脏代谢，只有约 5% 经肾脏排泄，在 RI 患者中不产生蓄积，因此可以使用。

第三代磺酰脲类药物格列美脲的总清除量及药物的分布容积是随着 RI 的严重程度的增加而增加的。随着肾功能水平下降，游离型药物浓度上升，因此老年 2 型糖尿病合并 RI 的患者在服用本药期间更容易发生低血糖。

3. 格列奈类　与磺酰脲类药物相比，格列奈类药物几乎不经肾脏清除，因此可以在 CKD 人群中应用并且不需要调整剂量。

瑞格列奈用于合并 RI 的患者后，其体内的 PK 参数无显著改变，血液透析不影响瑞格列奈的清除，在不同程度的 RI 中瑞格列奈的安全性、耐受性均良好。与之类似，那格列奈也可用于不同程度的 CKD 及 ESRD 透析患者，在 RI 人群中应用不需要调整剂量。

4. α- 葡糖苷酶抑制药　研究表明，阿卡波糖和米格列醇在 Ccr < 25ml/min 的人群中的血药浓度比 Ccr > 60ml/min 的人群显著增高，因此不推荐用于 CKD 4~5 期患者。

5. 噻唑烷二酮类（TZD）　有研究显示，TZD 可降低蛋白排泄率，延缓 RI 的进展。该类药物主要经肝脏代谢,在CKD人群中应用不需要调整剂量,但由于存在水钠潴留、充血性心力衰竭的风险,而钠的重吸收部位主要在肾髓质集合管,因此在CKD人群中应用仍需谨慎。骨质疏松也是TZD的不良反应之一,由于活性维生素D不足以及肾性骨病的影响,CKD患者发生骨质疏松的风险更高,所以对于TZD在CKD中应用的安全性仍然存在争议。

　　6. DPP-4抑制剂　大部分DPP-4抑制剂(如西格列汀、维格列汀、沙格列汀等)都经肾脏清除,通常需要根据eGFR调整用药剂量。具体见表2-6。

表2-6　DPP-4抑制剂用于肾功能下降患者的剂量调整建议

DPP-4抑制剂	推荐剂量/(mg/d)	肾功能下降程度
西格列汀	100	eGFR ≥ 50ml/min
	50	30ml/min ≤ eGFR < 50ml/min
	25	eGFR < 30ml/min
维格列汀	100	eGFR ≥ 50ml/min
	50	eGFR < 50ml/min
沙格列汀	5	eGFR ≥ 45ml/min
	2.5	eGFR < 45ml/min
阿格列汀	25	eGFR ≥ 60ml/min
	12.5	30ml/min ≤ eGFR < 60ml/min
	6.25	eGFR < 30ml/min
利格列汀	5	任何肾功能

　　(1)西格列汀:相比于健康人群,药物暴露量在轻、中和重度肾功能下降及终末期肾病(ESRD)人群中分别增加约1.6、2.3、3.8和4.5倍,因此在不同程度的肾功能下降人群中应用需要调整剂量(表2-6)。

　　(2)维格列汀:药物原型及水解产物均通过肾脏清除,不同程度的肾功能下降患者的药物暴露量和C_{max}均有所增加。肾损害不仅影响药物清除,还会影响维格列汀的水解代谢,在中至重度肾功能下降人群中的给药剂量应为常规剂量的1/2。

　　(3)沙格列汀:随着Ccr下降,药物及代谢产物的消除半衰期延长,药物的体内暴露量在轻至重度肾功能下降中均有增加,因此不推荐用于ESRD人群。

　　(4)阿格列汀:50mg单药治疗显示在不同程度的RI中药物暴露量均有不同

程度的增加。为了获得稳定的血药浓度，中至重度肾功能下降及 ESRD 人群均需要调整剂量。

（5）利格列汀：低于 7% 的原型药物经肾脏清除，因此 CKD 对药物 PK 的影响较小，在不同程度的肾功能下降人群中均可以常规应用。

7. SGLT-2 抑制剂　肾脏对于维持葡萄糖内稳态、糖原异生、肾小球滤过、葡萄糖重吸收具有重要作用。葡萄糖从肾小管向上皮细胞的转运需要 SGLT 的参与，而 SGLT-2 承担 90% 的葡萄糖重吸收。目前，对于达格列净的研究较多，原药及活性代谢物的血药浓度均随肾功能下降而上升，药物达稳态时肾脏对葡萄糖的清除在轻、中和重度肾功能下降人群中分别下降 42%、83% 和 84%，说明肾脏功能对达格列净的代谢过程影响较显著。因此，不建议 CKD4~5 期的患者应用 SGLT-2 抑制剂。

8. GLP-1 受体激动剂　随着肾功能下降，本类药物的清除率下降、消除半衰期延长，在 ESRD 人群中的药物暴露量明显上升，因此不宜用于重度肾功能下降及 ESRD 患者。其中，利拉鲁肽和度拉糖肽可用于 eGFR > 15ml/min 的患者，艾塞那肽和利司那肽可用于 eGFR > 30ml/min 的患者，而贝那鲁肽尚无中、重度 CKD 患者应用的数据。

9. 胰岛素　肾脏在胰岛素的清除和降解过程中起重要作用，循环中约 50% 的胰岛素经肾脏清除，主要通过肾小球滤过和肾小管周围的毛细血管对胰岛素的扩散转运这两条途径。当 eGFR 下降后，胰岛素的清除也随之下降，机体对外源性胰岛素的需求也相应减少，如果未事先对患者进行评估则有可能导致低血糖风险。肾脏清除率下降使得循环中胰岛素的半衰期延长，从而使糖尿病患者对胰岛素的需求量下降。因此，对于 CKD 患者，eGFR 在 10~50ml/min 时，胰岛素剂量应减少 25%；当 eGFR 下降至 10ml/min 以下时，胰岛素剂量应在之前的基础上再减少 50%。

大量临床经验表明，在 2 型糖尿病患者中存在许多不合理药物治疗的现象，主要表现在为肾功能下降的患者开具正常剂量甚至高剂量的降血糖药治疗，这样容易导致药物不良反应发生率增加（如使用磺酰脲类及胰岛素出现严重低血糖）。总而言之，根据肾功能选择合适的降血糖药十分重要，当患者的肾功能出现减退时，应尽量选择不经肾脏清除或经肾脏清除少的降血糖药，或者根据肾功能减退的程度将用法用量进行个体化调整。

三、给药时间的影响

长期的临床实践证实，相同剂量、相同剂型、相同产地、相同批号的同一种药物，在不同的时间给予同一位患者，产生的治疗效果大不相同。20 世纪 50 年代，有学者提出"时辰药理学（chronopharmacology）"的概念，研究机体对药物的反应与时间之间的关系,包括药理效应与毒性、药动学和生物利用度等随时间发生变化的规律。时辰药理学研究发现,各种生物的生命活动都具有时间节律。对人体来说,正常或病理状态下的生理指标包括基础代谢、体温变化、血糖水平、激素分泌等都呈节律性波动。药物在体内的过程与人体的生理节律存在密切的关联性,因此临床用药中除剂量外,还要考虑给药时间对药效产生的影响。

(一)生理节律及给药时间对药物 PK 的影响

1. 吸收　胃酸分泌、胃肠道 pH、胃肠蠕动、胃肠道排空时间、胃肠道血流量等都存在一定的生理节律。胃肠道 pH 显著影响药物的离子化程度以及溶解性;白天进食后的胃排空速率以及胃肠动力均高于夜间,胃肠道血流较夜间增加,这些因素均导致白天给药时机体对药物的吸收效率更高。清晨服药时,胃肠道对脂溶性药物的吸收和排空速率均较夜间更快,而对水溶性药物则无此效应。

2. 分布　药物在体内的分布与机体组织器官的血流相关,通常各组织和器官的血流在白天较为活跃,而夜间明显减慢,所以在白天给药时药物的分布速率较快。此外,肝功能也存在生理节律。由于白蛋白在肝脏合成,因此肝功能下降时,血浆中的白蛋白水平可能受到影响。人体中的大部分蛋白(包括白蛋白)水平在夜间呈下降趋势,白天逐渐升高,到中午达到峰值。因此,对于蛋白结合率高的药物,在不同的时间给药则导致药物的分布水平不同。

3. 代谢　降血糖药中有很大一部分在肝脏代谢,肝药酶活性也会受到生理节律的影响,因此生理节律引起的肝功能和血流变化可影响药物的代谢过程。

4. 排泄　生理节律不仅影响药物在肝脏及消化道的代谢过程,还能通过影响药物经胆汁和尿液的排泄导致药物毒性的改变。有动物实验研究显示,胆汁的流速和浓度,胆酸盐、胆固醇和磷脂的排泄率均存在一定的生理节律,在不同的时间段呈现不同的改变。因此,不同时间给药对经胆汁排泄的药物的清除也会产生影响。

(二)给药时间对降糖治疗的影响

胰岛素的分泌分为 2 个时相。第一时相为快速分泌相,胰岛 β 细胞接受刺激后,经过 0.5~1 分钟的潜伏期后出现,一个健康个体接受口服葡萄糖耐量试验时,约 5~10 分钟出现早期胰岛素释放高峰;第二时相为延迟分泌相,快速分泌相之后逐渐出现缓慢而持久的分泌峰,其峰值位于刺激 30 分钟后出现。2 型糖尿病的典型病理生理特点表现为胰岛素分泌的第一时相缺失,有的患者则第二时相分泌增加。因此,恢复胰岛素分泌的第一时相是 2 型糖尿病的治疗目标之一。

糖尿病患者的血糖和尿糖水平变动都有一定的昼夜节律,在凌晨 4 时对胰岛素最敏感。从药物治疗的角度来说,此时给予低剂量胰岛素可获得满意的效果,但考虑到患者的用药依从性,很少采用夜间给药方案。糖尿病患者的升糖激素分泌在清晨有一峰值,血糖及尿糖也随之出现峰值(即"黎明现象"),机体对胰岛素的敏感性增加。因此,为避免"黎明现象"所致的血糖升高,患者于清晨给药的剂量应适当增加。对于第一时相分泌缺失的 2 型糖尿病患者来说,通过补充外源性胰岛素或促进胰岛素分泌的药物,恢复血浆胰岛素快速升高的能力,补充缺失的第一时相胰岛素分泌是比较合理的手段。因此,门冬胰岛素、赖脯胰岛素、谷赖胰岛素等速效胰岛素通常在餐前即刻皮下给药,模拟胰岛素的第一时相分泌,更有效地降低餐后血糖且持续时间更短,显著减少低血糖事件的发生。此外,短效胰岛素促泌剂——格列奈类药物吸收迅速、起效快、作用持续时间短,与磺酰脲类受体快速结合、解离,因而能更快地刺激胰岛素的第一时相分泌,因此可餐时服用,与受体的迅速解离同时避免胰岛素长时间暴露而导致的低血糖风险,具有良好的耐受性。需要注意的是,此类刺激胰岛素第一时相分泌的降血糖药需在给药时间上与进餐紧密结合,往往需要遵循"不进餐则不服药"的原则。如果空腹服药,或者服药时间与进餐相隔时间较久,则容易诱发低血糖。

其他降血糖药在给药时间上也需遵循一定的原则:双胍类降血糖药(如二甲双胍)的主要作用为减少糖原异生、促进外周组织摄取葡萄糖等,但因普通剂型在空腹时服用易发生胃肠道不良反应,多在餐中或餐后 30 分钟内给药,而新型肠溶制剂则可以餐前服用;阿卡波糖等 α- 葡糖苷酶抑制药是降低餐后高血糖的药物,由于其作用机制为延缓碳水化合物的吸收,需在碳水化合物存在的情况下才能发挥最佳药效,因此通常进餐时给药,在进餐前或进餐结束后给药均会降低药效。

传统的给药方法是按半衰期来决定服药的间隔时间,由于糖尿病的特殊性,仅仅按照半衰期给药不能完全发挥降血糖药的最佳疗效,应当根据时辰药理学中机体脏器组织功能的生理节律特点,结合糖尿病的疾病特点和治疗药物的作用机制,为患者制订最佳的给药时间,获得最好的降糖效果,降低药物不良反应发生率。

四、剂型的影响

药物的剂型可影响药物的吸收过程,导致药物的生物利用度及体内过程发生改变,使药物的起效时间、作用强度、作用维持时间、毒副作用等也随之改变。药物的剂型与吸收的关系分为 2 个阶段:首先活性药物从制剂中释放溶出,然后透过生物膜吸收。前者以剂型因素为主,后者以生理因素为主,两者之间密切相关,影响整个药物吸收过程。

（一）降血糖药的常用剂型及特点

目前，降血糖药的剂型主要有注射剂、口服片剂、胶囊剂，近年来又研发了胰岛素的吸入剂等新剂型，口服剂型中又分为普通剂型和缓控释剂型。不同药物剂型的吸收速率从快到慢依次为静脉注射、吸入注射、肌内注射、皮下注射、直肠给药、口服给药、皮肤给药。

注射剂在降血糖药中应用非常广泛，绝大部分胰岛素以及 GLP-1 受体激动剂都被制成注射剂。注射剂的最大特点是药效迅速、剂量准确、作用可靠，因此在需要快速降糖的情况下，采用胰岛素注射给药可以迅速起效、降低血糖。但由于注射剂难以避免地存在使用不便的特点，所以在长期治疗的患者中应用易致用药依从性下降。

大部分口服剂型（如片剂、胶囊剂）的特点是性状稳定、剂量准确、携带和应用较为方便，也可掩盖药物的苦味及特殊异味，还可以提高药物的稳定性及生物利用度，但对于昏迷或不能进食的患者来说，口服剂型的应用则受到一定限制。

吸入型胰岛素是一种较新的给药方式，主要分为经肺、口腔黏膜和鼻腔黏膜吸收 3 种方式，其中经肺给药被认为是最有希望成功替代常规治疗的无创途径。吸入胰岛素较常规胰岛素起效快，达峰时间类似于超短效胰岛素，作用强度介于普通胰岛素和超短效胰岛素之间。

（二）剂型对降血糖药效果的影响

1. 胰岛素　胰岛素的主流剂型为注射剂，从普通胰岛素注射液到不同类型的人胰岛素和胰岛素类似物注射笔以及胰岛素泵，不同的胰岛素注射剂型对降糖效果的影响也各不相同。胰岛素泵更好地模拟生理性胰岛素的分泌模式，能够 24 小时持续不间断地向体内输注胰岛素，使患者获得更稳定的血糖水平，对于胰岛功能差、整体血糖偏高的患者，尤其是 1 型糖尿病患者，胰岛素泵强化治疗是最受推荐的强化治疗方案。每日多次胰岛素皮下注射也是常用的强化降糖治疗方案，但因为剂型和给药方式不同，不能 24 小时持续模拟胰岛素分泌的模式，因而在两次给药之间容易造成血糖波动，从血糖控制效果方面来说稍逊于胰岛素泵。

吸入型胰岛素制剂打破传统的皮下或静脉给药方式，逐渐在临床应用中崭露头角，受到研究者的青睐。美国 FDA 于 2014 年批准一种吸入型胰岛素，用于治疗糖尿病。有研究显示，吸入型胰岛素给药后的起效时间稍快于赖脯胰岛素，而能影响生物活性的峰浓度略低于赖脯胰岛素；试验表明，吸入型胰岛素在降糖效应以及低血糖发生率方面与胰岛素类似物以及预混胰岛素基本相当。在疗效和安全性无明显差异的情况下，吸入型胰岛素可以有效避免多次注射带来的不便和依从性下降，对患者来说可带来更多获益。但吸入型胰岛素长期应用的安全性仍有待验证,因此目前尚未取代注射型胰岛素在治疗中的地位。

2. 二甲双胍 作为指南推荐的一线口服降血糖药,目前二甲双胍主要有普通剂型和缓释剂型,以及正在研发当中的迟释剂型,各种剂型的特点见表2-7。

表2-7 不同剂型二甲双胍的特点比较

剂型	给药频率	费用	药动学	作用机制及特点
普通剂型	2次/d或3次/d	低	在胃肠道上段快速吸收,最长血药浓度维持时间为3小时	抑制肝脏糖原异生;常见胃肠道不良反应
缓释剂型	2次/d或1次/d	略高于普通剂型	在胃肠道上段缓慢吸收,最长血药浓度维持时间为7小时	抑制肝脏糖原异生;胃肠道不良反应较少见
迟释剂型	1次/d	—(临床试验阶段)	绕过胃肠道上段,作用于回肠,最长血药浓度维持时间为10小时	基于肠促胰岛素的分泌机制;较低浓度下可产生相似的降糖效果;可用于肾功能不全患者

(1)普通剂型通常需要每日给药2~3次,从一定程度上降低用药依从性,且使得胃肠道反应的发生率增加。动物实验表明,短期静脉给予二甲双胍的有效性显著低于口服给药,因此开发更好的口服剂型能够在保证药效的同时提高治疗依从性。

(2)缓释剂型基于双重的水溶性多聚体系统,给药后扩散在组织液中,延长药物在胃肠道停留的时间,使得药物在消化道上段的吸收减慢,达到缓释的效果。研究表明,二甲双胍缓释剂型每日1次与相同剂量的普通剂型每日2次给药的吸收程度无显著性差异。在疗效及安全性方面,缓释剂型在降低HbA1c程度上与普通剂型相当,而胃肠道反应的发生率则显著降低。

(3)迟释剂型目前还在Ⅱ期临床试验阶段,以回肠作为药物作用靶点,与普通剂型和缓释剂型相比,迟释剂型的生物利用度较低,但降糖效果与前两者类似。相同剂量的普通剂型和迟释剂型给药后,迟释型二甲双胍的药物暴露量下降到45%左右,但2种给药方案在肠道内产生活性GLP-1的水平相当。低暴露剂量的迟释剂型使得二甲双胍可以在肾功能不全患者中使用。

3. 复方制剂 将两种作用机制不同的降血糖药制备成复方制剂,可增加患者的用药依从性,有的复方制剂还可减少药品不良反应。2008年上市的国内首个口服降血糖药的固定复方制剂马来酸罗格列酮/二甲双胍,作为2型糖尿病治疗新趋势的代表,为广大糖尿病患者提供了新的治疗选择,不仅可起到两种成分联合降糖的作用,而且二甲双胍可缓解罗格列酮的增重等不良反应。目前,降血糖药复方制剂主要以二甲双胍为主,再联合另一类作用机制互补的降血糖药,如格列美脲/二甲双胍、格列吡嗪/二甲双胍、DPP-4抑制剂/二甲双胍及瑞格列奈/二甲双胍等,都在逐渐进入临床应用。

患者依从性是糖尿病药物治疗的基础,固定复方制剂在高血压的治疗中已经非常普遍,在今后的口服降血糖药中也将逐渐成为主流。复方制剂与独立片剂联合治疗相比,减少患者漏服和误服药物的现象,使降血糖药更好地发挥药效,使长期用药的患者从中获益。

第五节 降血糖药的研究进展

药物治疗是糖尿病长期管理过程中的重要环节。一般意义上,降血糖药大致可分为胰岛素制剂和非胰岛素制剂。自20世纪20年代加拿大的Banting医师和他的助手成功地从犬的胰脏中提取出胰岛素以来,糖尿病的药物治疗进入一个新纪元。20世纪50年代,经典口服降血糖药如二甲双胍、磺酰脲类等开始陆续应用于临床并一直沿用至今。随着生命科学的不断发展,降血糖药的研究也在不断进步。近10年以来,多种新型降血糖药也开始进入临床,为糖尿病患者提供更多、更好的选择。

一、新型胰岛素制剂

尽管胰岛素种类繁多,但在临床应用过程中仍以皮下注射或静脉注射为主要给药方式。胰岛素皮下制剂起效慢、注射不方便等缺陷往往使得糖尿病患者治疗的有效性、安全性、依从性受到影响。近年来,许多新型的胰岛素制剂相继进入市场,表现出与传统胰岛素制剂不同的特点。

(一)吸入型胰岛素(inhaled insulin)

在20世纪20年代早期,Banting医师发现并提取了胰岛素之后,关于吸入型胰岛素的研究就已经出现。1987年即有研究证实吸入型胰岛素可以较好地控制血糖,在对6个1型糖尿病患儿的治疗中与胰岛素皮下注射制剂的疗效相当,但由于生物利用度低,吸入型胰岛素最终未能应用于临床。

2006年,首个吸入型胰岛素制剂Exubera经FDA和欧洲药品管理局(EMEA)批准,分别在美国和欧洲上市,用于治疗1型和2型糖尿病。该制剂的主要成分为基因工程技术制备的重组人胰岛素,包含1mg和3mg共2种规格,胰岛素以干粉的形式贮存在吸入装置中。Exubera的药动学性质与天然来源的餐时胰岛素分泌模式类似,进餐前给药,起效时间和速效胰岛素类似物(如赖脯胰岛素)相同,达峰时约45分钟,优于赖脯胰岛素或常规人胰岛素。Exubera 在体内的生物利用度约为60%,作用维持4~6小时。实验研究表明,Exubera 结合起效快且作用时间延长的优点,与口服降血糖药单药治疗相比,Exubera 无论是单药还是与口服降血糖药联用,在降低 HbA1c 方面均更有效。当然,作为新型的胰岛素制剂,Exubera 也存在一些不良反应,最常见的是低血糖,且由于是经呼吸道给药,轻度咳嗽也较常见。此外,也有研究表明,在治疗初期 Exubera 会导致患者的肺功能轻度下降。吸烟的患者或吸烟环境均会降低 Exubera 的生物利用度,使其药动学参数发生变化,从而影响疗效。特殊人群 [如合并慢性阻塞性肺疾病(COPD)] 或老年患者在使用 Exubera 时,需要增加吸入剂量来获得与一般健康人群等同的效果。总体来说,相比于胰岛素皮下注射制剂,Exubera 在降低 HbA1c、控制空腹血糖、提升患者对治疗的耐受性及依从性方面均体现出一定的优势。

然而,Exubera 并没有开创吸入型胰岛素制剂的首个神话。2007 年,该药由于销量低迷而被撤市。然而,对于吸入型胰岛素制剂的研究仍在继续。2014 年7 月,FDA 批准另一种吸入型人胰岛素 Afrezza 用于治疗 1 型和 2 型糖尿病。不同于 Exubera 的剂量不便精确控制、装置体积大等不足,Afrezza 进行了改善,装置小而更易使用。装置内储存的胰岛素仍然通过冻干技术制成粉末,经特殊技术制成的胰岛素颗粒可在肺部的中性环境中迅速解离,进入肺泡的黏液层,继而快速吸收入血。在实验研究中,Afrezza 也体现出优良的药动学特性,给药后约 1 小时起效,作用持续 2.5~3.0 小时,达峰时间为 12~15 分钟,峰值持续约53 分钟,生物利用度为 21%~30%。Afrezza 主要经肾脏清除,消除半衰期为28~39 分钟。在安全性方面,低血糖、呼吸系统症状以及肺功能改变是 Afrezza 最常见的不良反应,具体见表2-8。

表2-8 吸入型胰岛素 Afrezza 的常见不良反应

不良反应	发生率 /%
低血糖	67
急性支气管哮喘	29
咳嗽	26~29
排痰性咳嗽	2
喉咙疼痛或刺激感	6
FEV_1^* 下降 15% 或以上	6
头痛	5

续表

不良反应	发生率/%
肺功能下降	3
支气管炎	3
乏力	2
尿路感染	2

注：*FEV$_1$为第1秒用力呼气容积。

基于以上不良反应，Afrezza的药品说明书中建议治疗前需检查肺功能，排除慢性肺疾病，合并哮喘、COPD的患者禁用，糖尿病酮症酸中毒和吸烟的患者则不推荐应用，在长期治疗过程中需要每年评估1次肺功能。目前，Afrezza仅限于18岁以上的成年患者应用，其在儿童、青少年、哺乳期患者及肝肾功能不全等特殊人群中应用的研究资料较少。由于其自身的性质，在治疗1型糖尿病时必须联合长效胰岛素，这也是它的局限性。

吸入型胰岛素的出现预示着糖尿病患者可以像哮喘患者一样，将胰岛素随身携带并安全、方便地使用。但需要注意的是，吸入型胰岛素由于存在吸收有限、成本高以及局部损害乃至对肺功能可能带来影响等问题，需要进一步研究和完善才能在临床推广应用。

（二）口服胰岛素（oral insulin）

相比于皮下制剂，口服胰岛素能够在一定程度上模拟人体正常胰岛素的分泌和吸收路线，即通过门静脉并以肝脏为直接目标，创造更好的葡萄糖内稳态。有效的口服胰岛素制剂除降低注射装置的使用费用外，也能提高患者的用药依从性。早在1922—1923年的研究就已表明，口服胰岛素主要存在两个问题：一是药效不稳定，易在胃肠道中被破坏；二是生物利用度低，胃肠道对胰岛素存在吸收屏障。因此，克服胰岛素吸收屏障、保护胰岛素活性是开发口服胰岛素制剂需要解决的问题。

不同于皮下制剂，口服胰岛素制剂通过胃肠道吸收进入肝门静脉，继而进入血液循环，因此避免皮下给药导致的外周组织中的高胰岛素血症，进一步降低低血糖、体重增加等不良反应的发生风险。近年来，全球各地的许多公司都利用各种技术平台开发相应的口服胰岛素制剂，目前已有片剂、胶囊剂、肠溶片、水凝胶、微粒、纳米粒等不同形式的口服制剂，通过细胞旁路或跨细胞通路将胰岛素从肠道中转运至血液循环，同时添加一些辅料保护胰岛素活性，避免胰岛素在胃肠道被酶灭活，从而延长在胃肠道停留的时间，增加胃肠道对它的摄取。

聚乙二醇与多肽的共价结合技术已被用于口服胰岛素制剂的开发,这项技术又被称为聚乙二醇化。与未修饰的胰岛素皮下注射制剂相比,聚乙二醇化可降低清除率,改善胰岛素的药理和生物学特性,消除胰岛素的免疫原性、变应原性和抗原性。印度制药公司 Biocon 也在进行聚乙二醇化胰岛素技术研究,公司开发的这种口服胰岛素制剂(IN-105)具有特定的理化特性,使其能抵御胃酸的降解,并促进制剂的吸收。这种产品是将胰岛素与短链甲氧基聚乙二醇衍生物相结合,进行纯化后减压干燥形成具活性的粉状结晶,具有与速效胰岛素类似物相同的药动学特性,于进餐前 20 分钟给药,可呈剂量依赖性地控制餐后 2 小时血糖,2 型糖尿病患者对其具有很好的耐受性。

英国某公司研发的含有主药、吸收促进剂、增溶剂的胰岛素肠溶胶囊能够避免未修饰的胰岛素分子在胃肠道降解,使其在小肠可被吸收。Ⅱ期临床试验显示,在 1 型糖尿病男性患者中的安全性、耐受性良好,给药后 0.5~2 小时血中的胰岛素水平持续增加,药效持续时间较为理想。

美国某技术公司采用的是一种载体系统,设计低分子量化学实体,与蛋白质药物通过较弱的非共价键结合。通过改变蛋白质的构象,并提高其亲油性的载体,能够提高整个消化道上皮的吸收而使胰岛素有效进入血液循环。研究表明,口服给药的吸收速率大大快于皮下给药(27 分钟 vs.161 分钟),而胰岛素从循环中的清除也更快,只需要不到 2 小时。

另有公司开发的口服胰岛素制剂是将胰岛素装载于以脂质体为基础的纳米微粒系统。这种系统最常见的为固体脂质纳米粒(solid lipid nanoparticle,SLN),这种材料的耐受性好、具有生物可降解性、可以大批量生产,生理性的脂质构成降低在体内引起急、慢性毒性的风险。该制剂中的胰岛素由壳聚糖纳米颗粒包裹,分散在油状的纳米乳中。壳聚糖包裹的脂质体可以作为人胰岛素的载体,促进机体对胰岛素的摄取。Oramed 公司通过 POD™(protein oral delivery)技术开发的口服胰岛素制剂 ORMD-0801 为肠溶包衣胶囊,含胰岛素 8mg,可在进餐前 10 分钟给药,在为期 6 周的 Ⅱ 期临床试验中,该药都表现出良好的有效性、安全性,且患者的耐受性均较好;并且在每日 3 次给药,同时联合其他口服降血糖药治疗的基础上能够降低患者的 HbA1c,表现出较好的降糖效果。目前该药已上市,用于 1 型和 2 型糖尿病的治疗。

虽然全球多个公司都在研发口服胰岛素制剂,但 2009—2014 年的研究显示,口服胰岛素的发展仍存在一定的局限性,难以从基础研究真正走进临床应用。许多 10 年前开始进行的研究已经中断,近年来关于口服胰岛素制剂的最新研究成果较少。吸收度和生物利用度低仍是制约口服胰岛素发展的瓶颈,所以需要更多的大型研究进一步证实不同的糖尿病患者长期应用口服胰岛素制剂的安全性及有效性。

(三)胰岛素类似物(insulin analogue)

近年来新研发上市的胰岛素类似物主要有德谷胰岛素和谷赖胰岛素两种。德谷胰岛素作为新一代的长效胰岛素类似物,是在人胰岛素结构的基础上去掉B30位的苏氨酸,通过1个L-γ-谷氨酸连接子将1个16碳脂肪二酸侧链连接在B29位的赖氨酸上获得,作用特点相当于基础胰岛素。德谷胰岛素在制剂中以双六聚体的形式存在,由于制剂中含有苯酚和锌,皮下给药后苯酚迅速扩散,使德谷胰岛素分子中双六聚体结构的两端均打开,形成多六聚体,在注射部位形成贮存库。同时,多六聚体分子末端的锌逐渐释放分散,德谷胰岛素分子末端的单体也缓慢解离并通过毛细血管进入血液循环,并与白蛋白结合,发挥其长效、稳定的作用机制。

因其特殊的结构特性,与甘精胰岛素相比,德谷胰岛素的药效持续时间更长,在1型糖尿病患者中的半衰期为甘精胰岛素的2倍,在2型糖尿病患者中的半衰期约25.1小时,具有超过24小时的稳态浓度(2次给药之间),甚至给药后的120小时仍可在血中测得德谷胰岛素水平。因此,持续每日给药1次可以维持稳定的血药浓度。表2-9中的数据比较了1型糖尿病患者应用德谷胰岛素和甘精胰岛素不同剂量的半衰期。

表2-9　1型糖尿病患者中德谷胰岛素和甘精胰岛素的半衰期对比

剂量/(U/kg)	德谷胰岛素的半衰期/h	甘精胰岛素的半衰期/h
0.4	25.9	11.5
0.6	27.0	12.9
0.8	23.6	11.9

临床试验研究显示,德谷胰岛素作用的个体内变异性显著低于甘精胰岛素,给药后6~8小时药物浓度逐渐上升,14~16小时后血药浓度达峰值;而甘精胰岛素给药后体内的浓度变化更加明显。同时,德谷胰岛素在65岁以上的老年患者、儿童及肾功能不全患者中的药动学特征也十分稳定,在终末期肾病及血液透析患者体内也无显著影响。但有研究表明,与肝功能正常的人群相比,德谷胰岛素的血药浓度在肝损害患者中有所升高。

和其他所有胰岛素一样,德谷胰岛素最常见的不良反应为低血糖,但由于其长效稳定的作用特点,与甘精胰岛素相比,在改善血糖控制相当的情况下,德谷胰岛素引起低血糖(尤其是夜间低血糖)的风险更低。

与第一代胰岛素类似物相比,德谷胰岛素表现出更佳的使用灵活性,其长效、稳定的作用特点也能够提高患者治疗的依从性,降低夜间低血糖的发生风险,且安全性并未因为灵活的给药时间而受到影响。随着研究的更加深入,德谷胰岛素将有可能成为新一代长效基础胰岛素的代表药物及首选药物。

谷赖胰岛素是一种新型的速效胰岛素类似物,2012年年底在中国上市,在目前的糖尿病治疗药物中日益受到关注。谷赖胰岛素也是基于人胰岛素的分子结构进行改造所得:首先将 B3 位中性、疏水的天冬酰胺由碱性、亲水的赖氨酸代替,同时将 B29 位的赖氨酸由酸性、亲水的谷氨酸代替,结构改造后得到的谷赖胰岛素的等电点从人胰岛素的 pH 5.5 下降至 pH 5.1,使得谷赖胰岛素在生理 pH 的环境中溶解性增加,促进其吸收入血。不同于其他速效胰岛素类似物的是,谷赖胰岛素制剂中不含锌,而是以聚山梨酯-20、氨丁三醇等辅料作为稳定剂和缓冲液,因此不会形成与锌结合的六聚体,从而使其可以比其他胰岛素或速效胰岛素类似物更快起效,是目前唯一的辅料中不含锌的速效胰岛素类似物。

谷赖胰岛素的无锌结构使其在所有速效胰岛素类似物中起效最快。研究证实,谷赖胰岛素的吸收速率、起效速率和峰浓度为等分子的常规人胰岛素(regular human insulin, RHI)的 2 倍,达峰时间只有 RHI 的一半,而且在肾功能不全患者中无药物蓄积效应。在作用特点上,谷赖胰岛素模拟胰岛素的第一时相分泌,通常于餐前 15 分钟内或餐后 20 分钟内给药均可以控制餐后血糖水平。多项研究显示,谷赖胰岛素在控制糖尿病患者的血糖达标方面优于常规人胰岛素,疗效与其他速效胰岛素类似物相当,而变异性相比其他胰岛素小,具有稳定的药动学特征,对于容易忘记餐前注射胰岛素的患者来说具有很高的灵活性。

在安全性和耐受性方面,谷赖胰岛素也表现出明显的优势。研究表明,进行胰岛素强化治疗的 1 型糖尿病患者在应用谷赖胰岛素时其不良反应发生率与其他胰岛素相比无显著性差异,而使用谷赖胰岛素的 1 型糖尿病患者的严重低血糖发生率和 2 型糖尿病患者的夜间低血糖发生率均显著低于使用 RHI 的患者。和门冬胰岛素一样,谷赖胰岛素也被推荐用于持续皮下胰岛素输注(continuous subcutaneous insulin infusion, CSII)。与门冬胰岛素相比,CSII 治疗中谷赖胰岛素的安全性和有效性与门冬胰岛素相当,而患者出现运动后低血糖的次数更少、血糖波动更小,因此更加适用于低血糖风险较高的糖尿病患者。

总之,谷赖胰岛素的无锌结构、起效和吸收迅速、变异性小、使用灵活、安全性高等一系列优势,使其成为速效胰岛素类似物中的一颗新星。在基础 + 餐时胰岛素的治疗方案中优势更为突出,为临床治疗提供新的选择。

二、新型非胰岛素类降血糖药

近 10 年内，相继出现的新型作用机制的降血糖药物有：肠促胰素类药物、钠 - 葡萄糖协同转运蛋白 2 抑制剂（SGLT-2i）、葡糖激酶激动剂（glucokinase activator, GKA）等品种，其正日渐受到临床医生和患者的关注。

（一）肠促胰岛素类药物

肠促胰素类药物主要包括胰高血糖素样肽 -1 受体激动剂（GLP-1RA）和二肽基肽酶 -4 抑制剂（DPP-4i）。20 世纪 60 年代，肠促胰素及其相关胞内信号转导系统首次被发现并报道，研究人员发现该类激素可以增强胰岛 β 细胞的应答以及机体对热量的摄取，而肠道中的两种激素 GLP-1 和糖依赖性胰岛素释放肽（GIP）在其中起重要作用。近年来，通过对 GLP-1 的发现及广泛研究，人们发现 GLP-1 不仅能呈葡萄糖依赖性地作用于胰岛 β 细胞，也能作用于胰岛 α 细胞，抑制胰高血糖素分泌。同时，GLP-1 还有抑制胰岛 β 细胞凋亡、促进胰岛 β 细胞增殖及胰腺外作用。由此研发出的 GLP-1RA 和 DPP-4i 已成为新的糖尿病研究热点，并在临床广泛使用。

第一个 GLP-1 受体激动剂艾塞那肽（exenatide）来源于毒蜥唾液的分泌物，其与天然的 GLP-1 有 50% 的氨基酸序列相同，因此性质和作用机制类似。即同时作用于胰岛 α 细胞、胰岛 β 细胞，重建第一和第二时相胰岛素分泌，减慢胃排空、增加饱腹感，从而降低空腹血糖及餐后血糖。但和天然来源的 GLP-1 不同，艾塞那肽不易被 DPP-4 降解，其半衰期约 2.4 小时，艾塞那肽每次 10μg、每日 2 次皮下给药 3 年，可使 2 型糖尿病患者的 HbA1c 降低约 1.0%、体重减轻约 5kg。该药分别于 2005 年 5 月和 2006 年 11 月在美国和欧洲上市，随后开发的艾塞那肽长效周制剂也分别于 2011 年 6 月和 2012 年 1 月在欧洲和美国批准上市，通过在艾塞那肽分子上包裹生物可降解性的多聚体，可使药物分子缓慢均匀地释放，疗效可长达 1 周。研究显示，艾塞那肽周制剂在降低空腹血糖方面的疗效优于普通制剂，对体重的影响与每日 2 次皮下给药相比无显著性差异。

利拉鲁肽（liraglutide）是继艾塞那肽之后开发的另一个 GLP-1RA，与人 GLP-1 有 97% 的同源性，2009 年 6 月和 2010 年 1 月分别在欧洲和美国上市。和艾塞那肽一样，利拉鲁肽也不被 DPP-4 破坏，其半衰期为 13 小时，因此可每日 1 次给药。研究显示，1.8mg 每日 1 次给药后，利拉鲁肽能够降低 HbA1c 1.0%~1.5%，减重效应则与艾塞那肽类似。

除艾塞那肽和利拉鲁肽的应用较广泛外，还有其他新型的 GLP-1RA 也在不断涌现。他司鲁肽（taspoglutide）是一种和天然 GLP-1 分子具有 93% 的同源性的 GLP-1 受体激动剂，其周制剂在研发期间因为严重的超敏反应和胃肠道反应被叫停；阿必鲁肽（albiglutide）是将 GLP-1 分子中的二聚体与人白蛋白结合，因而可以对 DPP-4 免疫,2014 年已在欧美地区批准上市,也有周制剂正在研究中。

利司那肽(lixisenatide)是一种独特的短效 GLP-1 受体激动剂,由艾塞那肽分子上去掉 38 位的脯氨酸,并在 39 位的丝氨酸上连接 6 个赖氨酸基团而得到,使其可以对抗 DPP-4 酶的破坏。利司那肽通过每日 1 次皮下给药,快速吸收入血后,通过减缓胃排空,显著降低餐后血糖,对降低空腹血糖和 HbA1c 也有一定的效果,同时还可以改善体重。虽然利司那肽的半衰期短(2~4 小时),但每日 1 次给药即可维持全天药效,主要由于该药与 GLP-1 的亲和力为生理性 GLP-1 的 4 倍,且与 GLP-1 受体的解离缓慢,因而可有效延长药理作用的维持时间。临床研究显示,无论是单药治疗,还是与口服降血糖药或基础胰岛素联用,利司那肽均取得了预期的降糖效果,特别是降低餐后血糖的疗效显著,同时还可有效改善受试者的体重。

不同于 GLP-1RA,DPP-4i 均为小分子化合物而非多肽类大分子,因此可以口服。目前,国内外临床常用的 DPP-4i 有西格列汀、维格列汀、沙格列汀、利格列汀以及阿格列汀均为口服片剂。此类药物主要通过阻断 DPP-4 对 GLP-1 的破坏作用,提高内源性 GLP-1 水平发挥降糖作用。有研究比较 GLP-1RA 和 DPP-4i 的疗效,从 HbA1c 和体重下降情况来看,总体上 GLP-1RA 的降糖作用较 DPP-4i 更佳。

在临床应用以来,肠促胰岛素类药物的安全性和耐受性也一直受到广泛关注。GLP-1RA 最常见的不良反应为恶心、呕吐、腹泻、食欲减退,多见于药物治疗初期。临床观察表明,艾塞那肽周制剂的胃肠道耐受性优于普通制剂;利拉鲁肽的胃肠道不良反应发生率则与艾塞那肽相近;所有的 GLP-1RA 中,他司鲁肽的胃肠道不良反应发生率最高,10mg 每周 1 次给药时的不良反应发生率为 53%,20mg 每周 1 次给药时则高达 59%,这也是他司鲁肽的临床研究被迫终止的原因。由于独特的葡萄糖依赖性的作用机制,单用 GLP-1RA 引起低血糖不多见,但也有 GLP-1RA 与磺酰脲类联用增加低血糖发生风险的报道。

与 GLP-1 受体激动剂相比,DPP-4 抑制剂的胃肠道反应较少,这类药物的主要不良反应为超敏反应、血管性水肿、皮疹、荨麻疹以及较为罕见的史-约综合征(Stevens-Johnson syndrome,SJS),主要和 GIP 以及一些其他多肽类(如胰高血糖素类、胰腺的多肽蛋白、神经肽类等)的降解被阻断有关。GLP-1 受体激动剂也有注射部位发生过敏反应的报道,且周制剂的发生率要高于普通制剂。此外,艾塞那肽普通制剂和西格列汀在临床使用过程中有发生胰腺炎的报道,因此 GLP-1 受体激动剂和 DPP-4 抑制剂在药品说明书中均提示需警惕胰腺炎或胰腺癌的风险,有胰腺炎病史的患者不推荐应用。总体来说,与 GLP-1 受体激动剂相比,DPP-4 抑制剂的安全性更高、耐受性也更好。

目前,肠促胰岛素已成为临床常用的降血糖药。将来,此类药物的研究还将向更多新型 GLP-1 受体激动剂的制剂(长效周制剂、口服和吸入型制剂、渗透泵系统)开发、GLP-1 受体激动剂与基础胰岛素的联用以及治疗 1 型糖尿病的领域继续深入。

(二)SGLT-2 抑制剂(SGLT-2i)

肾脏对葡萄糖的代谢起着非常重要的作用。在空腹状态下,血液循环中的 20%~25% 的葡萄糖是由肾脏提供的,主要来自近曲小管对经肾小球滤过的葡萄糖进行重吸收,健康成人每天有高达 180g 葡萄糖经肾小管重吸收后进入血液循环。随着血糖浓度增加,葡萄糖的重吸收也随之增多,当健康成年人的血糖浓度超过 11.1mmol/L(200mg/dl)即肾糖阈时,葡萄糖通过肾脏从尿液中排出,就会出现糖尿现象。位于肾脏中的钠 - 葡萄糖协同转运蛋白(SGLT),主要负责葡萄糖在肾脏的重吸收和转运过程,其中低亲和力、高负荷量的 SGLT-2 亚型承担约 90% 的葡萄糖重吸收。第一个已知的 SGLT-2 制剂称为“根皮苷(phlorizin)”,是从苹果树的根皮中分离而得到的。

在 2 型糖尿病患者中,肾脏对葡萄糖的重吸收增加,最大转运量也增加 20%~40%,肾糖阈上升的同时,SGLT-2 的表达和功能也随之上调。SGLT-2 抑制剂通过抑制肾脏近曲小管 SGLT-2 酶的活性,减少肾脏对葡萄糖的重吸收,增加尿中的葡萄糖排泄,从而降低血糖。

目前,世界范围内已上市或进入临床研究的 SGLT-2 抑制剂主要有达格列净、卡格列净、恩格列净、伊普拉列净、鲁格列净、托格列净等,其中达格列净、卡格列净和恩格列净已被我国药品监督管理机构批准上市,用于 2 型糖尿病的治疗。大量临床试验研究已证实了 SGLT-2i 在降低血糖、保护靶器官方面的有效性。卡格列净作为第一个上市的 SGLT-2i,不仅对 2 型糖尿病患者的高血糖具有较好的治疗效果,改善患者的胰岛 β 细胞功能,并且对于心脏和肾脏等重要器官均有确切的保护作用。其他 SGLT-2i 类药物也得到了类似的数据,例如研究表明:无论基线时是否应用胰岛素,心血管高危的 T2DM 患者在常规治疗的基础上联用恩格列净均可显著降低糖化血红蛋白、降低体重并减少胰岛素用量,在心血管获益方面的效果同样没有差异(包括降低心血管死亡、全因死亡、心力衰竭住院风险等);另外,荟萃分析显示,SGLT-2i 能够显著改善 2 型糖尿病患者的血糖水平,与安慰剂和阳性对照药物相比,患者的糖化血红蛋白分别平均降低 0.66% 和 0.06%;不仅单药治疗有效,当与其他口服降血糖药合用时,SGLT-2i 降低糖化血红蛋白的疗效与胰岛素相当,且基线糖化血红蛋白水平越高,降幅越明显。

在有效降糖的同时,SGLT-2i 可使肥胖的 2 型糖尿病患者每天丢失 300~400 kcal(1cal ≈ 4.18J)及 80~90g 葡萄糖,从而显著地降低其体重,这与 SGLT-2i 引起尿糖排泄以及渗透性利尿的机制有关。除此之外,与其他降血糖药相比,SGLT-2i 还有助于控制血压,可使 2 型糖尿病合并高血压的患者的收缩压平均下降 2~10mmHg,同时还可观察到血尿酸下降,这也和 SGLT-2i 的渗透性利尿作用以及葡萄糖和尿酸盐的交换导致尿酸盐经尿排泄增加有关。在所有的 SGLT-2i 中,恩格列净是首个在心血管结局研究中被证实具有降低心血管疾病风险的降血糖药,达格列净则被证实能有效降低肾小球高滤过率、减少白蛋白尿和肾脏炎症因子,对于轻至中度肾功能不全患者还有潜在的肾功能保护作用。这些研究结果都体现了 SGLT-2i 类药物在降糖作用以外的多效性。

关于 SGLT-2i 安全性方面的研究也较为全面,目前观察到的 SGLT-2i 的常见不良反应包括生殖系统感染、尿路感染、血容量不足、酮症酸中毒等。独特的肾脏排糖机制使得单用 SGLT-2i 引起低血糖的风险很小,但由于葡萄糖大量经尿路排泄,所以容易引起患者尿路感染以及生殖器感染的风险增加,且在女性患者中更为多见,通常患者的感染程度为轻至中度,只需常规治疗即可。此外,SGLT-2i 在一些特殊人群中的应用值得关注。由于 SGLT-2i 的肾脏作用机制,该类药物在肾脏功能下降 [肾小球滤过率为 30~89ml/(min·1.73m^2)] 人群中的尿糖排泄减少 42%~90%,且药效随着肾功能下降而下降。SGLT-2i 使大量葡萄糖和 Na$^+$ 经尿液排出,尿液中的葡萄糖含量增加可产生渗透性利尿的作用,同时导致血容量降低,血压下降,体液过度丢失可能造成用药安全性问题,如直立性低血压,特别是对老年人或正在服用利尿药的患者会导致重度肾损害。尽管这种损害小于长期使用利尿药所产生的不良影响,对于正在服用利尿药、存在血容量不足或中至重度肾损害的患者仍需尽量避免长期应用此药,并对正在服药的患者加强监测。

综合来看,SGLT-2i 为糖尿病的药物治疗提供了新的选择,虽然有引起泌尿生殖系统感染、酮症等不良反应发生的报道,但 SGLT-2i 在降糖的同时不引起低血糖,同时还能够减重、降压,仍然是一类不乏前景的新型降血糖药。

(三)葡糖激酶激动剂(GKA)

葡糖激酶(glucokinase,GK)是己糖激酶家族中的 4 种酶之一,具有独特的生化动力学特征——葡萄糖感受器,多在胰腺、肝脏、脑等器官组织的细胞上表达,是调节体内葡萄糖代谢和参与血糖动态平衡的主要物质,是糖酵解的第一个限速酶,促使葡萄糖磷酸化,通过调节胰岛素释放和促进肝脏葡萄糖代谢的双重作用降低血糖。GK 对于体内血糖水平的调节具有重要意义,其活性异常将导致糖代谢紊乱,从而产生病理性改变。临床研究发现,糖尿病患者普遍存在 GK 活性下降或缺乏,导致肝糖原合成显著下降、胰岛功能受损以及胰岛素抵抗,因此有学者认为可将此作为一个新型的药物靶点,开发新型降血糖药。近年来以其为靶点的新型降血糖药研究活跃,部分小分子化合物已进入临床试验阶段,还有部分化合物也在动物模型研究中证实具有降糖活性。基于该靶标的小分子 GKA 研究也取得重要进展,相继有一系列的 GKA 药物问世。

Grimsby 等首次报道的葡糖激酶激动剂"RO-28-1675"能够增强 GK 对葡萄糖的亲和力,增加肝细胞对葡萄糖的摄取,显示出一定的降糖作用。其他葡糖激酶激动剂类药物,如 MK-0941、piragliatin 等药物在临床试验中均证实可促进机体对葡萄糖的利用,显示出确切的降糖疗效,同时具备修复胰岛功能的作用。随着研究深入,MK-0941 被发现在使用过程中增加低血糖以及血脂异常(主要表现为甘油三酯升高)的风险,甚至存在用药几个月后 GKA 失效的现象,综合评价 MK-0941 的安全性和有效性结果,已中止于Ⅲ期临床研究;另外,由于 piragliatin 化学结构问题,会加重肝代谢负担引发安全问题,也已中止于Ⅱ期临床试验。

dorzagliatin(HMS5552)是华岭医药从罗氏公司引进的第四代 GKA,属于氨基酸类,一项为期 12 周由 258 例 2 型糖尿病患者参加的多中心、随机、双盲、安慰剂对照、5 剂量组平行研究Ⅱ期临床研究已完成。Ⅱ期临床研究结果显示,在 12 周治疗期结束时,所有剂量组与安慰剂相比,HbA1c 的降低均具有统计学显著差异。空腹血糖、餐后血糖和 HbA1c 水平都显示出明显的剂量依赖性降低,并且提示 12 周后的持续下降趋势。此外,HMS5552 也显示出优异的耐受性和安全性,以及相当低的低血糖风险。无药物相关性严重不良事件,无严重低血糖。肝酶,血脂或其他实验室参数与安慰剂相比无显著变化,也无体格检查、生命体征或心电图异常等情况发生。

GKA 在将来或许能作为一类重要的降血糖药应用于临床,但由于目前这类药物仍处于临床研究的早期阶段,其安全性及有效性仍需更多的证据来支持。

三、小　结

无论是口服剂型、注射剂型还是吸入剂型,新型降血糖药或新型胰岛素制剂的出现都为糖尿病患者提供更多新的选择。这些新制剂不仅从一定程度上提高降血糖药的吸收和利用效果,而且降低原有制剂的常见不良反应发生率。更重要的是,新型制剂在很大程度上提高患者用药的便利性和持续性,使得疾病的发展和预后也可获得更好的结局。近年来新上市的降血糖药开拓了此领域药物治疗的新思路,然而,新型降血糖药的有效性和安全性还需要更多的临床试验证据来支持,为糖尿病患者的药物治疗提供更多选择。

(张晶晶　俞　颖)

参 考 文 献

[1] 中华医学会糖尿病学分会. 中国 2 型糖尿病防治指南（2020 年版）. 中华内分泌代谢杂志，2021，37（4）：311-398.

[2] SCHEEN A J. Pharmacokinetic and toxicological considerations for the treatment of diabetes in patients with liver disease. Expert Opin Drug Metab Toxicol, 2014, 10（6）: 839-857.

[3] 中国老年学学会老年医学会老年内分泌代谢专业委员会，老年糖尿病诊疗措施专家共识编写组. 老年糖尿病诊疗措施专家共识（2013 年版）. 中华内科杂志，2014，53（3）：243-251.

[4] GOLDBERG T, WONG E. Afrezza（insulin human）inhalation powder: a new inhaled insulin for the management of type-1 or type-2 diabetes mellitus. P&T: a pee-reviewed journal for formulary management, 2015, 40（11）: 735-741.

[5] MENEGHINI L. New insulin preparations: a primer for the clinician. Cleveland Clinic Journal of Medicine, 2016, 83（5 Suppl 1）: S27-33.

[6] KUGLER A J, FABBIO K L, Pham D Q, et al. Inhaled technosphere insulin: a novel delivery system and formulation for the treatment of types 1 and 2 diabetes mellitus. Pharmacotherapy, 2015, 35（3）: 298-314.

[7] 中华医学会内分泌学分会. 中国成人 2 型糖尿病胰岛素促泌剂应用的专家共识. 实用糖尿病杂志，2012，8（4）：26-30.

第三章　降血糖药的个体化应用

第一节　个体化血糖管理

血糖控制是糖尿病治疗的基础。由于糖尿病常合并代谢综合征中的高血压、高尿酸、血脂异常、肥胖等一个或多个临床表现，随着血糖、尿酸、血压、血脂等水平增高和体重增加，其并发症的发生风险、发展速度及危害程度显著增加。所以，制订血糖控制目标时，应充分考虑患者的病程、并发症、低血糖情况、年龄、预期寿命等诸多因素，且治疗方案应该是综合性的。由于发生一次低血糖对身体所产生的危害足以抵消长期严格控制血糖所带来的益处，因此设定血糖控制目标的最关键的原则就是在控制高血糖的同时减少低血糖的发生，只有个体化的血糖控制目标对于糖尿病患者而言才是合理的。

一、个体化血糖控制目标

在糖尿病的治疗中，糖化血红蛋白（HbA1c）是衡量血糖控制的重要指标，在《中国 2 型糖尿病防治指南（2020 年版）》中，首次将 HbA1c 纳入了糖尿病的诊断标准。除此以外，HbA1c 对评价近期血糖的总体控制水平、发现治疗中存在的问题以及指导治疗方案均有重要的临床意义。HbA1c 与平均血糖水平之间存在良好的相关性（表 3-1），但这种关联也受到一些因素的影响，如红细胞周转异常（溶血、失血）、血红蛋白病、不同的个体糖基化率、遗传学和不同的检测方法等。

表 3-1　HbA1c 与平均血糖水平的对应关系

HbA1c/%	血浆葡萄糖 /（ mmol/L ）	血浆葡萄糖 /（ mg/dl ）
6	7.0	126
7	8.6	154
8	10.2	183
9	11.8	212

续表

HbA1c/%	血浆葡萄糖/(mmol/L)	血浆葡萄糖/(mg/dl)
10	13.4	240
11	14.9	269
12	16.5	298

根据《中国 2 型糖尿病防治指南(2020 年版)》，个体化血糖控制目标的制订原则如下：

1. 对大多数非妊娠期成年 2 型糖尿病患者，合理的 HbA1c 控制目标为 < 7%、血压 < 130/80mmHg、LDL-C < 2.6mmol/L(未合并动脉粥样硬化性心血管疾病)或 < 1.8mmol/L(合并动脉粥样硬化性心血管疾病)、BMI < 24kg/m²。

2. 更严格的 HbA1c 控制目标(如 < 6.5%，甚或尽可能接近正常)适合于病程较短、预期寿命较长、无并发症、未合并心血管疾病的 2 型糖尿病患者，其前提是无低血糖或其他不良反应。

3. 适当放宽的 HbA1c 目标适合于有严重低血糖史、预期寿命较短、有显著的微血管或大血管并发症的患者。

(1)年龄在 70 岁以上的老年患者可以控制得宽松一些，在安全的前提下尽量达到一般标准，即空腹血糖在 6.0~7.0mmol/L、餐后 2 小时血糖在 8.0~10.0mmol/L、HbA1c 在 6.5%~7.0%。对超过 80 岁的高龄患者，可以在上述基础上再适当放宽。

(2)合并严重并发症，尤其合并有心脑血管疾病的糖尿病患者，或经常出现低血糖者，低血糖所引起的风险远远大于血糖控制不达标所带来的风险，这时首先要考虑减少低血糖对身体造成的严重伤害。应根据个体情况及用药经验，使血糖保持在既不发生低血糖又不导致高血糖与脱水的状态，防止出现各种急、慢性并发症。在这种情况下，患者的血糖控制目标就要相对放宽。一般空腹血糖维持在 7.0~9.0mmol/L、餐后 2 小时血糖在 8.0~11.0mmol/L、HbA1c 在 7.0%~7.5%。

(3)频发低血糖的患者，无论年龄大小，可以适当放宽血糖控制目标，以不发生低血糖为原则，将血糖控制在合理范围内。经常出现低血糖，且年龄较大或病程较长的患者，空腹血糖在 7.0~9.0mmol/L、餐后 2 小时血糖在 8.0~11.1mmol/L、HbA1c 在 7.0%~7.5%。

(4)有限寿命者，如糖尿病合并恶性肿瘤，尤其是晚期恶性肿瘤患者及预期生存期有限者，血糖控制目标应适当放宽。

(5)病程很长且既往血糖不理想，但却无明显的糖尿病慢性并发症者也可适当放宽。另外，当患者发生如酮症酸中毒或高渗昏迷等急性并发症时，应先治疗和控制急性并发症，再根据具体情况制订血糖控制目标。

二、案例分析

以下为根据患者自身情况而进行个体化血糖控制目标制订的几个案例。

1. 需严格控制 HbA1c 目标的患者

案例1：无高危因素的新诊断2型糖尿病年轻患者

病情介绍：患者，男，27 岁，身高 175cm，体重 88kg，体重指数（BMI）28.7kg/m^2。主因"多饮、多尿半年，查体发现血糖升高 7 天"于 2017 年 2 月 1 日门诊就诊。患者近半年来无明显诱因出现多饮、多尿，无头晕、头痛，无多食、消瘦，无胸痛、胸闷，无恶心、呕吐，无心慌、多汗，无乏力、脚踏棉感，无四肢麻木，未诊治。7 天前，患者于单位查体时发现血糖升高，空腹血糖 7.8mmol/L，餐后血糖未测。发病以来饮食、睡眠可，大、小便正常，体重未见明显变化。既往体健，否认高血压、高血脂、冠心病病史。无烟酒嗜好。父亲患有"糖尿病"（具体不详）。

体格检查：体温 36.7℃，脉搏 86 次/min，呼吸 17 次/min，血压 120/80mmHg。腹型肥胖，全身皮肤黏膜未见异常，颈部未闻及血管杂音；双肺呼吸音清，未闻及干、湿啰音；心律齐，各瓣膜听诊区未闻及杂音；腹软，无压痛、反跳痛及肌紧张；双下肢无水肿；双足背动脉搏动正常。

辅助检查：空腹血糖 7.3mmol/L，HbA1c 7.2%；尿蛋白与肌酐比值（UACR）6mg/g，血肌酐（Scr）66μmol/L；胆固醇（TC）5.3mmol/L，甘油三酯（TG）6.9mmol/L，高密度脂蛋白胆固醇（HDL-C）2.1mmol/L，低密度脂蛋白胆固醇（LDL-C）3.7mmol/L；谷丙转氨酶（GPT）60U/L，谷草转氨酶（GOT）45U/L。腹部超声示中度脂肪肝；颈部血管超声、心电图未见异常；眼底检查无糖尿病视网膜病变表现；口服葡萄糖耐量试验（OGTT）及胰岛素释放试验结果见表 3-2。

表3-2　患者的OGTT及胰岛素释放试验结果

服糖后的时间 /h	血清胰岛素 /（mU/L）	血浆葡萄糖 /（mmol/L）
0	24	7.0
0.5	160	9.1
1	190	12.2
2	100	11.2
3	50	9.6

治疗方案：予以降血糖药二甲双胍片每次 0.5g，一日 3 次；阿卡波糖片每次 50mg，一日 3 次。

1 个月后的复诊结果：空腹血糖 4.9mmol/L，餐后 2 小时血糖 6.0mmol/L。

案例分析：患者第一次就诊时 HbA1c 7.2%，提示过去 3 个月的平均血糖控制在 8.6mmol/L 左右；眼底、UACR、肾功能及心电图、颈部血管超声检查未见异常，暂无糖尿病微血管、大血管并发症的证据；血脂存在代谢紊乱；腹部超声提示中度脂肪肝，患者无饮酒史，无其他可导致脂肪肝的特定疾病，诊断为非酒精性脂肪性肝病。初步诊断如下：2 型糖尿病、脂代谢紊乱、脂肪肝（中度）。患者为初诊 2 型糖尿病年轻患者，预期生存期长，需强化控制血糖，降低糖尿病并发症的发生风险，确定血糖控制目标。根据《中国成人 2 型糖尿病 HbA1c 控制目标的专家共识》中推荐的个体化血糖控制目标，新诊断、年轻、无并发症及伴发疾病、降糖治疗无低血糖和体重增加等不良反应者应严格实施血糖管理，使 HbA1c 控制在 6.0% 以下；如果使用无低血糖风险的降血糖药，血糖可尽可能控制在正常参考范围内。

案例 2：2 型糖尿病肥胖患者

病情介绍：患者，女，48 岁。主因"间断心悸、饥饿感 2 年，加重半年"于 2017 年 5 月 16 日门诊就诊。患者近 2 年来无明显诱因于午餐、晚餐前出现心悸、饥饿感，伴有手抖、出汗，每月 1~2 次，无头晕、头痛，无胸痛、胸闷，无恶心、呕吐，无腹痛、腹泻，无乏力、脚踏棉感等不适，进食后可缓解，未诊治。近半年类似不适发作较前频繁，每周 1~2 次，余无不适。发病以来饮食、睡眠可，大、小便正常，体重未见明显变化。既往血脂异常病史 2 年余，否认高血压、冠心病等慢性疾病病史。无烟酒嗜好。月经规律，G1P1，胎儿出生体重 3.2kg。家族中母亲"血糖偏高"（具体不详）。

体格检查：体温 36.2℃，脉搏 86 次 /min，呼吸 19 次 /min，血压 130/85mmHg，身高 170cm，体重 92kg，体重指数（BMI）32kg/m^2。腹型肥胖，颈部、肘部皮肤皱褶处可见色素沉着，颈部未闻及血管杂音；双肺呼吸音清，未闻及干、湿啰音；心律齐，各瓣膜听诊区未闻及杂音；腹软，无压痛、反跳痛及肌紧张；双下肢无水肿；双足背动脉搏动正常。

辅助检查：空腹血糖 8.2mmol/L，HbA1c 8.0%；UACR 5mg/g，Scr 72μmol/L；TC 6.2mmol/L，TG 5.9mmol/L，HDL-C 1.1mmol/L，LDL-C 2.7mmol/L；GPT 85U/L，GOT 54U/L。腹部超声示重度脂肪肝；骨密度检查正常；颈部血管超声、心电图未见异常；眼底检查无糖尿病视网膜病变表现；OGTT 及胰岛素释放试验结果见表 3-3。

表3-3　患者的OGTT及胰岛素释放试验结果

服糖后的时间 /h	血清胰岛素 /（mU/L）	血浆葡萄糖 /（mmol/L）
0	5	7.8
0.5	90	9.1
1	200	11.2
2	240	10.8
3	116	9.6

治疗方案：予以降血糖药二甲双胍片每次0.5g，一日3次；阿卡波糖片每次50mg，一日3次；盐酸吡格列酮片每次15mg，一日1次。

3周后的复诊结果：空腹血糖5.4mmol/L，餐后2小时血糖7.1mmol/L。

案例分析：患者就诊时HbA1c 8.0%，提示过去3个月的平均血糖控制在10mmol/L左右；眼底、UACR、肾功能及心电图、颈部血管超声检查未见异常，也无糖尿病微血管、大血管并发症的证据；血脂检查存在脂代谢紊乱，特点为高TG、LDL-C；腹部超声提示重度脂肪肝，且氨基转移酶以GPT水平升高为主，因患者无饮酒史，无其他可导致脂肪肝的特定疾病，诊断为非酒精性脂肪性肝病。至此，患者2型糖尿病、脂代谢紊乱、非酒精性脂肪性肝病诊断明确。该患者腹型肥胖，BMI 32kg/m²，OGTT示胰岛素高峰值为空腹的48倍，存在胰岛素抵抗及分泌延迟，所以治疗上应以增加胰岛素敏感性为主。患者为初诊2型糖尿病患者，无严重并发症及合并症，预期生存期较长。根据《中国成人2型糖尿病HbA1c控制目标的专家共识》推荐，年龄＜65岁且无糖尿病并发症和严重伴发疾病者需使HbA1c控制在6.5%以下。

2. 血糖控制可适当放宽的糖尿病患者

案例3：2型糖尿病老年患者

病情介绍：患者，男，67岁，退休体育老师。主因"多尿、多饮5年，乏力1周"门诊就诊。患者5年前无明显诱因出现多尿、多饮，无多食、消瘦，无恶心、呕吐，无心慌、多汗，无乏力、脚踏棉感，无四肢麻木，诊断为"2型糖尿病"，自测空腹血糖升高，为7.5mmol/L，餐后血糖未测。口服二甲双胍缓释片（0.5g/片）一次2片，一天2次，以及阿卡波糖片（50mg/片）一次1片，一天3次降糖治疗，空腹血糖控制在6.0mmol/L，餐后2小时血糖7.0mmol/L。1周前，患者未注意饮食，未规律服药，出现乏力、口干，无头晕、头痛，无恶心、呕吐，无视物模糊，无胸闷、胸痛，无四肢麻木。自测空腹血糖7.0mmol/L，餐后2小时血糖12.0mmol/L。发病以来饮食、睡眠可，大、小便正常，体重增加4kg。既往体健,平素坚持锻炼,否认高血压、高血脂、冠心病病史。无烟酒嗜好。父亲93岁,母亲91岁,均体健。否认家族中重大遗传疾病史。

体格检查:体温 36.2℃,脉搏 56 次 /min,呼吸 17 次 /min,血压 120/80mmHg,身高 179cm,体重 68kg,BMI 21.2kg/m^2。全身皮肤黏膜未见异常,颈部未闻及血管杂音;双肺呼吸音清,未闻及干、湿啰音;心律齐,各瓣膜听诊区未闻及杂音;腹软,无压痛、反跳痛及肌紧张;双下肢无水肿;双足背动脉搏动正常。

辅助检查:空腹血糖 6.1mmol/L, HbA1c 7.3%; UACR 5mg/g, Scr 46μmol/L; TC 3.3mmol/L, TG 1.9mmol/L, HDL-C 2.5mmol/L, LDL-C 1.7mmol/L。肝功能正常;腹部超声未见明显异常;颈部血管超声、心电图未见异常;眼底检查无糖尿病视网膜病变表现;OGTT 及胰岛素释放试验见表 3-4。

表3-4　患者的OGTT及胰岛素释放试验结果

服糖后的时间 /h	血清胰岛素 /(mU/L)	血浆葡萄糖 /(mmol/L)
0	5.9	6.6
0.5	18	9.1
1	29.9	14.2
2	33	11.2
3	25	7.6

治疗方案:糖尿病教育,饮食、运动管理,降血糖药包括二甲双胍片一次 1.0g,一日 2 次,阿卡波糖片一次 100mg,一日 3 次。

1 个月后的复诊结果:空腹血糖 5.5mmol/L,餐后 2 小时血糖 6.9mmol/L。

案例分析:患者的 HbA1c 7.3%,提示过去 3 个月的平均血糖控制在 8.8mmol/L 左右;眼底、UACR、肾功能及心电图、颈部血管超声检查未见异常,血脂正常,暂无糖尿病微血管、大血管并发症的证据。初步诊断如下:2 型糖尿病。该患者的各脏器功能良好,无低血糖风险,预期寿命长。根据《中国成人 2 型糖尿病 HbA1c 控制目标的专家共识》中推荐的个体化血糖控制目标,65 岁以上、无低血糖风险、脏器功能良好、预期生存期＞15 年者应使 HbA1c 控制在 7.0% 以下。

案例4:2 型糖尿病高龄患者,偶发低血糖,应放宽 HbA1c 控制目标

病情介绍:患者,男,87 岁。主因"多尿、多饮 20 年,心慌、双下肢麻木 2 个月"就诊。患者 20 年前无明显诱因出现多尿、多饮,无多食、消瘦,无心慌、多汗，无乏力、脚踏棉感。就诊于当地医院，行相关检查后诊断为"2型糖尿病"（具体不详）。给予"消渴丸"降糖治疗（剂量不详），症状逐渐减轻，患者未监测血糖，服药2年后自行停药。11年前，患者再次就诊于当地医院，开始服用二甲双胍片，一次0.5g，一天3次；阿卡波糖片一次50mg，一天3次；使用甘精胰岛素16U，睡前皮下注射控制血糖。当时空腹血糖7mmol/L左右，餐后2小时血糖11mmol/L左右。2个月前，患者逐渐出现双下肢麻木感，偶尔会出现心慌、手抖等症状，进食后可缓解，无间歇性跛行，无视物模糊，无头晕、头痛，"理疗"效果不佳。发病以来，饮食、睡眠可，大、小便正常，体重未见明显变化。既往高血压病史18年。否认高血脂、冠心病史。吸烟史20年，10支/d，已戒烟10年；无饮酒嗜好。家族中无糖尿病患者。

体格检查：体温36.5℃，脉搏66次/min，呼吸19次/min，血压150/90mmHg，身高176cm，体重67kg，BMI 21.6kg/m²。全身皮肤黏膜未见异常，颈部未闻及血管杂音；双肺呼吸音稍粗，未闻及干、湿啰音；心律齐，各瓣膜听诊区未闻及杂音；腹软，无压痛、反跳痛及肌紧张；双下肢无水肿；双足背动脉搏动减弱。

辅助检查：空腹血糖4.1mmol/L，HbA1c 6.0%；UACR 6mg/g，Scr 86μmol/L；TC 6.3mmol/L，TG 1.3mmol/L，HDL-C 3.1mmol/L，LDL-C 2.7mmol/L。肝功能正常；腹部超声示慢性胆囊炎；颈部血管超声示左侧颈动脉可见1cm×0.8cm大小的斑块；心电图未见异常；眼底检查无糖尿病视网膜病变表现。肌电图示双下肢周围神经病变；OGTT及胰岛素释放试验结果见表3-5。

表3-5　患者的OGTT及胰岛素释放试验结果

服糖后的时间/h	血清胰岛素/(mU/L)	血浆葡萄糖/(mmol/L)
0	3.1	4.3
0.5	8.9	5.7
1	10.1	6.5
2	18.2	7.2
3	14	4.0

治疗方案：予以降血糖药二甲双胍片一次0.5g，一日2次；阿卡波糖片一次50mg，一日3次；甘精胰岛素一次12U，每晚1次，皮下注射。

3周后的复诊结果：空腹血糖7.5mmol/L，餐后2小时血糖8.6mmol/L。

案例分析：患者的HbA1c 6.0%，提示过去3个月的平均血糖控制在

7.0mmol/L 左右；眼底、UACR、肾功能及心电图未见异常，颈部血管超声可见斑块；合并糖尿病周围血管病变；血脂存在代谢紊乱；腹部超声提示慢性胆囊炎，患者无饮酒史，已戒烟。初步诊断如下：2 型糖尿病、糖尿病周围血管病变、糖尿病周围神经病变、脂代谢紊乱、原发性高血压、慢性胆囊炎。患者为高龄 2 型糖尿病患者，无严重合并症或并发症，预期生存期为 5~15 年。根据《中国成人 2 型糖尿病 HbA1c 控制目标的专家共识》中推荐的个体化血糖控制目标，年龄 ≥ 65 岁、预期生存期为 5~15 年者的血糖控制目标应适当放宽，使 HbA1c 在 8.0% 以下。

案例 5：合并恶性肿瘤的糖尿病患者，预期生存期较短，应放宽 HbA1c 控制目标

病情介绍：患者，男，57 岁。主因"多食、易饥、乏力 15 年，纳差 7 天"就诊。患者 15 年前无明显诱因出现多食、易饥，伴乏力，偶有心慌、出汗、手抖，进食后可缓解，无多尿、多饮，无恶心、消瘦，无头晕、头痛，无腹痛、腹泻，无脚踏棉感，无间歇性跛行，无四肢麻木。就诊于当地医院，测随机血糖 12mmol/L，诊断为 2 型糖尿病，患者开始口服格列喹酮一次 30mg，一日 2 次治疗，空腹血糖控制在 7mmol/L，餐后血糖未监测。2 个月前患者因"胆管癌"行手术治疗，开始使用门冬胰岛素早 6U- 午 4U- 晚 4U 于三餐前皮下注射以及地特胰岛素 6U 于睡前皮下注射，血糖未规律监测。7 天前患者开始出现纳差，伴有恶心、咳嗽、咳痰，痰为黄色黏痰，不易咳出；偶有反酸、胃灼热，无腹痛、腹泻，无发热、寒战，无胸闷、胸痛。发病以来睡眠差，大便干结，每 3 天 1 次，小便正常，体重减轻约 14kg。既往体健，否认高血压、高血脂、冠心病病史。无烟酒嗜好。家族中哥哥患有"糖尿病"（具体不详）。

体格检查：体温 37.1℃，脉搏 106 次 /min，呼吸 22 次 /min，血压 140/90mmHg，身高 171cm，体重 48kg，BMI 16.4kg/m²。全身皮肤黏膜浅黄色，颈部未闻及血管杂音；双肺呼吸音粗，双肺可闻及干、湿啰音；心律齐，各瓣膜听诊区未闻及杂音；腹软，无压痛、反跳痛及肌紧张；双下肢轻度凹陷性水肿；双足背动脉搏动正常。

辅助检查：空腹血糖 4.3mmol/L，餐后 2 小时血糖 5.6mmol/L，HbA1c 5.5%，UACR 7mg/g，Scr 166μmol/L；TC 2.3mmol/L，TG 0.9mmol/L，HDL-C 1.1mmol/L，LDL-C 1.2mmol/L；GPT 360U/L，GOT 245U/L，总胆红素（TBil）54μmol/L；心电图示 ST 段下移。

降糖方案调整：门冬胰岛素早 4U- 午 3U- 晚 3U 于三餐前皮下注射，密切监测血糖，不进食则不追加胰岛素，也可选择根据餐后血糖数值调整门冬胰岛素的剂量。

3周后的复诊结果：空腹血糖7.2mmol/L，餐后2小时血糖8.8mmol/L。

案例分析：患者的HbA1c 5.5%，提示过去3个月的平均血糖控制在7.0mmol/L以下；肝肾功能异常；血脂存在代谢紊乱。初步诊断如下：2型糖尿病、胆管癌术后、原发性高血压。患者为2型糖尿病中年患者，患有胆管癌，预期生存期短。目前患者纳差、空腹血糖不高，治疗上宜选择短效/速效胰岛素（或类似物），剂量不宜过大。根据《中国成人2型糖尿病HbA1c控制目标的专家共识》中推荐的个体化血糖控制目标，年龄高于65岁或恶性肿瘤预期生存期＜5年者的血糖控制目标进一步放宽，HbA1c可控制在9.0%以下。

案例6：1型糖尿病儿童，在不影响儿童正常生长发育的前提下，应适当放宽患者的血糖控制目标

病情介绍：患者，男，7岁。主因"口渴、多饮、多尿1周，发现血糖升高1天"就诊。近3天来口渴、多饮症状加重，伴消瘦、乏力，在诊所静脉输液治疗无好转，昨日来院就诊。测随机血糖17mmol/L，尿酮体2+，尿糖4+，无头晕、头痛，无腹痛、腹泻。发病以来饮食、睡眠可，大、小便正常，体重减轻1kg。既往体健，否认高血压、高血脂、糖尿病、冠心病病史。无烟酒嗜好。家族中父亲患有"糖尿病"（具体不详）。

体格检查：体温36.7℃，脉搏86次/min，呼吸17次/min，血压80/50mmHg，身高133cm，体重30kg，BMI 16.96kg/m^2。全身皮肤黏膜未见异常，颈部未闻及血管杂音；双肺呼吸音清，未闻及干、湿啰音；心律齐，各瓣膜听诊区未闻及杂音；腹软，无压痛、反跳痛及肌紧张；双下肢无水肿；双足背动脉搏动正常。

辅助检查：空腹血糖10.6mmol/L，HbA1c 11.4%；血清空腹C-肽＜0.01nmol/L，UACR 5mg/g，Scr 76μmol/L；TC 7.3mmol/L，TG 8.9mmol/L，HDL-C 1.4mmol/L，LDL-C 0.72mmol/L；GPT 21U/L，GOT 20U/L。血气分析示pH 7.1，血清HCO_3^- 11mmol/L，血酮体阳性，血IAA-IgG阴性，ICA-IgG阴性，GADA阴性，空腹C-肽＜0.01ng/ml，餐后2小时C-肽＜0.01ng/ml；尿常规示尿糖（2+），尿酮（2+）。腹部超声正常；颈部血管超声、心电图未见异常；眼底检查无糖尿病视网膜病变表现。

降糖方案调整：门冬胰岛素早3U-午3U-晚3U于三餐前皮下泵入，门冬胰岛素6U持续皮下泵入。

2周后的复诊结果：空腹血糖6.7mmol/L，餐后2小时血糖7.3mmol/L。

案例分析：患者的HbA1c 11.4%，提示过去3个月的平均血糖控制在15.0mmol/L左右；患者发病年龄轻，且空腹C-肽＜0.01ng/ml，餐后2小时C-肽＜0.01ng/ml，眼底、UACR、肾功能及心电图、颈部血管超声检查未见异常，暂无糖尿病微血管、大血管并发症的证据；血脂存在代谢紊乱。初步诊断

如下：1 型糖尿病、糖尿病酮症酸中毒、脂代谢紊乱。1 型糖尿病儿童虽然年龄小，但病程不一定短，很多病例表现为脆性血糖、血糖波动幅度较大；再加上儿童的日常活动量变化较大，缺乏对低血糖的自知力及应对措施，如果过于追求血糖达标，不仅容易发生低血糖，还可能因营养摄入不足影响儿童的生长发育。因此，在不影响儿童正常生长发育的前提下，应适当放宽儿童糖尿病患者的血糖控制目标。国际糖尿病联盟（IDF）/ 国际儿童和青少年糖尿病协会（ISPAD）建议所有年龄段的患者的 HbA1c 控制目标均为 7.5% 以下；美国糖尿病学会（ADA）建议的 HbA1c 控制目标根据年龄组而有所不同，介于7.0%~8.5%。两个指南都同时强调个体化和在尽可能避免低血糖的前提下控制血糖达标。国内指南建议，在避免低血糖和个体化的基础上，儿童和青春期患者的 HbA1c 控制目标为 7.5% 以下。

第二节 降血糖药相关基因多态性检测

药物遗传学起源于 19 世纪末期，起初是致力于研究基因多态性与药物作用的关系，主要关注药物的家族式反应。随着人类基因组学及人类基因组单体型图计划的发展，药物遗传学不仅囊括药物基因组学，还拓展到单核苷酸多态性之外的遗传学领域。通过全基因组关联分析（genome-wide association study，GWAS）确认的与多种疾病相关联的基因多态性，可以更好地阐述其分子学机制。这一研究不仅可以预测疾病的发生概率，也可以预测患者对药物的敏感性及不良反应的发生风险。随着药物基因组学的发展，人们可以直观地认识基因多态性，为个体化给药的发展提供更好的依据。

基因是决定药物代谢酶、药物受体、药物转运体等蛋白活性和功能表达的基础，基因的改变可引起所编码的氨基酸序列发生改变，继而引起蛋白质功能异常，是药物效应表现出个体差异的重要原因之一。近年来，大量基础和临床研究的实施，与降血糖药相关的基因多态性被逐步深入阐明，已筛选出多个与降血糖药治疗反应相关的基因位点。对相关基因位点的检测有助于预测患者用药后的效应或不良反应，达到提高药效、避免药物不良反应发生的目的。

一、与药效相关的基因多态性

1. 药物代谢酶基因多态性 药物代谢是指药物在体内转化成为极性更大的代谢产物，以便迅速从体内清除的过程，主要包括第一相反应和第二相反应。第一相反应是导入官能团或使官能团暴露，第二相反应是与葡糖醛酸、硫酸酯、谷胱甘肽、氨基酸或乙酸酯之间形成高极性的化合物，以便迅速从体内排出。药物代谢通常是酶促反应，主要涉及的酶包括肝细胞色素 P450（CYP450）酶系、水解酶、合成酶等。

药物代谢酶基因多态性是导致不同个体间药物疗效差异的重要原因。CYP450是药物代谢过程中的重要酶系，也是目前遗传药理学研究的热点，所有与人类药物代谢相关的主要CYP450酶均有基因多态性的报道。部分CYP450酶编码基因的多态性表现为单核苷酸多态性（single nucleotide polymorphism，SNP）的改变，包括拼接位点的改变、移码突变、过早终止密码子、基因缺失或错义等，最终可导致无功能的等位基因出现，也可能导致编码蛋白质的基因氨基酸序列发生改变，因而代谢酶系的催化活性发生改变；部分CYP450酶基因多态性是拷贝数发生变化的结果，基因拷贝数增加会显著提高药物代谢，导致应有的治疗结果发生改变。编码CYP450的基因可以分成2类，一类相对保守，不涉及具有显著临床意义的基因多态性；另一类具有高度变异的基因多态性，可导致有临床意义的结果，从而改变临床药物治疗的结局。此外，涉及第二相反应的水解酶、合成酶等酶系也存在具有明显意义的基因多态性，但是目前涉及降血糖药的相关研究较少，与降血糖药相关的药物代谢酶基因多态性的研究主要集中在CYP450酶的各同工酶，包括磺酰脲类、格列奈类、噻唑烷二酮类等降血糖药代谢酶的相关基因多态性。

2. 药物受体基因多态性 多数药物的作用是药物与受体、离子通道、载体、酶等生物大分子之间相互作用的结果，其中受体是介导细胞信号转导过程的功能蛋白，能识别并结合周围环境中的微量化学物质，最终触发后续的生理学或药理学效应，是药物在体内发挥作用的重要途径之一。

编码受体蛋白的基因发生改变，会导致受体结构和功能的变化，进一步导致药物的作用发生改变。部分降血糖药在体内与受体发生相互作用后产生药效，如果编码相应受体蛋白的基因发生改变，则可能影响其降糖效果或导致药物不良反应的改变。因此，药物受体基因多态性是认识个体间药物作用与药物不良反应之间的遗传基础。与药物代谢酶关系最显著的是单个代谢酶代谢的药物，这样单个蛋白质的遗传变异就可能对药物的药动学参数产生影响。相比之下，通常由较多的受体蛋白参与药物的药理作用，单个受体蛋白的变化可能不会引起药物反应的重要改变，所以药物受体基因多态性更像常见的、复杂的多基因疾病，有很多基因参与其中，这也是目前检测药物受体单一位点基因多态性不能准确预测药物治疗结果的原因之一。目前，关于药物受体基因多态性的研究主要集中在磺酰脲类、TZD、GLP-1RA等主要通过与受体结合而发挥作用的药物，部分成果仍处于理论研究阶段，尚未应用于临床实践。

3. 药物转运体基因多态性 药物转运体是位于细胞膜上的重要功能性膜蛋白，在药物的吸收、分布、代谢及排泄过程中发挥重要作用。编码药物转运体的基因存在多态性，可导致药物转运体功能受到激活或抑制，进而不同程度地影响药物的吸收和转运过程。药物转运体编码基因的多态性除表现为 SNP 外,还可发生蛋白表达水平的变化,例如在屏障和排泄组织中 *ABCB1* 基因的 mRNA 表达水平将间接影响 P 糖蛋白的功能。因此,明确药物转运体基因的多态性有利于提高药物使用的安全性和有效性,指导药物的合理使用。目前,关于二甲双胍的药物转运体的研究较透彻,格列奈类降血糖药亦有部分研究。

二、与降血糖药相关的基因多态性

GWAS 研究的成果,不仅可以预测疾病的发生概率,也可以预测患者对药物的敏感性及不良反应的发生风险。随着药物基因组学的发展,人们可以直观地认识基因多态性,为个体化给药的发展提供更好的依据。降血糖药相关基因组学的主要研究结果及基因检测建议如下:

1. 双胍类 二甲双胍的药效、耐受性及不良反应发生率在个体间的差异较大,研究发现,有 35%~40% 的患者按照正常剂量服用二甲双胍后未能有效地控制血糖水平。患者对二甲双胍临床反应的这种个体差异,其作用通路蛋白和转运体编码基因的多态性发挥了重要作用。

二甲双胍被摄入肝脏细胞之后,通过激活腺苷—磷酸活化的蛋白激酶 [adenosine 5' -monophosphate(AMP)-activated protein kinase, AMPK] 而发挥降糖作用。二甲双胍激活 AMPK 的机制尚未明确,但是 GWAS 研究推论,AMPK 信号通路上游的 *ATM* rs11212617 基因多态性影响二甲双胍在体内疗效的发挥。结果证实,rs11212617A > C 的突变频率约为 44%,携带 rs11212617 C 等位基因的患者服用二甲双胍后,HbA1c 降低程度高于 A 等位基因携带者。

二甲双胍在体内经肝脏代谢,以原药的形式通过肾脏排泄,以上过程均需要转运体的介导。二甲双胍为亲水性有机阳离子转运体(organic cation transporter, OCT)和多药及毒性化合物外排转运蛋白(multidrug andtoxic compound extrusion transporter, MATE)的底物。OCT 主要包括 3 个亚类,即 OCT1、OCT2 和 OCT3,其中 OCT1 和 OCT3 与二甲双胍的吸收过程密切相关,OCT1 主要分布于肝脏,介导二甲双胍从血液进入肝脏进行生物转运的第一步,后者分布于肝脏、脑等多种组织中,与 OCT1 协同转运血液中的二甲双胍至肝脏处代谢。OCT2 主要分布于肾脏中,负责二甲双胍的肾清除。OCT1 和 OCT2 分别由 *SLC22A1* 和 *SLC22A2* 基因编码,属于 *SLC22A* 家族。研究发现,*SLC22A1* 的 4 种突变基因 *R61C*、*G410S*、*420de* 和 *G465R* 均可显著降低 OCT1 对二甲双胍的转运能力;携带 *SLC22A1* 突变基因的个体的二甲双胍的 AUC 及 C_{max} 均高于野生型携带者,并且前者的血糖水平也要高于后者。以上实验数据表明,*SLC22A1* 基因多态性与 OCT1 转运二甲双胍进入肝脏细胞的能力有关。目前关于 OCT1 的研究的临床样本量均较小,*SLC22A1* 基因多态性在不同种族人群中的差异性的研究还有待大样本的实验数据。OCT2 主要分布在肾小管上层基底膜侧,负责将二甲双胍转运至肾脏,因此 OCT2 在二甲双胍的排泄过程中起重要作用。研究发现,*SLC22A2* 808G > T 的突变基因发生频率较高,808G > T 突变可显著影响二甲双胍在体内的代谢过程,携带 808GT 的个体的二甲双胍清除率要低于携带野生型 GG 的个体,但是二甲双胍在前者体内的 AUC 和 C_{max} 明显高于后者。另外,*SLC22A2* 596C > T 和 602C > T 的发生频率较低、突变频率较低且易发于亚洲人种的突变体,二甲双胍的肾脏清除率较野生型下降。携带以上突变基因的个体应考虑适当降低二甲双胍的用量或换用其他降血糖药,以避免体内血药浓度升高造成的不良反应。

MATE 是二甲双胍排泄过程中重要的转运体,通过质子交换介导二甲双胍的最终排泄,主要包括 MATE1、MATE2、MATE-2K,负责将二甲双胍泵出肝 / 肾细胞,降低组织细胞中的二甲双胍浓度。MATE1 主要分布于肝脏和肾脏中,MATE2 和 MATE-2K 主要分布于肾脏,其中 MATE-2K 是肾脏特异性表达物。MATE1 分布于肝脏和肾脏近端小管刷状缘膜处,由 *SLC47A1* 编码,与 OCT1 及 OCT2 协同转运二甲双胍。目前,关于 *SLC47A1* 基因多态性与二甲双胍在体内代谢的研究较少,在发现的 12 种突变基因中,rs2289669 基因多态性与服用二甲双胍后的 HbA1c 变化密切相关,携带 rs2289669G > A 突变基因的个体的 HbA1c 下降程度要高于野生型个体,因此携带 rs2289669 突变基因的个体可优先使用二甲双胍。

因此,根据基因多态性检测结果,可给出针对患者的二甲双胍个体化用药建议。目前,用来预测二甲双胍用药剂量及不良反应的相关基因主要是 rs11212617、*SLC22A1*、*SLC22A2* 和 *SLC47A1*,详细信息列于表 3-6~ 表 3-9 中。

表 3-6　*C11orf65*(rs11212617)基因多态性与二甲双胍治疗应答的临床相关性

基因型	临床相关性
*C11orf65*AA	携带 AA 基因型的 T2DM 患者使用二甲双胍治疗,治疗应答不如其他基因型患者;但发生胰岛素抵抗的患者尚不可使用此研究证据
*C11orf65*AC	携带 AC 基因型的 T2DM 患者使用二甲双胍治疗,治疗应答居中;但发生胰岛素抵抗的患者尚不可使用此研究证据
*C11orf65*CC	携带 CC 基因型的 T2DM 患者使用二甲双胍治疗,治疗应答较其他基因型患者高;但发生胰岛素抵抗的患者尚不可使用此研究证据

注:证据级别为 2B 级。

个体化用药建议:根据 rs11212617 基因多态性与二甲双胍应答治疗的关系,建议未发生胰岛素抵抗、使用二甲双胍的 T2DM 患者检测 rs11212617 基因。

若携带突变基因,可优先使用二甲双胍治疗;若携带 AA 型基因,应考虑使用其他降血糖药替代治疗。

表3-7 *SLC22A1*(rs72552763、rs2282143、rs628031)基因多态性与二甲双胍治疗的临床相关性

基因型	临床相关性
rs72552763	
GAT/DEL	携带 GAT/DEL 基因型的患者使用二甲双胍治疗,二甲双胍在体内的稳态血药浓度较 GAT/GAT 基因型低
GAT/GAT	携带 GAT/GAT 型基因的患者使用二甲双胍治疗,二甲双胍在体内的稳态血药浓度较 GAT/DEL 基因型高
del/del	尚未有研究数据
rs2282143	
CC	携带 CC 基因型的患者使用二甲双胍治疗,二甲双胍在体内的清除率较其他基因型高
CT	携带 CT 型基因的患者使用二甲双胍治疗,二甲双胍在体内的清除率较 CC 基因型低
TT	携带 TT 型基因的患者使用二甲双胍治疗,二甲双胍在体内的清除率较 CC 基因型低
rs628031	
AA	携带 AA 基因型的患者使用二甲双胍治疗,应答较差,且发生胃肠道不良反应的风险较其他基因型高
AG	携带 AG 型基因的患者使用二甲双胍治疗,应答和发生胃肠道不良反应的风险居中
GG	携带 GG 型基因的患者使用二甲双胍治疗,应答较好,且发生胃肠道不良反应的风险较其他基因型低

注:证据级别为3级。

个体化用药建议:关于 *SCL22A1* 不同位点基因多态性影响二甲双胍治疗的研究证据级别较低、研究的样本量较少,后期需要更大样本的研究结果来指导临床用药。

表 3-8 *SLC22A2*(rs316019)基因多态性与二甲双胍治疗的临床相关性

基因型	临床相关性
AC	携带 AC 基因型的患者使用二甲双胍治疗,二甲双胍在体内的清除率较 CC 型低
CC	携带 CC 型基因的患者使用二甲双胍治疗,二甲双胍在体内的清除率较 AC 型高
AA	尚未有研究数据

注:证据级别为 3 级。

个体化用药建议:rs316019 基因多态性与二甲双胍治疗的临床相关性研究证据级别较低,不足以支持临床剂量调整。建议携带 rs316019AC 基因型且使用二甲双胍的患者注意监测血糖水平及低血糖发生风险,若低血糖发生频次较多,应减少二甲双胍的剂量或换用其他降血糖药。携带 CC 型基因的患者可以使用正常剂量的二甲双胍。

表 3-9 *SLC47A1*(rs2289669)基因多态性与二甲双胍治疗的临床相关性

基因型	临床相关性
AA	携带 AA 基因型的患者使用二甲双胍治疗,应答较其他基因型好
AG	携带 AG 型基因的患者使用二甲双胍治疗,应答居中
GG	携带 GG 型基因的患者使用二甲双胍治疗,应答较其他基因型差

注:证据级别为 3 级。

个体化用药建议:携带 rs2289669 GG 型的患者若使用二甲双胍治疗效果不佳,建议联合应用其他作用机制的降血糖药治疗。

2. 磺酰脲类 磺酰脲类降血糖药的基因组学特征表现在药物代谢酶和受体基因的多态性方面。

磺酰脲类药物主要经 CYP2C9 代谢,其中携带 *CYP2C9*2*、*CYP2C9*3* 基因型的健康个体的代谢酶活性低,药物代谢减慢,服药后低血糖的发生风险可能增加。在 2 型糖尿病患者的研究中发现,携带 *CYP2C9*3* 基因型的患者使用磺酰脲类药物时,低血糖的发生风险升高。因此,检测 CYP2C9 的基因型有助于预测糖尿病患者服用磺酰脲类药物之后低血糖的发生风险,对携带 *CYP2C9*2* 和 *CYP2C9*3* 基因型的糖尿病患者应减少磺酰脲类降血糖药的起始剂量,根据血糖监测结果及时调整药物剂量,以减少低血糖的发生。

除 CYP2C9 参与磺酰脲类药物的代谢之外，CYP2C19 也参与其体内的部分代谢。编码 CYP2C19 的基因具有高度的基因多态性，例如 *CYP2C19*2*、*CYP2C19*3*、*CYP2C19*4*、*CYP2C19*5*、*CYP2C19*6*、*CYP2C19*7* 和 *CYP2C19*17* 等多种基因突变，导致 CYP2C19 产生超快代谢型（UM）、快代谢型（EM）、中等代谢型（IM）和慢代谢型（PM）4 种代谢表型。在甲苯磺丁脲、格列吡嗪等磺酰脲类降血糖药的研究中均证实，CYP2C19 基因多态性与其药动学的个体差异存在关联性。

磺酰脲类降血糖药与胰岛 β 细胞表面的磺酰脲类受体（sulphonylurea receptor, SUR）结合，关闭 ATP 敏感的钾离子通道（K_{ATP} 通道），导致细胞内的钾离子外流减少、钙离子内流增加，使胰岛素的分泌增加。SUR 至少包括 3 种类型：SUR1、SUR2A 和 SUR2B。其中，SUR1 主要分布在胰岛 β 细胞和大脑神经元，对磺酰脲类降血糖药具有高度的亲和力。编码 SUR1 的基因是 *ABCC8*，可发生的突变位点有：16 号外显子上游的第 3 个碱基突变、31 号外显子的沉默突变以及 33 号外显子的错义突变等。其中，位于 16 号外显子上游的第 3 个碱基 C → T 突变（16-3C/T; cag GCC → tag GCC）是报道较多的位点之一。有研究发现，此位点的基因多态性与磺酰脲类药物的继发性失效有关，是磺酰脲类药物失效发生的独立危险因素。因此，2 型糖尿病患者若存在上述基因多态性就应尽量避免选用磺酰脲类降血糖药，以免贻误疾病的治疗。此外，有研究证实，*ABCC8* 的错义突变（*Ser1369Ala*; TCC/GCC）对磺酰脲类降血糖药的疗效亦有影响，在携带 *ABCC8 1369Ala/Ala* 基因型的中国 2 型糖尿病患者中，与携带 *1369Ser/Ser* 基因型的患者相比，服用格列齐特 8 周后血糖降低得更显著。因此，在患者病情允许的情况下，可建议此类患者首选磺酰脲类降血糖药治疗。

因此，为预测磺酰脲类药物的降糖疗效，建议检测药物代谢酶 CYP2C9 和 CYP2C19 的基因多态性，对于携带 *CYP2C9*3*、*CYP2C19* 慢代谢基因型的患者，服药后血药浓度较高，低血糖的发生风险随之升高，应适当减少磺酰脲类降血糖药的剂量；磺酰脲类药物受体基因 *ABCC8* 的多态性也可用于预测该类药物的降糖疗效，对于携带 *ABCC8 16-3C/T* 基因型的患者，易对磺酰脲类降血糖药产生耐药性，不推荐优先使用本类药物；*Ser1369Ala*（TCC → GCC）基因 Ala-1369 突变型携带者对格列齐特更为敏感，服用格列齐特后的 HbA1c 下降程度更为明显，在患者病情允许的情况下可优先选用含格列齐特的降糖方案。

关于磺酰脲类胰岛素促泌剂相关基因与临床相关性的详细信息总结于表 3-10~ 表 3-15 中。

表 3-10　*TCF7L2*(rs7903146)基因多态性与磺酰脲类药物治疗的临床相关性

基因型	临床相关性
CC	携带 CC 型基因的患者使用磺酰脲类药物时,应答较其他基因型快
CT	携带 CT 型基因的患者使用磺酰脲类药物时,应答居中
TT	携带 TT 型基因的患者使用磺酰脲类药物时,应答较其他基因型差

注:证据级别为 2B 级。

表 3-11　*CYP2C9* 不同位点(rs1057910、*CYP2C9*2*、*CYP2C9*3*)基因多态性与
磺酰脲类药物治疗的临床相关性

基因型	临床相关性
rs1057910	
AA	携带 AA 型基因的患者使用磺酰脲类药物时,体内的 HbA1c 水平不如 CC 型患者控制得好,使用磺酰脲类药物治疗的失败率要高于 CC 型
AC	研究结果不具统计学意义
CC	携带 CC 型基因的患者使用磺酰脲类药物时,体内的 HbA1c 水平能更好地得到控制,使用磺酰脲类药物治疗的失败率要低于 AA 型
*CYP2C9*2*、*CYP2C9*3*	
*1/*1*	携带 *1/*1* 基因型的老年患者使用磺酰脲类药物治疗,发生低血糖的风险要低于携带 *2* 或 *3* 基因型的老年患者
*1/*2*	携带 *1/*2* 基因型的老年患者使用磺酰脲类药物治疗,发生低血糖的风险要高于携带 *1/*1* 基因型的老年患者,低于携带 *2/*2* 或 *3/*3* 基因型的老年患者
*1/*3*	携带 *1/*3* 基因型的老年患者使用磺酰脲类药物治疗,发生低血糖的风险要高于携带 *1/*1* 基因型的老年患者,低于携带 *2/*2* 或 *3/*3* 基因型的老年患者
*2/*2*	携带 *2/*2* 基因型的老年患者使用磺酰脲类药物治疗,发生低血糖的风险要高于携带 *1/*1*、*1/*2* 或 *1/*3* 基因型的老年患者
*2/*3*	携带 *2/*3* 基因型的老年患者使用磺酰脲类药物治疗,发生低血糖的风险要高于携带 *1/*1*、*1/*2* 或 *1/*3* 基因型的老年患者
*3/*3*	携带 *3/*3* 基因型的老年患者使用磺酰脲类药物治疗,发生低血糖的风险要高于携带 *1/*1*、*1/*2* 或 *1/*3* 基因型的老年患者

注:证据级别为 3 级。

表 3-12　*KCNJ11*（rs5219）基因多态性与磺酰脲类药物治疗的临床相关性

基因型	临床相关性
CC	携带 CC 型基因的患者使用磺酰脲类药物时，治疗应答较其他基因型差
CT	携带 CT 型基因的患者使用磺酰脲类药物时，治疗应答较居中
TT	携带 TT 型基因的患者使用磺酰脲类药物时，治疗应答较其他基因型好

注：证据级别为 3 级。

个体化用药建议：PharmGKB 数据库中磺酰脲类降血糖药相关基因的证据级别高低不一，*TCF7L2*（rs7903146 C＞T）与药物临床应答的证据级别为 2B 级。对于携带 CC 基因型的患者优先推荐使用磺酰脲类降血糖药；携带 TT 基因型的患者若使用磺酰脲类降血糖药后血糖控制不理想，应及时换用其他降血糖药。

CYP2C9 基因多态性与磺酰脲类药物临床用药的证据级别不足以支持临床用药剂量调整。对于携带 rs1057910 AA 基因型的患者使用磺酰脲类药物后如果血糖控制不理想，应及时换用其他降血糖药；携带 *CYP2C9*2* 和 *CYP2C9*3* 的老年患者使用磺酰脲类降血糖药时若发生低血糖，应及时就医，适当减少用药剂量。

KCNJ11 基因多态性与磺酰脲类药物临床用药的证据级别不足以支持临床用药剂量调整。对于携带 rs5219 CC 基因型的患者使用磺酰脲类药物后如果血糖控制不理想，应及时换用其他降血糖药。

表 3-13　*CYP2C9*（rs9332239）基因多态性与甲苯磺丁脲治疗的临床相关性

基因型	临床相关性
CC	携带 CC 型基因的患者，甲苯磺丁脲在体内的代谢较其他基因型快
CT	携带 CT 型基因的患者，甲苯磺丁脲在体内的代谢居中
TT	携带 TT 型基因的患者，甲苯磺丁脲在体内的代谢较其他基因型慢

注：证据级别为 4 级。

个体化用药建议：*CYP2C9* 基因多态性与甲苯磺丁脲在体内代谢的证据级别为 4 级，证据不足以支持临床用药剂量调整。对于携带 TT 基因型的患者若出现低血糖，应适当减少甲苯磺丁脲的剂量或换用其他降血糖药。

表 3-14　*G-6-PD* 基因多态性与格列本脲治疗的临床相关性

基因型	临床相关性
A-202A_376G	与携带 *G-6-PD B*（野生型）的患者相比，携带 *A-202A_376G* 单倍型的男性患者使用格列本脲时发生溶血或溶血性贫血的风险较高
A-202A_376G/ A-202A_376G	与携带 *G-6-PD B/B*（野生型）的患者相比，携带 *A-202A_376G/ A-202A_376G* 二倍型的女性患者使用格列本脲时发生溶血或溶血性贫血的风险较高
A-202A_376G/B（野生型）	与携带 *G-6-PD B/B*（野生型）的患者相比，携带 *A-202A_376G/B* 杂合型的女性患者使用格列本脲时发生溶血或溶血性贫血的风险较高
G-6-PD B（野生型）	与携带 *A-202A_376G* 单倍型的患者相比，携带 *G-6-PD B*（野生型）的男性患者使用格列本脲时发生溶血或溶血性贫血的风险较低
G-6-PD B/B（野生型）	与携带 *A-202A_376G/A-202A_376G* 二倍型的患者相比，携带 *G-6-PD B/B*（野生型）的女性患者使用格列本脲时发生溶血或溶血性贫血的风险较低

注：证据级别为 3 级。

个体化用药建议：PharmaGKB 数据库中关于 *G-6-PD* 基因多态性与格列本脲导致贫血的相关性证据级别为 3 级，不足以支持临床用药剂量调整。携带 *G-6-PD* 基因缺陷的患者发生溶血或溶血性贫血的风险较高，建议患者使用非磺酰脲类降血糖药替代治疗。

表 3-15　*SCNN1B*（rs889299）基因多态性与格列本脲治疗的临床相关性

基因型	临床相关性
AA	携带 AA 型基因的患者使用格列本脲时发生水肿的风险较其他基因型高
AG	携带 AG 型基因的患者使用格列本脲时发生水肿的风险居中
GG	携带 GG 型基因的患者使用格列本脲时发生水肿的风险较其他基因型低

注：证据级别为 3 级。

个体化用药建议：PharmaGKB 数据库中关于 *SCNN1B* 基因多态性与格列本脲导致不良反应的相关性证据级别为 3 级，不足以支持临床用药剂量调整。携带 rs889299 AA 基因型的患者发生水肿的风险较高，建议患者提前预防或使用其他非磺酰脲类降血糖药替代治疗。

3. 格列奈类　临床常用品种包括瑞格列奈和那格列奈,其中关于瑞格列奈代谢酶基因多态性的研究较多。瑞格列奈的主要代谢酶是 CYP3A4 和 CYP2C8。其中,携带 *CYP3A4*1/*18* 基因型的患者的消除速率常数比携带 *CYP3A4*1/*1* 者低,半衰期也明显延长,对于此类患者应适当减少瑞格列奈的剂量;而携带 *CYP2C8*3* 基因型的患者的血浆药物清除率升高,血药浓度降低,对于此类患者可适当增加瑞格列奈的剂量。因此,可根据 *CYP3A4*、*CYP2C8* 基因型的检测结果,调整瑞格列奈的给药剂量,确保患者药物治疗的安全性和有效性。

针对那格列奈的研究发现,其在体内主要经 CYP2C9 代谢,携带 *CYP2C9*3* 基因型的患者对药物的清除能力较低,浓度 - 时间曲线下面积增高,导致血药浓度升高;尤其当患者单次服药剂量超过 120mg 时,携带 *CYP2C9*3* 纯合子基因型的患者的低血糖发生率增加,需要适当调整药物剂量。

除此之外,格列奈类药物的药效还与有机阴离子转运蛋白家族成员 OATP1B1(由 *SLCO1B1* 编码)的功能相关,其单核苷酸突变位点 521T > C 在亚洲人群中的发生频率约为 16%。此蛋白主要在肝脏基底细胞膜表达,与瑞格列奈的肝脏摄取相关,对其药动学有显著影响。在中国健康男性志愿者中进行的研究发现,携带 *SLCO1B1*(521T > C)突变体的受试者使用那格列奈的有效性发生显著改变,血药浓度明显高于其他基因型的患者。*OATP1B1* 突变或 *OATP1B1* 抑制剂所致的转运能力下降,在增加药物血药浓度的同时,减少药物的代谢和排泄,患者低血糖的发生风险增加。

因此,建议服用瑞格列奈的患者检测药物代谢酶基因 *CYP3A4* 和 *CYP2C8* 的基因型,服用那格列奈的患者可检测 *CYP2C9* 的基因型。对于携带 *CYP3A4*1/*18* 基因型的患者,服用瑞格列奈后药物清除减慢,应适当减少药物剂量;携带 *CYP2C8*3* 基因型的患者,服用瑞格列奈后药物清除加快,应适当增加药物剂量;携带 *CYP2C9*3* 纯合子基因型的患者,服用那格列奈后药物清除能力较差,应适当减少药物剂量。另外,可结合药物转运体 *SLCO1B1*(521T > C)的基因型综合评估格列奈类药物的临床疗效,对于 521CC 纯合子突变的患者,用药后血药浓度较高,低血糖的发生风险增加,可适当减少药物剂量或使用其他类型的降血糖药控制餐后血糖。

关于格列奈类胰岛素促泌剂相关基因与临床相关性的详细信息总结于表 3-16~ 表 3-17 中。

表 3-16 *SLCO1B1* 基因多态性与瑞格列奈治疗的临床相关性

基因型	临床相关性
*15/*1A	携带 *15/*1A 基因型的患者使用瑞格列奈治疗,药物在体内的暴露量(AUC)高于携带 *1B/*1B 基因型的患者
*1A/*1A	携带 *1A/*1A 基因型的患者使用瑞格列奈治疗,药物在体内的暴露量(AUC)高于携带 *1B/*1B 基因型的患者,药物在体内的清除速率低于 *1B/*1B 基因型的患者
*1A/*1B	携带 *1A/*1B 基因型的患者使用瑞格列奈治疗,药物在体内的暴露量(AUC)高于携带 *1B/*1B 基因型的患者,药物在体内的清除速率低于 *1B/*1B 基因型的患者
*1B/*1B	携带 *1B/*1B 基因型的患者使用瑞格列奈治疗,药物在体内的暴露量(AUC)低于其他基因型的患者,但药物的降糖作用与此基因型无关
*5/*1A	携带 *5/*1A 基因型的患者使用瑞格列奈治疗,药物在体内的暴露量(AUC)高于携带 *1B/*1B 基因型的患者

注:证据级别为 3 级。

表 3-17 *SLCO1B1*(rs4149056、rs2306283)基因多态性与瑞格列奈治疗的临床相关性

基因型	临床相关性
rs4149056	
CC	携带 CC 型基因的患者使用瑞格列奈时,患者体内的药物暴露量高于其他基因型,降血糖效果较好
CT	携带 CT 型基因的患者使用瑞格列奈时,患者体内的药物暴露量降低,降血糖效果下降
TT	携带 TT 型基因的患者使用瑞格列奈时,患者体内的药物暴露量降低,降血糖效果下降
rs2306283	
AA	携带 AA 型基因的健康受试者使用瑞格列奈时,患者体内的药物暴露量较 GG 型高
AG	没有明确的统计学意义
GG	携带 GG 型基因的健康受试者使用瑞格列奈时,患者体内的药物暴露量降低,降血糖效果较 AA 型差

注:证据级别 3 级。

　　个体化用药建议：在亚洲人群或者白种人中，*SLCO1B1* 相关基因影响瑞格列奈临床疗效的证据级别为 3 级，现有证据不足以根据基因型调整剂量。如患者携带 *SLCO1B1*15*、*SLCO1B1*1A*、*SLCO1B1*5*，或 rs4149056CC，或 rs2306283AA 基因可能会增加瑞格列奈在体内的暴露量，患者应关注血糖变化。若出现低血糖状况，建议患者及时就医或适当减少瑞格列奈的剂量。

　　4. 噻唑烷二酮类（TZD） 常用药物是吡格列酮和罗格列酮，其中吡格列酮主要通过 CYP3A4 和 CYP2C8 代谢，罗格列酮主要通过 CYP2C8 和 CYP2C9 代谢。*CYP2C8* 基因多态性与罗格列酮的清除相关，携带 *CYP2C8*3* 基因型的患者的酶功能降低，药物清除减少，但是目前尚缺乏 *CYP2C8* 基因多态性对其代谢影响的临床研究。此外，曲格列酮因可导致严重的肝损害而撤出市场，研究发现 *CYP2C19* 基因多态性可能与其肝损害发生相关，携带 *CYP2C19*2/*2*、*CYP2C19*2/*3* 和 *CYP2C19*3/*3* 基因型的患者的肝损害发生率较高。

　　TZD 降血糖药为过氧化物酶体增殖物激活受体（PPARγ）的强效激动剂，通过增加骨骼肌、肝脏、脂肪等组织对胰岛素的敏感性，提高细胞对葡萄糖的利用，达到降低血糖的作用。编码 PPARγ 的基因位于 3 号染色体 3p25，分为 γ1、γ2 和 γ3 共 3 个亚型。其中，*PPARγ2* 是噻唑烷二酮类降血糖药作用的目标基因。*PPARγ2* 基因有 3 种基因型，分别是野生型纯合子（PP 型）、突变型纯合子（AA 型）和突变型杂合子（PA 型），而 *Prol2Ala*（CCA → GCA）是最常见的基因型。有研究证实，*PPARγ2* 基因多态性可能会影响罗格列酮的治疗效果，携带 *PPARγ2* 基因 PA 型的患者对罗格列酮的治疗反应优于 PP 型。

　　因此，对于 TZD 类药物，建议检测药物代谢酶 CYP2C8 和药物受体 *PPARγ* 的基因多态性：携带 *CYP2C8*3* 基因型的患者，对罗格列酮的代谢增强，降低 HbA1c 的效果较差，同时水肿风险降低。为达到预期的疗效，可适当增加药物剂量；携带 *PPARγ2* 基因 PA 型的患者对罗格列酮的治疗反应优于 PP 型者。

　　根据基因多态性结果作出的个体化用药建议：目前用来预测 TZD 用药剂量的相关基因主要是 *CYP2C8*，检测生物样品后，根据检测结果制订用药方案。基因多态性与临床相关性总结于表 3-18~ 表 3-20 中。

表 3-18　*CYP2C8* 不同位点（rs10509681、*CYP2C8*1A*、*CYP2C8*3*）基因多态性与瑞格列奈治疗的临床相关性

基因型	临床相关性
rs10509681	
CC	携带 CC 型（*CYP2C8*3/*3*）基因的患者使用罗格列酮治疗，药物在患者体内的代谢较其他基因型快，HbA1c 变化较小，水肿的发生风险低，但是与血糖水平无关

续表

基因型	临床相关性
CT	携带 CT 型（*CYP2C8*1/*3*）基因的患者使用罗格列酮治疗,药物在患者体内的代谢较 TT 型快,水肿的发生风险降低,但是与血糖水平无关
TT	携带 TT 型（*CYP2C8*1/*1*）基因的患者使用罗格列酮治疗,药物在患者体内的代谢降低,HbA1c 变化较大,水肿的发生风险较高,但是与血糖水平无关
CYP2C8*1A、*CYP2C8*3*	
*1A/*1A	携带 **1A/*1A* 型基因的患者使用罗格列酮治疗,治疗应答较其他基因型好
*1A/*3	携带 **1A/*3* 型基因的患者使用罗格列酮治疗,治疗应答居中
*3/*3	携带 **3/*3* 型基因的患者使用罗格列酮治疗,治疗应答较其他基因型差

注:1. 对于 rs10509681 基因位点的阐述,研究对象是白色人种,证据等级为 2A 级。
    2. 对于 **1A*,**3* 基因位点的阐述,证据等级为 3 级。

个体化用药建议:*CYP2C8* 基因多态性影响罗格列酮在体内代谢的证据级别为 2A 级。根据现在的证据,建议携带 *CYP2C8*1/*1* 的 2 型糖尿病患者使用罗格列酮时提前预防水肿的发生或换用其他降血糖药治疗。*CYP2C8* 基因多态性与药物在体内应答的证据不足以支持药物剂量调整。

表 3-19 *SLCO1B1*（rs4149056）基因多态性与瑞格列奈治疗的临床相关性

基因型	临床相关性
CC	携带 CC 型基因的患者使用罗格列酮治疗,治疗应答较 TT 型好
CT	携带 CT 型基因的患者使用罗格列酮治疗,治疗应答较 TT 型好
TT	携带 TT 型基因的患者使用罗格列酮治疗,治疗应答较其他基因型差

注:证据等级为 3 级。

表 3-20 *PAX4*（rs6467136）基因多态性与瑞格列奈治疗的临床相关性

基因型	临床相关性
AA	携带 AA 型基因的患者使用罗格列酮治疗,治疗应答较 GG 型好
AG	携带 AG 型基因的患者使用罗格列酮治疗,治疗应答较 GG 型好
GG	携带 GG 型基因的患者使用罗格列酮治疗,治疗应答较其他基因型差

注:证据等级为 3 级。

个体化用药建议：*SLCO1B1* 及 *PAX4* 基因多态性对于罗格列酮在不同个体内的治疗应答的证据级别均较低，不足以据此进行剂量调整。对于携带 *SLCO1B1 TT* 基因型或 *PAX4 GG* 基因型的患者应用罗格列酮治疗后若血糖控制情况不理想，可换用其他降血糖药治疗。

5. GLP-1 受体激动剂　GLP-1 受体激动剂类降血糖药通过模拟人体内 GLP-1 的作用，与 GLP-1 受体结合后，以血糖浓度依赖性方式增加胰岛素的分泌、抑制胰高血糖素的分泌，同时延缓胃排空、抑制摄食中枢、减少进食量，最终达到降低血糖的目的。日本学者研究发现，GLP-1 受体（GLP-1R）属于 G 蛋白偶联受体，呈高度的多态性，在杂合子的 GLP-1 受体上苏氨酸 149 被蛋氨酸（T149M，rs112198）替换后，受体功能降低，可导致 GLP-1 受体激动剂类药物的作用发生改变。还有研究表明，GLP-1 受体上 rs6923761 和 rs3765467 这 2 个基因位点的基因多态性与受体的功能密切相关。其中，rs6923761 位点的最小基因频率较高，此基因多态性与利拉鲁肽的治疗效果有关。

（张晓倩　朱鹏里　杨新美）

参 考 文 献

[1] DANIELS M A, KAN C, WILLMES D M, et al. Pharmacogenomics in type 2 diabetes: oral antidiabetic drugs. Pharmacogenomics J, 2016, 16(5): 399-410.

[2] RAGIA G, TAVRIDOU A, ELENS L, et al. *CYP2C9*2* allele increases risk for hypoglycemia in *POR*1/*1* type 2 diabetic patients treated with sulfonylureas. Exp Clin Endocrinol Diabetes, 2014, 122(1): 60-63.

[3] ZHOU K, PEDERSEN H K, DAWED A Y, et al. Pharmacogenomics in diabetes mellitus: insights into drug action and drug discovery. Nat Rev Endocrinol, 2016, 12(6): 337-346.

[4] DE LUIS D A, SOTO G D, IZAOLA O, et al. Evaluation of weight loss and metabolic changes in diabetic patients treated with liraglutide, effect of rs6923761gene variant of glucagon-like peptide 1 receptor. J Diabetes Complications, 2015, 29(4): 595-598.

[5] UMAMAHESWARAN G, PRAVEEN R G, DAMODARAN S E, et al. Influence of *SLC22A1* rs622342 genetic polymorphism on metformin response in South Indian type 2 diabetes mellitus patients. Clin Exp Med, 2015, 15(4): 511-517.

[6] HE R, ZHANG D D, LU W, et al. *SLC47A1*gene rs2289669G > A variants enhance the glucose-lowering effect of metformin via delaying its excretion in Chinese type 2 diabetes patients. Diabetes Res Clin Pract, 2015, 109(1): 57-63.

[7] SURENDIRAN A, SARANYA V, ANUSHA N. Pharmacogenomics of type 2 diabetes mellitus. Journal of Basic, Clinical and Applied Health Science, 2017, 1(1): 6-19.

[8] FLOREZ J C. Pharmacogenetics in type 2 diabetes: precision medicine or discovery tool? Diabetologia, 2017, 60(5): 800-807.

第四章 特殊人群糖尿病的药物治疗与药学监护

第一节 儿童及青少年糖尿病

一、疾病简介

近年来,糖尿病发病逐渐趋于低龄化,儿童及青少年的发病率明显上升。国际儿童和青少年糖尿病协会(International Society for Pediatric and Adolescent Diabetes,ISPAD)指南将儿童及青少年糖尿病以如下顺序分类:①1型糖尿病,为免疫介导性和特发性。②2型糖尿病。③特殊类型糖尿病。儿童及青少年所患的糖尿病有部分为特殊类型,分为原发性和继发性,包括单基因突变导致的胰岛β细胞功能改变、胰岛素作用的遗传性缺陷、胰腺疾病、内分泌轴病变、药物或化学因素诱导等导致的糖尿病。青少年的成人起病型糖尿病(MODY)是一类较经典的特殊类型糖尿病,临床不少见,但是基因检测阳性率不高。而新生儿糖尿病中,30%~58%是由胰岛β细胞的磺酰脲类受体 Kir6.2 的基因突变引起的。④妊娠糖尿病。目前,青少年妊娠并非不存在,对这类青少年糖尿病的相关问题应该有所认识。因肥胖人群比例的增加,儿童及青少年1型和2型糖尿病难于相鉴别,另外还有可能与 MODY 等特殊类型糖尿病相混淆。

我国儿童及青少年糖尿病的发病率也呈明显上升的趋势,尤其是低龄儿童。儿童及青少年糖尿病的类型仍以1型为主,约占儿童糖尿病的90%。我国儿童及青少年1型糖尿病的年发病率约为 0.6/10 万,属低发病区。但由于中国人口基数大,1型糖尿病患者的绝对数不少于100万。目前认为,1型糖尿病的病因是在遗传易感性的基础上,外界环境因素(化学和/或病毒)引发机体自身免疫功能紊乱,导致胰岛β细胞损害和破坏,引起胰岛素分泌绝对不足。

随着生活方式的改变,儿童肥胖亦显著增加,儿童2型糖尿病的发病机制亦与胰岛素抵抗及胰岛β细胞功能减退有关。但与成人2型糖尿病不同的是,儿童的胰岛β细胞功能衰减速度更快,更早出现糖尿病并发症,且许多患儿起病时即合并其他代谢异常,如血脂异常、高血压、蛋白尿、多囊卵巢综合征

（PCOS）等。

儿童及青少年糖尿病诊断标准与成人一致。2型糖尿病患儿一般有家族史、肥胖、起病隐匿、症状不明显、多无须使用胰岛素治疗，或同时伴发黑棘皮病、高血压、血脂异常、PCOS、脂肪肝等。儿童及青少年2型糖尿病与1型糖尿病主要通过临床特征进行鉴别。此外，在该人群中，还应关注单基因突变糖尿病中的MODY。儿童及青少年1型和2型糖尿病的鉴别要点见表4-1。

表4-1　儿童及青少年1型和2型糖尿病的鉴别要点

鉴别指标	1型糖尿病的特点	2型糖尿病的特点
发病年龄	任何年龄	多见于年龄较大的儿童
家族史	通常无家族史	常有阳性家族史
起病方式	起病急	起病通常缓慢
症状	烦渴多饮、多尿、多食、体重减轻（"三多一少"症状）及疲乏明显	"三多一少"症状及疲乏较轻或缺如
营养状态	体重正常或消瘦	肥胖或超重
胰岛的病理性改变	有胰腺炎，胰岛β细胞破坏	无
免疫学指标	有自身免疫性胰腺炎，可检测到自身抗体	大部分无自身抗体阳性
遗传学改变	与人类白细胞抗原关联，孪生子患病的一致性为35%~50%	与人类白细胞抗原无关联，孪生子患病的一致性为95%~100%
体内的胰岛素和C-肽水平	分泌低平	稍低、正常或升高，高峰延迟
胰岛素抵抗的相关表现	无或少见	常见
酮症倾向	常见	少见，感染、手术等应激时出现
胰岛素治疗	必需，依赖	代谢不稳定时或多年病史后胰岛素分泌减少时需要

二、血糖控制原则及方案

（一）血糖控制原则

对于儿童及青少年糖尿病患者，控制血糖的目的包括消除高血糖引起的临床症状；积极预防并及时纠正酮症酸中毒；纠正代谢紊乱，力求病情平稳；使患儿获得正常的生长发育,保证其正常的生活活动;预防并早期诊治并发症。1 型糖尿病的治疗强调药物治疗(以胰岛素为主)、饮食控制、血糖监测、运动和加强教育等综合措施。2 型糖尿病的治疗应强调以改变生活方式、控制饮食、增加运动为主,效果欠佳时加用降血糖药;血糖较高或酮症酸中毒时需要胰岛素治疗。

1. 1 型糖尿病

(1)胰岛素治疗:儿童 1 型糖尿病一经确诊常需终身依赖外源性胰岛素替代治疗,由于患儿残余的胰岛 β 细胞数量和功能有差异,胰岛素治疗要注意个体化。

(2)饮食治疗:①计划饮食,控制总热量,但要保证儿童正常生长发育的需要。②均衡膳食,保证足够的营养,特别是蛋白质的供应;应避免高糖、高脂食物,多选择高纤维素食物,烹调以清淡为主。③定时定量、少量多餐,最好是每日 3 次主餐和 3 次加餐,应注意进正餐和加餐的时间要与胰岛素注射及作用时间相匹配。

(3)运动治疗:儿童 1 型糖尿病患者病情稳定后可参加适度的体育活动,这对糖尿病的病情控制有良好作用。运动方式和运动量应个体化、循序渐进、强度适当,防止运动后低血糖。

(4)心理治疗和教育:是糖尿病患儿综合治疗的非常重要的一部分,是促进患儿健康成长的关键环节,社会、学校和家庭都应给予糖尿病儿童更多的关心和爱护。

(5)加强血糖自我监测(self-monitoring of bloodglucose,SMBG)。

(6)门诊随访:一般患儿应至少每 2~3 个月到糖尿病专科门诊复查 1 次。复查时应注意的事项包括①每次携带病情记录本,以帮助医师了解病情控制情况,作为指导治疗的依据。②每次随访均应测量身高、体重、血压、空腹血糖、餐后 2 小时血糖等指标。③预防慢性并发症,每 0.5~1 年检测血脂谱、尿微量白蛋白、眼底等指标,并观察血压的变化,以早期发现和预防糖尿病慢性并发症。④由于 1 型糖尿病常合并自身免疫性甲状腺疾病,因此在诊断时应测定促甲状腺激素和甲状腺自身抗体。若存在甲状腺功能减退,需用甲状腺激素替代治疗,以免影响其生长发育;若甲状腺功能正常,应在 1~2 年后重复测定。

2. 2 型糖尿病

(1)健康教育:健康和心理教育不仅应针对 2 型糖尿病患儿进行,同时更要对患儿的家庭成员进行糖尿病相关知识的普及,合理的生活方式对病情控制尤为重要。

(2)饮食治疗:进行饮食控制,强调合理膳食,以维持标准体重、纠正已发生的代谢紊乱和减轻胰岛 β 细胞的负担为原则。

（3）运动治疗：运动方式和运动量的选择应该个体化，根据性别、年龄、体型、体力、运动习惯和爱好制订适当的运动方案。

（4）药物治疗：在生活方式干预不能很好地控制血糖时，需启动药物治疗，可单用二甲双胍或胰岛素，也可两者联合。根据血糖控制情况，采用基础胰岛素或餐时胰岛素治疗。目前还没有足够的研究证明其他口服降血糖药可以用于儿童。

（5）2 型糖尿病患儿应严格进行 SMBG：频率应根据血糖控制状况个体化，主要测量空腹血糖和餐后血糖，血糖达标后可根据治疗方案及代谢控制水平调整监测次数，每年至少测 2 次 HbA1c；如果使用胰岛素治疗或血糖控制未达标，则每 3 个月测定 1 次。

（6）定期随访：进行身高、体重、血压、血脂、血糖和 HbA1c 检查，早期发现糖尿病慢性并发症。

（二）儿科人群的生理特点及其对药动学的影响

根据国际人用药物注册技术要求协调会（ICH）对儿科人群的分类如下：新生儿（足月），出生时 ~27 天；婴幼儿，28 天 ~23 个月；儿童，2~11 周岁；青少年，12~18 周岁。儿科人群正处于生长发育的旺盛期，各种生理过程在不断发生变化。因此，药物在儿科人群体内的吸收、分布、代谢和排泄都有其特殊性，主要表现在以下几个方面：

1. **药物吸收多且不规则** 胃和十二指肠的 pH、胃肠排空速率、吸收部位的表面积、胃肠道的透过性、P 糖蛋白的活性及胆道功能等都会影响许多降血糖药在儿童体内的吸收。儿童的胃液分泌量少、胃内 pH 较高，使得弱碱性药物在胃内的吸收相对增加，而酸性药物的吸收相对减少。儿科人群的胃肠排空时间一般可长达 6~8 小时，肠蠕动不规律，又因其肠黏膜发育不完全使血浆中的游离型药物浓度增加、通透性增强，使药物的吸收增加。

2. **药物分布复杂** 儿科人群的身体脂肪组织总量及身体总含水量的变化等影响药物分布。儿童机体的脂肪含量较成人低，脂溶性药物不易与之充分结合，血浆中的游离型药物浓度增加，不仅容易引起药物中毒，也会影响药物分布。新生儿的细胞外液与体重之比为成人的 2 倍，脱水状态时，细胞外液的减少使药物在体液中浓缩从而引起中毒。另外，新生儿的血脑屏障尚不完善，药物与血浆白蛋白的结合力低，加之血浆白蛋白结合部位的竞争性物质与白蛋白的结合力强，能与胆红素竞争性结合白蛋白，使游离型胆红素浓度升高，出现高胆红素血症，甚至是黄疸。

3. **药物代谢能力弱** 肝脏是体内药物代谢的最主要的器官，影响药物代谢差异的主要是 I 相代谢酶（如氧化酶 CYP1A2、CYP3A7 和 CYP3A4）、还原和水解酶及Ⅱ相代谢酶（如 N-甲基转移酶和尿苷三磷酸葡糖醛酸转移酶）。新生儿的肝重量约占体重的 6%，有利于药物代谢，但由于药物代谢酶系统尚不成熟，某些肝药酶分泌不足或缺乏，酶的活性也较低，因此肝脏对药物的代谢能力较弱。

4. 药物排泄缓慢 儿科人群的肾小球滤过功能和肾小管分泌功能发育不完全，对药物的清除能力较弱，易使一些仍有药理活性的代谢产物在体内蓄积，因此在使用这些药物时要特别注意减量。儿童由于肝功能发育不完善，故对经肝代谢的药物清除较慢，使很多药物的消除半衰期延长，如磺酰脲类、格列奈类、TZD 等，导致这些药物的作用维持时间延长，低血糖的发生风险增加。因此，儿童应用这些降血糖药时也需减少剂量或尽量避免使用。

（三）降血糖药在儿科人群中的应用

国内外关于儿科药动学研究比较充分的药物有抗感染药、解热镇痛抗炎药、止咳平喘药等，而在肾脏疾病、心血管疾病、肝脏疾病等儿童用药方面的研究比较缺乏。随着研究的深入，儿童用药领域已经从传统的抗感冒药、抗感染药、止咳平喘药、止泻药及维生素类药等扩展到新型的中枢神经系统用药、调血脂药和降血糖药等领域。

目前，大多数国家只批准了二甲双胍以及胰岛素用于治疗儿童 2 型糖尿病，其他降血糖药在儿科人群中的安全性和有效性研究资料仍然不足。儿科人群的试验研究显示，二甲双胍能够使 HbA1c、体重、BMI 回到基线水平，FDA 批准该药用于饮食和运动等生活方式治疗基础上的药物治疗手段；格列美脲的 PK 在儿科及成人群体中相似，且对体重的影响较小，因此被批准用于儿科糖尿病的治疗，但其他磺酰脲类药物尚未被批准；TZD 在儿科及成人患者中的 PK 参数无显著性差异，但由于降糖强度相对较弱，且会导致体重增加，因此 TZD（以罗格列酮为代表）未被批准用于儿科人群。

从一些正在进行中的临床研究结果来看，一些降血糖药在儿科患者中的 PK/PD 及安全性与成人患者具有可比性，也为儿童糖尿病的治疗提供更多的可能性。一项为期 5 周的在 10~17 岁儿童及青少年 2 型糖尿病患者中进行的研究显示，GLP-1 受体激动剂利拉鲁肽在儿科人群中的 PK 参数表现出和成人患者相似的特性；该研究同时表明，利拉鲁肽在儿科人群中的药物暴露量及减重效应在不同性别的人群中也存在差异，但原因尚不明确。另一项为期 5 周的在 12~17 岁合并肥胖的儿科人群中进行的研究的结果也表明利拉鲁肽在肥胖儿童及青少年中的 PK 特性与肥胖成人相似，在安全性、耐受性方面均相当。这些研究结果提示，儿科人群在使用利拉鲁肽治疗糖尿病时可以参照成人的治疗方案；也有研究显示，利拉鲁肽在用于儿科人群的治疗时应当给予低于成人患者的常规剂量（0.9mg/次，1 次 /d），适宜剂量为 0.3~0.6mg/次，

1 次 /d。

除 GLP-1 受体激动剂外，也有人研究了 DPP-4 抑制剂阿格列汀在 10~17 岁儿科人群中的 PK/PD 特性，结果表明阿格列汀在成人和儿科人群中均可迅速发挥 DPP-4 抑制作用，25mg 1 次 /d 给药产生的最大药效、t_{max} 在成人及儿科人群中无显著性差异；但相比于成人患者，儿科人群的体内药物 C_{max} 降低 23%~29%、肾脏清除率升高 37%，这可能与儿科人群和成人患者的肾功能水平差异有关 [儿科人群的肌酐清除率为 75.5~167ml/（min·1.73m^2），而成人为 53.6~140.2ml/（min·1.73m^2）]。因此，肾功能可能对阿格列汀在儿科人群中的 PK 产生影响，尽管该药尚未批准用于儿童的治疗，但 25mg/d 的给药剂量在儿科患者中的安全性和有效性与成人相似。

目前，许多降血糖药已经在儿科人群（主要为年龄 > 10 岁的儿科患者）中显示出较好的安全性和有效性，如二甲双胍、胰岛素等。然而，这些药物尚未批准用于该人群 2 型糖尿病的治疗，仍需更多的临床研究数据支持。

三、案例分析

病情介绍：患者，男，14 岁，身高 160cm，体重 43kg。因"间断口渴、多饮、多尿 1 个月余，乏力 3 天"入院。患者 1 个多月前无明显诱因出现口渴、多饮、多尿、多食，体重下降约 4kg，无多汗、怕热及大便次数增多，无午后低热、咳嗽、咳痰，未治疗。3 天前出现乏力，无发热、咳嗽及咳痰，无胸闷、气短，无腹痛、腹胀，无恶心、呕吐，无视物模糊、视物重影及视野缺损，无头痛、头晕、走路不稳，无手足麻木，无尿中泡沫增多。今日门诊查尿常规示尿糖 3+、尿酮体 3+，空腹血糖 13.0mmol/L，遂以"糖尿病"收入内分泌科。患者自发病以来，神志清，精神可，饮食、睡眠可，大、小便正常。患者否认冠心病、脑血管病及其他慢性疾病与传染病病史。

体格检查：体温 36.4℃，脉搏 74 次 /min，呼吸 18 次 /min，血压 100/60mmHg。神志清楚，查体合作，全身浅表淋巴结未见肿大。心率 74 次 /min，心律齐，各瓣膜区未闻及杂音。双肺呼吸音清，未闻及干、湿啰音。腹部平坦，质软，无压痛及反跳痛，未触及包块。四肢皮肤无溃疡，双下肢无水肿。生理反射存在，病理反射未引出。

辅助检查：生化全项示 TC 3.22mmol/L，HDL-C 0.88mmol/L，TG 0.56mmol/L，LDL-C 2.06mmol/L。胰岛功能示空腹 C- 肽 0.76ng/ml，0.5 小时 C- 肽 0.78ng/ml，1 小时 C- 肽 0.98ng/ml，2 小时 C- 肽 2.03，3 小时 C- 肽 2.39ng/ml，HbA1c 8.6%。肝肾功能未见异常。

入院诊断：1 型糖尿病。

诊疗经过与分析：入院后给予患者糖尿病饮食，密切监测血糖变化，完善三大常规、糖化血红蛋白、胰岛功能、自动分析心电图等检查。药物治疗为门冬胰岛素注射液持续皮下泵入,起始基础剂量为8U,早、中、晚三餐前的剂量为3U-3U-3U。入院后监测患者的空腹血糖及餐后血糖均偏高,逐步调整胰岛素用量。入院第5天,胰岛素的基础剂量调整为20U,早、中、晚三餐前的剂量调整为3U-3U-3U。入院第6天,患者的血糖水平较入院时明显下降,未出现明显的低血糖症状,患者的降糖治疗方案改为甘精胰岛素注射液20U于睡前皮下注射联合门冬胰岛素注射液3U-3U-3U于三餐前皮下注射。住院期间根据血糖波动调整胰岛素给药方案。治疗12天后,患者一般情况可,未诉其他不适,嘱出院。出院带药方案为甘精胰岛素注射液20U于睡前皮下注射联合门冬胰岛素注射液3U-5U-3U于三餐前皮下注射。患者入院后的血糖监测结果见表4-2。

患者具有1型糖尿病的典型特征:少年起病,酮症,消瘦,胰岛功能较差。此类患者的血糖特点为呈脆性波动,因此在接受胰岛素治疗时应谨慎调整剂量,以防血糖起伏不定,导致严重低血糖事件。理想的给药方案为持续皮下胰岛素输注,但费用较高。每日多次胰岛素皮下注射也是较为理想的应用方案。

表4-2　入院后的血糖监测结果(单位:mmol/L)

日期*	早餐前	早餐后	午餐前	午餐后	晚餐前	晚餐后	睡前	其他
d1	—	13	—	> 33.3	21.2	21.2	—	—
d2	11.9	20.1	15.7	19.8	11.3	16.2	20.6	11.1(2:00)
d3	11.1	14.5	12.2	17.9	14.4	12.4	10.8	11.7(2:00)
d4	7.8	11.2	12.2	16.0	14.3	8.4	10.6	9.4(2:00)
d5	6.1	10.5	9.0	16.3	12.7	10.0	9.8	9.1(2:00)
d6	6.1	9.8	6.9	10.6	11.1	9.2	10.4	7.4(2:00)
d7	4.8	11.8	10.5	13.5	15.8	14.8	10.6	7.6(2:00)
d8	10.4	11.5	10.8	16.4	6.0	9.5	9.0	8.4(2:00)
d9	6.1	4.2	5.0	12.2	7.0	4.4	4.7	5.1(2:00)
d10	5.4	8.8	8.0	9.9	6.5	5.7	5.0	4.4(2:00)
d11	7.4	9.8	8.8	10.7	6.1	7.8	6.0	4.5(2:00)
d12	6.9	9.0	8.8	12.6	11.3	6.7	6.6	6.0(2:00)
d13	8.1	8.9	6.8	11.7	—	—	—	6.2(2:00)

注:*日期下d后加数字表示入院第几天,如d1表示入院第1天。

四、药学监护要点

(一)血糖水平监护要点

制订合理的血糖控制目标有助于良好血糖控制,预防低血糖,延缓或减少并发症的发生。儿童及青少年1型和2型糖尿病患者的血糖控制目标略有不同,1型糖尿病的血糖控制目标见表4-3。

表4-3 儿童及青少年1型糖尿病的血糖控制目标(ADA标准)

血糖/(mmol/L)		HbA1c/%	不同年龄段血糖特点
餐前	睡前/夜间		
幼儿~学龄前期(0~6岁)	5.6~10.0	6.1~11.1	7.5~<8.5	血糖呈脆性,易发生低血糖
学龄期(6~12岁)	5.0~10.0	5.6~10.0	<8.0	青春期前低血糖风险相对较高,而并发症风险相对较低
青春期和青少年期(13~19岁)	5.0~7.2	5.0~8.3	<7.5	有严重低血糖风险,需要考虑发育和精神健康;如无过多低血糖发生,HbA1c能达到7.0%以下更好

注:血糖控制应权衡利弊、实行个体化,低血糖风险较高或尚无低血糖风险意识的患儿可适当放宽标准;当餐前血糖和糖化血红蛋白(HbA1c)之间出现矛盾时,则应考虑加用餐后血糖值来评估;ADA为美国糖尿病学会。

对于儿童及青少年2型糖尿病患者,应使其在保持正常生长发育、避免肥胖或超重、避免低血糖的前提下,血糖控制目标为空腹血糖在7.0mmol/L以下、HbA1c尽可能控制在7.0%以下。

(二)饮食治疗监护要点

目前,糖尿病患者并没有一个完全相同、理想的碳水化合物、蛋白质和脂肪的热量比例。所以,宏量营养素的分配应根据患者的总热量摄入和代谢控制目标进行个体化评估。6~12岁儿童为900~1 200kcal/d,13~18岁为1 200kcal/d以上。推荐每天的碳水化合物供能占总热量的45%~60%,脂肪摄入占25%~30%,蛋白摄入量占15%~20%,膳食纤维摄入量为1 000kcal/d。糖尿病患者如无维生素缺乏,常规大量补充维生素并无益处,因此不作推荐。

(三)运动治疗监护要点

运动方式可以是有氧运动、力量锻炼或柔韧性训练,包括快走、慢跑、跳绳、游泳、杠铃、沙袋等。每天坚持锻炼至少30分钟，每周至少150分钟。需注意若有心肺功能异常或严重高血压，或严重高血糖者，需根据病情在专家指导下运动，避免剧烈运动。

（四）降血糖药治疗监护要点

1. 二甲双胍　二甲双胍是唯一经临床研究证实对儿童及青少年疗效和耐受性均较好的口服降血糖药，推荐用于10岁以上的青少年。应用时从500mg/d开始，在耐受性良好的情况下每周增加500mg，3~4周增加到1 000mg/次，2次/d。二甲双胍的主要不良反应为胃肠道反应，从小剂量开始并逐渐加量是减少其不良反应的有效方法。双胍类药物禁用于肾功能下降[血肌酐水平男性＞132.6μmol/L（1.5mg/dl）、女性＞123.8μmol/L（1.4mg/dl）或预估肾小球滤过率（eGFR）＜45ml/min]、肝功能下降、糖尿病酮症酸中毒、严重感染、缺氧或接受大型手术的患者。正在服用二甲双胍者，当eGFR在45~59ml/（min·1.73m^2）时无须停用，可以适当减量继续使用。已知肾功能下降患者需行造影检查如使用含碘对比剂时，应暂时停用二甲双胍。二甲双胍与乳酸酸中毒发生风险间的关系尚不确定，长期使用二甲双胍者应注意维生素B$_{12}$缺乏的可能性。

2. 胰岛素

（1）胰岛素在儿童中的适用人群与品种选择：胰岛素是儿童及青少年糖尿病治疗的最主要的手段。短效胰岛素（常规胰岛素）和中效胰岛素可安全用于儿童及青少年糖尿病患者。速效胰岛素类似物中，门冬胰岛素被国家食品药品监督管理部门批准用于2岁以上的儿童及青少年糖尿病患者，赖脯胰岛素的建议使用年龄为12岁以上。长效胰岛素类似物中，甘精胰岛素在国内尚未被批准用于儿童患者，而地特胰岛素被批准用于6岁以上的儿童患者。

短效胰岛素需要在餐前20~30分钟注射，是大多数患儿每天替代治疗的基本用药，适用于多种胰岛素治疗方案，也可应用预混胰岛素每日2~3次注射。速效胰岛素类似物可以在餐前即刻注射，必要时也可在进食后立即注射。应用速效胰岛素类似物治疗受饮食习惯的约束少，治疗的灵活性高，为难以规律进食的婴幼儿患者提供一种有用的选择。长效胰岛素类似物皮下注射后较NPH吸收更加缓慢、稳定，作用时间更长，能够更好地模拟生理性基础胰岛素分泌，较使用NPH的日间变异性更小，可以提供更加稳定可靠的疗效和安全性。

（2）胰岛素的不良反应：低血糖是胰岛素治疗的主要不良反应之一。儿童及青少年糖尿病患者无论是1型还是2型，都具有更长的夜间睡眠、不可预知的行为、不可预知的饮食习惯、对低血糖的感知较差、更高的胰岛素敏感性等特点，更容易发生低血糖。低血糖给糖尿病儿童带来的不仅仅是他们害怕的饥饿、头晕、昏迷，更重要的是低血糖会损害他们的认知能力。

对糖尿病儿童没有统一和一致的低血糖定义。根据《中国 2 型糖尿病防治指南（2020 年版）》，低血糖可分为 3 级：1 级低血糖：血糖 < 3.9mmol/L 且 ≥ 3.0mmol/L；2 级低血糖：血糖 < 3.0mmol/L；3 级低血糖：没有特定血糖界限，伴有意识和 / 或躯体改变的严重事件，需要他人帮助的低血糖。低血糖诊治流程见图 4-1。

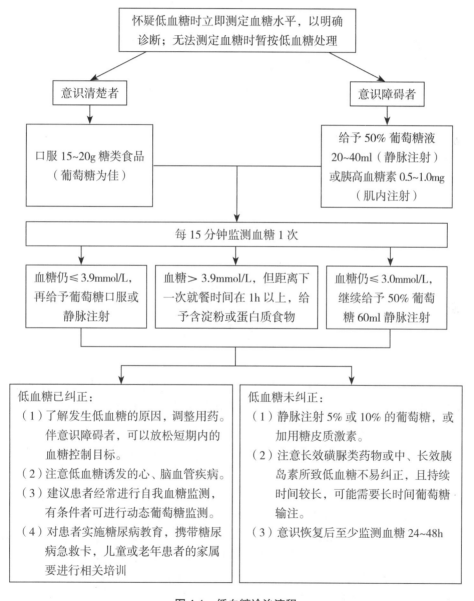

图 4-1　低血糖诊治流程

美国糖尿病学会（ADA）于 2018 年发布的《2018ADA 立场声明：儿童和青少年 1 型糖尿病》指出，减少低血糖的发生除要做到常规管理，加强糖尿病儿童和家庭的教育、血糖监测、均衡饮食和体育锻炼外，还要选择适当的治疗方案，降低低血糖的发生风险。分析胰岛素的作用模式，考虑患儿的饮食习惯，选择与患儿饮食习惯最相符的胰岛素可以减少低血糖的发生。胰岛素类似物和胰岛素泵可减少轻至中度低血糖，胰岛素类似物改善 HbA1c 的同时也可降低低血糖的发生风险，发生过严重低血糖的儿童使用胰岛素泵可获益。

胰岛素注射的局部反应包括过敏反应、脂肪增生、脂肪萎缩等。局部过敏可换用另外一种胰岛素制剂，也可使用"脱敏"法。轮换注射部位以尽量避免脂肪增生、脂肪萎缩等。勿反复使用针头以减少注射部位疼痛。瘀斑及出血在儿童中常见且较难避免，通常可以自愈。

鼓励糖尿病儿童自我注射，一般 10 岁以上的儿童可以独立完成。注射时选择皮下深层组织，45° 注射；皮下脂肪足够时也可以垂直进针。较小的儿童可选臀部外上象限，选择上臂外侧时较瘦的儿童可能注射到肌肉内。年龄小、皮下脂肪薄、周围温度以及体温较高、注射的胰岛素浓度低及注射部位深等情况下，胰岛素的吸收较快。一般腹部较大腿吸收快，腿部运动则吸收较快。脂肪量过厚或增生或者注射剂量大可导致速效胰岛素类似物的吸收减慢。

第二节　孕期糖尿病

一、疾 病 简 介

（一）分类及定义

根据《中国 2 型糖尿病防治指南（2020 年版）》，孕期糖尿病可分为孕前糖尿病（PGDM）、妊娠糖尿病（GDM）和妊娠期显性糖尿病（ODM）。

1. PGDM　指妊娠前确诊的 1 型、2 型或特殊类型糖尿病。

2. GDM　GDM 是指妊娠期间发生的不同程度的糖代谢异常，但血糖未达到显性糖尿病的水平，占妊娠糖尿病的 80%~90%。妊娠期任何时间行 OGTT，5.1mmol/L ≤空腹血糖＜ 7.0mmol/L、OGTT 1 小时血糖 ≥ 10.0mmol/L、8.5mmol/L ≤ OGTT 2 小时血糖＜ 11.1mmol/L，上述血糖值之一达标即可诊断为 GDM。但妊娠早期单纯空腹血糖＞ 5.1mmol/L 不能诊断为 GDM，需要随访。

3. ODM　也称妊娠期间的糖尿病，指妊娠期任何时间被发现且达到非妊娠人群糖尿病诊断标准：空腹血糖 ≥ 7.0mmol/L 或糖负荷后 2 小时血糖 ≥ 11.1mmol/L，或随机血糖 ≥ 11.1mmol/L。

（二）妊娠期高血糖的危害

1. **短期危害**　可造成母亲先兆子痫、早产、手术产、羊水过多、产后出血、感染等；胎儿及新生儿可发生呼吸窘迫综合征、黄疸、低钙血症、低血糖、血细胞增多；巨大儿可引发肩难产、新生儿缺氧缺血性脑病、骨折，甚至死亡等。

2. **长期危害**　母亲再次妊娠时患糖尿病的风险明显增加；代谢综合征及心血管疾病风险增加；子代发生肥胖、2 型糖尿病等代谢相关疾病的风险明显增加。

二、血糖控制原则及方案

（一）血糖控制原则

1. **饮食和运动指导**　妊娠期间的饮食原则为既能保证孕妇和胎儿的能量需要，又能维持血糖在正常范围内，而且不发生饥饿性酮症。尽可能选择低升糖指数的碳水化合物，应实行少量多餐制，每天分 5~6 餐。鼓励妊娠期运动，包括有氧运动及阻力运动，每次运动时间＜ 45 分钟。

2. **血糖监测**　血糖控制稳定或不需要胰岛素治疗的 GDM 妇女，每周至少测定 1 次全天 4 点（空腹和三餐后 2 小时）血糖。

3. **血压监测**　妊娠期的高血压疾病包括妊娠高血压及慢性高血压合并妊娠。当收缩压≥ 140mmHg 和 / 或舒张压≥ 90mmHg 时，应考虑抗高血压药治疗；常用口服降压药包括拉贝洛尔（每次 50~150mg, 3~4 次 /d）、二氢吡啶类钙通道阻滞剂、α 受体拮抗剂酚妥拉明。孕期不推荐使用 ACEI 和 ARB 类降压药。降压过程中需与产科医师密切合作，判断有无子痫前期或更重的妊娠高血压状态。

4. **体重管理**　妊娠前肥胖及妊娠期体重增加过多均是 GDM 的高危因素。需从妊娠早期即制订妊娠期的增重计划，结合基础 BMI，了解妊娠期允许增加的体重。

5. **妊娠期的降血糖药**　妊娠期首选胰岛素治疗，我国尚无二甲双胍于妊娠期应用的适应证，且口服降血糖药用于妊娠糖尿病仍缺乏长期安全性数据，故妊娠期不推荐使用口服降血糖药。

（二）孕期与哺乳期用药

考虑到孕期糖尿病的治疗往往会延续到哺乳期甚至更久，本节将这两个特殊时期糖尿病的药物治疗合并讨论。妊娠期用药不仅要对孕妇有效且无明显的不良反应，更重要的是确保药物对胚胎、胎儿和新生儿无不良影响，所以一方面要考虑药物是否能通过胎盘，另一方面要考虑通过胎盘的药物是否能对胎儿造成不良影响；哺乳期用药则需要考虑药物能否通过乳汁以及通过乳汁排泄后是否会对乳儿产生影响。

1. 妊娠期女性的药物代谢特点　妊娠期女性由于受雌、孕激素的影响，胃肠蠕动减慢、排空延迟。一方面，由于血液的稀释作用，药物在血中的浓度下降；另一方面，血浆白蛋白水平降低，药物与白蛋白的结合减少，血中的游离型药物浓度增加，通过胎盘的药物量也随之增加。妊娠期机体的脂肪含量增加，脂溶性药物在脂肪内的蓄积增加；肾脏血流增加，肾小球滤过率增加，合并GDM时肾小管吸收率也增加。

2. 胎盘对药物的转运和代谢　妊娠28周后，几乎所有药物均能通过胎盘。胎盘对药物的转运方式有扩散，如葡萄糖；主动转运，有酶的参与，如氨基酸；特殊转运，经胎盘代谢，如维生素C；物理性转运；胞吞作用，如蛋白质和抗体等。

3. 药物在胎儿体内的吸收和代谢特点　药物在胎儿体内的吸收过程主要通过胎盘、羊水吞咽、皮肤吸入等方式进行。胎儿的皮肤层血管丰富、体表面积大、吸收强，而主要的代谢器官——肝脏由于发育不成熟导致氧化解毒功能差。同时，胎儿的血脑屏障渗透性高、肾脏滤过率下降、脂肪组织少、含水量相对多，上述因素均容易导致药物蓄积。

4. 哺乳期婴儿的药物代谢特点　乳汁中的药物浓度、婴儿摄取母乳的量以及婴儿消化道对药物的吸收率决定婴儿的药物暴露量。一般认为，婴儿处在低于正常给药剂量10%的环境中是安全的。婴儿因自身的生理特点对药物的代谢和排泄与成人不同，婴儿的血浆蛋白与药物的结合率低、血脑屏障差、酶类的活性较成人低，肾小球滤过和排泄功能也远不及成人。因此，婴儿对药物的清除能力较弱，体内的药物消除半衰期也较成人延长。哺乳期时婴儿通过母乳反复摄取药物，因此不可避免地导致药物在婴儿体内不断蓄积，易发生毒性反应。

5. 妊娠期及哺乳期用药风险标示　美国食品药品管理局（FDA）于1979年首次出版了妊娠、哺乳和分娩期间用药信息标签的特殊要求，将药物对妊娠的风险分为A、B、C、D、X五类。但这个字母分类系统过于简化，对药物的风险评定过于简单，且易造成混淆，无法有效且完整囊括妊娠、生产、哺乳各时期的药物风险变化，且无法指出对于女性与男性生殖系统潜在的风险。因此美国FDA决定扬弃旧式的妊娠分级系统，制定新式的"怀孕与哺乳期标示规则"（Pregnancy and Lactation Labeling Rule，PLLR），以格式化的文字说明，取代简化的字母分类系统。

（1）妊娠期：包括妊娠、产程与分娩过程。标示规则内容包括如下四类①怀孕暴露注册试验：用于研究孕妇与新生儿服用药物或使用疫苗时的健康资讯，并与未服用药物的孕妇进行比对；②风险概要：基于人类资料的风险声明；基于动物资料的风险声明；基于药理学的风险声明；③临床考量：与疾病相关的母体和／或胚胎（胎儿）风险；在妊娠期与产后的剂量调整；对母体的不良反应；

对胎儿/新生儿的不良反应；④数据资料：人类与动物实验的资料。

（2）哺乳期：标示规则内容包括如下三类①风险概要。存在人体乳汁的药物；药物对接受哺乳儿童的影响；药物对乳汁产生与分泌的影响；风险与利益声明。②临床考量。尽量减少暴露；监测不良反应。③母乳喂养期间用药的数据资料。

（3）对女性和男性生殖系统影响：描述药品对怀孕检验、避孕建议与不孕症方面的资料。

6. 不同降血糖药在妊娠期及哺乳期的应用　我国对妊娠期及哺乳期糖尿病患者均推荐使用人胰岛素或胰岛素类似物进行治疗。目前认为，人胰岛素和胰岛素类似物在 GDM 患者中使用是安全的，因为基因重组技术生产的人胰岛素与天然胰岛素有相同的结构和功能，纯度更高，降糖作用可靠且不通过胎盘屏障，不良反应更少，也不会对孕妇的内源性胰岛素分泌造成远期影响。同时，乳汁中的胰岛素即使进入乳儿的消化道内，也会被消化、破坏，不会对乳儿产生不良影响。因此，GDM 患者使用胰岛素治疗是安全、有效的。

非胰岛素类降血糖药中，二甲双胍和格列本脲在 GDM 孕妇中应用的安全性和有效性不断被证实，但我国尚缺乏相关研究，这两种药物均未纳入我国妊娠期治疗糖尿病的注册适应证。二甲双胍可增加胰岛素的敏感性，目前的资料显示，妊娠早期应用对胎儿无致畸性，在多囊卵巢综合征的治疗过程中对早期妊娠的维持有重要作用。由于该药可以透过胎盘屏障，妊娠中晚期应用对胎儿的远期安全性尚有待证实。格列本脲是临床应用较广泛的治疗 GDM 的口服降血糖药，作用靶器官为胰腺，99% 以蛋白结合形式存在，极少通过胎盘屏障。目前临床研究显示，妊娠中、晚期 GDM 孕妇应用格列本脲与胰岛素治疗相比，疗效一致，但前者使用方便，且价格便宜。但用药后发生子痫前期和新生儿黄疸需光疗的风险升高，少部分孕妇有恶心、头痛及低血糖反应。

有研究报道胰岛素增敏剂罗格列酮在妊娠 10~12 周时可通过胎盘对胎儿的药物代谢造成影响，胎儿组织中的罗格列酮浓度为母体血药浓度的一半。因此，TZD 类药物应用于 GDM 患者的安全性有待进一步的研究。

阿卡波糖通过消化系统吸收入血液循环的量甚微，并且几乎不通过胎盘。因此，该药在 GDM 的应用上很有前途。但关于阿卡波糖治疗 GDM 的文献报道很少，故 GDM 应用的安全性、有效性还有待进一步的研究证实。

总体来说，妊娠期和哺乳期患者进行降糖治疗不仅要考虑自身的病情，还要考虑妊娠及哺乳过程中药物可能对胎儿/乳儿产生的影响。此类人群可以通过服用半衰期短的药物、维持最低服药剂量、服药前哺乳等方式将通过胎盘或进入乳汁的药物浓度降到最低，最大限度地降低药物对胎儿/乳儿的影响。虽然目前关于妊娠期和哺乳期应用口服降血糖药的研究逐年增加，但尚缺少大样本临床研究的证据,因此建议只能对适合的特例患者在严密的临床观察和监测下,确保利大于弊时使用。

三、案例分析

病情介绍:患者,女,28岁,身高160cm,体重65kg。因"停经7个月余、口干、多饮、多食4个月"入院。患者7个月前停经,于当地医院妇产科门诊诊断为"妊娠",当时未测血糖;4个月前无明显诱因出现口干、多饮、多食,偶有乏力,自诉偶有腹痛,性质描述不清,约1分钟后缓解,与大便无关,无恶心、呕吐,曾于当地医院测尿常规示尿糖3+,未引起重视。今日门诊空腹血糖6.32mmol/L,服糖后1小时血糖13.77mmol/L、2小时血糖9.35mmol/L,拟诊为"妊娠糖尿病"。患者自发病来,神志清,精神可,饮食、睡眠可,大、小便未见明显异常。患者否认其他慢性疾病及传染病病史。

体格检查:体温36.7℃,脉搏92次/min,呼吸22次/min,血压100/66mmHg。四肢无畸形,肌张力正常,双下肢轻度凹陷性水肿,无明显的静脉曲张,双足背动脉搏动可;余未见明显异常。

辅助检查:入院前门诊查空腹血糖6.32mmol/L,服糖后1小时血糖13.77mmol/L、2小时血糖9.35mmol/L。尿常规示尿蛋白0.5g/L。产科彩超示单胎晚妊(头位);脐绕颈1周(即时所见);胎盘功能I级;建议复查。入院后查生化全项示TC 6.13mmol/L,TG 5.38mmol/L,HDL-C 1.79mmol/L,LDL-C 2.45mmol/L。FPG 6.73mmol/L,HbA1c 6.7%。余未见明显异常。

入院诊断:①妊娠糖尿病;②晚期妊娠。

诊疗经过与分析:入院后给予患者糖尿病饮食,密切监测血糖变化,完善三大常规、糖化血红蛋白、胰岛功能、自动分析心电图等检查。药物治疗为地特胰岛素注射液5U于睡前皮下注射;门冬胰岛素注射液早、中、晚5U-5U-4U于三餐前皮下注射。根据患者的空腹血糖及餐后血糖水平,逐步调整胰岛素用量。入院7日后患者血糖控制稳定,未诉明显不适,病情好转出院。出院医嘱为地特胰岛素注射液9U于睡前皮下注射;门冬胰岛素注射液早、中、晚7U-7U-8U于三餐前皮下注射。嘱糖尿病饮食、坚持锻炼。患者住院期间的血糖监测结果见表4-4。

表4-4 入院后的血糖监测结果(单位:mmol/L)

日期*	早餐前	早餐后	午餐前	午餐后	晚餐前	晚餐后	睡前	其他
d1	—			10.9	8.3	9.4	8.8	8.2(2:00)
d2	7.4	10.1	9.0	10.7	8.5	9.8	8.6	—

日期[*]	早餐前	早餐后	午餐前	午餐后	晚餐前	晚餐后	睡前	其他
d3	8.2	10.1	8.3	10.1	8.1	9.2	8.1	—
d4	7.9	9.5	8.2	9.2	7.6	9.2	6.9	—
d5	5.9	7.6	5.3	8.4	6.1	8.2	7.2	—
d6	4.9	6.9	5.1	6.8	5.2	7.2	5.0	—

注：[*]日期下 d 后加数字表示入院第几天，如 d1 表示入院第 1 天。

本患者妊娠期间的生活方式管理至关重要，主要包括合理饮食与适当运动。另外，自我血糖监测与胰岛素的使用也是纠正高血糖的重要环节。

四、药学监护要点

(一)血糖水平监护要点

所有类型的妊娠糖尿病的血糖控制目标为空腹血糖＜5.3mmol/L、餐后1小时血糖＜7.8mmol/L、餐后 2 小时血糖＜6.7mmol/L。妊娠期的血糖控制必须避免低血糖。1 型糖尿病的低血糖风险最高，其次为 2 型糖尿病和妊娠期显性糖尿病，GDM 的低血糖风险最低。妊娠期的血糖＜4.0mmol/L 为血糖偏低，需调整治疗方案；血糖＜3.0mmol/L 则必须即刻给予处理。

(二)饮食治疗监护要点

饮食治疗既要控制血糖，避免因血糖过度升高致胎儿畸形；又要照顾到胎儿的营养需要，使胎儿正常发育；还要避免热量控制过于严格，造成饥饿性酮症。每天摄入的总能量应根据不同的妊娠前体重和妊娠期的体重增长速度而定。妊娠早期应保证不低于 1 500kcal/d（1kcal=4.184kJ），晚期不低于 1 800kcal/d。推荐饮食中的碳水化合物摄入量以占总能量的 50%~60% 为宜，每天碳水化合物不低于 150g 对维持妊娠期血糖正常更为合适；推荐蛋白摄入量占总能量的15%~20%，以满足患者妊娠期生理调节及胎儿生长发育之需；脂肪摄入量占总能量的 25%~30%。膳食纤维推荐摄入量为 25~30g/d。少量多餐、定时定量进餐，每天分 5~6 餐。早、中、晚三餐的能量应分别控制在每天摄入总能量的10%~15%、30% 和 30%；每次加餐的能量可以占 5%~10%，有助于防止餐前过度饥饿。

饮食治疗过程应与胰岛素应用密切配合，防止发生低血糖。膳食计划必须实现个体化，应根据文化背景、生活方式、经济条件和受教育程度进行合理的膳食安排和相应的营养教育。

(三)运动治疗监护要点

运动疗法可降低妊娠期基础胰岛素抵抗,是 GDM 的综合治疗措施之一,每餐 30 分钟后进行中等强度的运动对母儿无不良影响。选择一种低至中等强度的有氧运动(又称耐力运动),主要指由机体大肌肉群参加的持续性运动。步行是常用的简单有氧运动,可自 10 分钟开始,逐步延长至 30 分钟,其中可穿插必要的间歇,建议餐后运动。适宜的频率为每周 3~4 次。运动治疗时应注意下列事项:

(1)运动前行心电图检查以排除心脏疾患,并需确认是否存在大血管和微血管并发症。

(2)GDM 运动疗法的禁忌证:1 型糖尿病合并妊娠、心脏病、视网膜病变、多胎妊娠、宫颈功能不全、先兆早产或流产、胎儿生长受限、前置胎盘、妊娠高血压疾病等。

(3)防止低血糖反应和延迟性低血糖:进食 30 分钟后再运动,每次运动时间控制在 30~40 分钟,运动后休息 30 分钟。血糖水平< 3.3mmol/L 或> 13.9mmol/L 者停止运动。运动时应随身携带饼干或糖果,有低血糖征兆时可及时食用。

(4)运动期间出现以下情况应及时就医:腹痛、阴道流血或流液、憋气、头晕眼花、严重头痛、胸痛、肌无力等。

(5)避免清晨空腹未注射胰岛素之前进行运动。

(四)降血糖药治疗监护要点

1. 胰岛素治疗

(1)胰岛素应用时机:妊娠糖尿病患者经饮食治疗 3~5 天后,测定 24 小时的末梢血糖(血糖轮廓试验),包括夜间血糖、三餐前和三餐后 2 小时血糖及尿酮体。如果空腹或餐前血糖≥ 5.3mmol/L(95mg/dl),或餐后 2 小时血糖≥ 6.7mmol/L(120mg/dl),或调整饮食后出现饥饿性酮症,增加热量摄入后血糖又超过妊娠期标准者,应及时加用胰岛素治疗。

(2)胰岛素的选择:可应用于妊娠期的胰岛素类型包括所有的人胰岛素(短效、NPH 及预混人胰岛素)和胰岛素类似物(门冬胰岛素、赖脯胰岛素、地特胰岛素)。由于妊娠期胎盘胰岛素抵抗导致的餐后血糖升高更为显著的特点,预混胰岛素的应用存在局限性,不作为常规推荐。

(3)胰岛素治疗方案:最符合生理要求的胰岛素治疗方案为基础胰岛素联合餐前超短效或短效胰岛素。基础胰岛素的替代作用可持续 12~24 小时;而餐前胰岛素起效快、持续时间短,有利于控制餐后血糖。应根据血糖监测结果,选择个体化的胰岛素治疗方案。

(4)妊娠过程中机体对胰岛素需求的变化:妊娠中、晚期对胰岛素需要量有不同程度的增加,妊娠 32~36 周的胰岛素需要量达高峰,妊娠 36 周后稍下降,应根据个体的血糖监测结果,不断调整胰岛素用量。

2. 口服降血糖药在 GDM 患者中的应用　口服降血糖药二甲双胍和格列本脲在 GDM 患者中应用的安全性和有效性不断被证实,但在我国这 2 种口服降血糖药均未纳入妊娠期治疗糖尿病的适应证。生活方式干预 + 二甲双胍可用于育龄期 2 型糖尿病患者,以及胰岛素抵抗严重、应用二甲双胍诱导排卵的多囊卵巢综合征(PCOS)患者,可在服用二甲双胍的基础上妊娠,妊娠后停用二甲双胍。如妊娠期有特殊原因需要继续服用二甲双胍的患者,应在充分告知妊娠期使用二甲双胍的利弊的前提下,在应用胰岛素的基础上加用二甲双胍。

第三节　老年糖尿病

一、疾 病 简 介

老年糖尿病是指年龄 ≥ 60 岁(WHO 界定为年龄 ≥ 65 岁),包括 60 岁以前诊断和 60 岁以后诊断的糖尿病患者。老年人是糖尿病防治的重点人群。老年糖尿病的治疗目标是减少急、慢性并发症导致的伤残和早亡,改善生存质量,提高预期寿命。

流行病学调查数据显示,我国 60 岁以上的老年人占总人口的比例正逐年增加,2000 年为 10%,2006 年增加到 13%;而在 2008 和 2013 年的调查中,60 岁以上的老年人糖尿病患病率均在 20% 以上。根据《中华人民共和国2019 年国民经济和社会发展统计公报》的数据,截至 2019 年末,我国 60 岁及60 岁以上的老年人口有 2.5 亿,占总人口数的 18.1%;65 岁以上的人口有1.76 亿,占 12.6%。我国流行病学调查数据显示,2007—2008 年老年人群的糖尿病患病率为 20.4%,2010 年为 22.86%,另有数量相近的糖耐量减低人群;2019 年的数据显示,我国 65 岁及以上的老年糖尿病患者数约 3 550 万,居世界首位,占全球老年糖尿病患者的 1/4,且呈现上升趋势。由于老年糖尿病患者通常伴发多种疾病,需要应用多种治疗药物,因此需要关注和了解药物间的相互作用和影响,避免不合理用药。

老年糖尿病具有下列特点:

1. 2 型糖尿病是我国老年糖尿病的主要类型。

2. 老年糖尿病患者的异质性大,其患病年龄、病程、身体基础健康状态、各脏器和系统功能、并发症与合并症、合并用药情况、经济状况及医疗支持、治疗意愿、预期寿命等差异较大。

3. 60 岁前诊断的老年糖尿病患者的病程较长,合并糖尿病慢性并发症及合并症的比例高。60 岁以后新发糖尿病患者的症状多不典型,血糖相对易于控制,存在糖尿病并发症的比例相对较低,但合并多代谢异常及脏器功能受损的情况多见。

4. 随着年龄增加,老年糖尿病患者的日常生活能力下降,听力、视力、认知能力、自我管理能力降低,运动能力及耐力下降,加之肌肉含量减少及身体平衡能力下降,更容易出现运动损伤及跌倒。

5. 老年糖尿病急性并发症的临床症状不典型,常同时与其他疾病伴发,易被误诊或漏诊。

6. 老年糖尿病患者发生低血糖的风险增加,且对低血糖的耐受性差,更容易发生无意识性低血糖、夜间低血糖和严重低血糖,出现严重不良后果。

7. 老年糖尿病患者常伴有动脉粥样硬化性心血管疾病(ASCVD)的危险因素聚集,如肥胖、血脂异常、高血压、高尿酸血症、高凝状态、高同型半胱氨酸血症等,心、脑、下肢血管等大血管病变的患病率高。

8. 老年糖尿病患者易于合并存在肿瘤、呼吸、消化系统等伴随疾病。

9. 老年糖尿病患者常为多病共存,需要应用多种治疗药物,需要关注和了解药物间的相互作用和影响,避免不合理用药。

二、血糖控制原则及方案

(一)老年人群的药动学特点

随着年龄增加,老年人的胃肠蠕动和胃排空速率均减慢、张力降低、胃酸分泌减少、胃液 pH 升高,导致酸性药物的排泄增多、吸收减少;同时,老年人因胃肠道血流减少,药物吸收也会相应减少。老年人的脂肪含量增加,使脂溶性药物的分布容积增大,作用时间延长,药物容易引起蓄积。老年人的肝微粒体药物代谢酶活性降低,肝血流量和容积减少,使得药物的转化速率减慢、首过效应和药物诱导作用减弱、药物代谢及灭活能力降低、半衰期延长、血药浓度升高。肾脏是药物排泄的最主要的器官,老年人的肾脏结构和功能也相应减退。因此,主要经肾脏清除的药物在老年人体内的清除减慢、半衰期延长、肾清除率下降,也容易蓄积中毒。具体影响药物 PK 的老龄化生理性改变因素见表 4-5。

表 4-5 影响药物 PK 的老龄化生理性改变因素

器官组织	生理性改变
整体	体重、基础代谢率、机体的水分比例下降;机体的脂肪比例增加
循环系统	心输出量下降;相关组织灌注改变;血浆蛋白结合率下降

器官组织	生理性改变
消化道	胃酸分泌量、胃肠排空率、胃肠蠕动性、血流速度、吸收面积、消化道代谢能力均下降
肝脏	肝质量、血流速度、白蛋白合成能力下降
肾脏	肾小球滤过率、肾小管功能下降
肺	肺活量下降

1. 药物的吸收和生物利用度　通常来说,消化道黏膜未受到显著损伤的老年人,药物的吸收基本不会受到影响。对于存在首过效应的药物,一部分在老年患者中的口服生物利用度可能发生改变,这与机体内影响药物吸收的 P 糖蛋白(P-glycoprotein, P-gp)的活性改变有关,但该结论目前还存在一定争议。

2. 药物的分布　老年人群的体脂量增加,机体的含水量下降,会影响药物的分布容积。亲水性药物在体内的分布容积下降,导致血药浓度上升;亲脂性药物则相反。因此,在使用这些药物时,需要根据药物的水、脂溶性增加或减少10%~20% 的剂量。此外,老年人群的血浆蛋白结合率下降 15%~25%,因此蛋白结合率高的药物在血浆中的游离型药物浓度增加。

3. 药物的肝脏代谢　随着年龄增加,肝脏的体积缩小、血流减少,从而影响老年人群的药物经肝脏清除,尤其是合并糖尿病并发症、多药并用、有吸烟史、基础状况差的人群。影响药物代谢的肝细胞色素 P450 的活性也会随年龄增加而下调,而肾功能减退也会影响药物经肝脏的代谢过程,如肾功能不全时 CYP2C19、CYP3A4 等酶对一些药物的代谢能力显著下降。

4. 药物的肾脏清除　在 30~90 岁时,正常的肾脏重量会逐渐缩小至原来的70%,肾小球的损失量可达 60% 甚至更多,同时伴随片状肾小管萎缩、肾间质纤维化以及肾动脉硬化等。因此,即使未合并任何肾脏疾病,老年人群的肾小球滤过率和肾脏血流量也在下降。这一系列的生理性改变则导致肌酐清除率及以原型经肾脏排泄的药物清除率的持续降低,影响一些药物的清除。老年人群往往伴发疾病较多,当该群体在肾损害的情况下同时合并高血压、糖尿病等疾病时,由于高龄人群的肌酐清除率平均水平往往低于 40ml/min,一些常见的降血糖药就会对机体产生潜在毒性,诱发低血糖。

(二)老年人群降糖治疗的原则

1. 综合评估病情　综合评估老年糖尿病患者的健康状况是确定个体化血

糖控制目标和治疗策略的基础。对相对健康的老年糖尿病患者,可使用低血糖风险低的口服降血糖药治疗,考虑将 HbA1c 控制到接近正常水平;对健康中度受损或健康状态差的老年糖尿病患者,可以酌情放宽血糖控制目标,但应避免高血糖引发的症状及可能出现的急性并发症。

2. 降血糖药应用原则　以结构性和功能性改变为特点的老龄化过程使得机体内环境稳态程度下降。随着年龄增加,机体内环境失衡以及器官的灵活适应性丧失也随之出现,身体成分改变、肝肾功能衰退都会影响药物在体内的PK/PD。老年人群用药的主要目的是降低疾病的发病率、延长寿命,在尽可能减少药物副作用的基础上提高生存质量。因此,老年糖尿病患者的降糖治疗应该是在安全前提下的有效治疗,根据患者的降糖目标、现有的血糖情况、重要脏器功能和经济承受能力等选择合理、便利、可行的降血糖药。

在降糖治疗的过程中,低血糖的发生对老年患者的不良影响显著高于年轻患者,有时甚至是致命的。因此,老年患者应尽量避免使用降糖效果极强、作用时间长、低血糖纠正困难、可能给患者带来严重不良后果的药物(如格列本脲),应根据患者的降糖目标、目前的血糖特点、脏器功能等因素制订合理的降糖方案,考虑首选低血糖风险较小的降血糖药,如二甲双胍、α- 葡糖苷酶抑制药、DPP-4 抑制剂、SGLT-2 抑制剂等。此外,要充分评估老年患者的身体状况,避免使用可能产生潜在不良影响的药物。肾功能减退的老年患者要慎用主要经肾脏排泄的药物(如二甲双胍),心力衰竭患者要慎用加重心脏负荷的药物,骨质疏松患者(以老年女性为主)要慎用影响骨代谢的药物(如TZD),严重缺氧状态下要慎用可能导致乳酸增高的药物(双胍类)等。对胰岛素的使用,要充分评估老年患者胰岛素治疗的获益、操作的便利性和用药过程中可能出现的问题,患者的视力、双手精细配合操作的能力、出现低血糖时的自我应对能力等也是需要考虑的因素。老年糖尿病的药物治疗复杂,涉及多个方面的因素,需要更多的人文关怀,应全面评估后慎重权衡治疗的获益与风险。

三、案 例 分 析

病情介绍:患者,女,78 岁,身高 167cm,体重 73.5kg。因"口干、多饮、多尿 17 年"入院。患者于 17 年前无明显诱因出现口干、多饮症状,每天的饮水量明显增多(具体不详),尿量随之增多(具体不详),并伴有多食,至当地医院诊断为"2 型糖尿病",未予治疗。13 年前开始口服"二甲双胍""消渴丸"降糖治疗,口干、多饮、多尿症状略有好转,未监测血糖。后因胃部不适停用二甲双胍,换用"阿卡波糖片,一次 50mg,一日 3 次"控制血糖,未监测血糖。3 年前改为"甘精胰岛素注射液 12U，每晚睡前皮下注射、阿卡波糖片一次 50mg，一日 3 次；格列喹酮片一次 30mg，一日 3 次"，空腹血糖 6~9mmol/L，餐后血糖未监测。1 年前改为"甘精胰岛素注射液 10U q.n.i.h.、阿卡波糖片 50mg，一日 3 次；瑞格列奈片早 2mg- 中 2mg- 晚 1mg"，诉平日空腹血糖 6.0~10.0mmol/L、餐后 2 小时血糖 9.0~24.0mmol/L。患者诉近 3 个月来有视物模糊，有四肢肢端麻木 1 年，食纳、睡眠一般，小便如前述，大便正常，近期体重无变化。

患者既往原发性高血压病史 20 年，血压最高达 180/100mmHg，规律口服"苯磺酸氨氯地平片 5mg，一日 1 次"，自诉血压控制可。右眼白内障病史 1 年；阑尾炎切除手术史 25 年，椎间盘膨出症开窗减压手术史 20 年，左眼白内障切除 + 人工晶状体植入、青光眼减压手术史 1 年；既往无结核病史，无肝炎病史，无外伤史，无输血史；否认药物、食物过敏史；预防接种史不详。

体格检查：体温 36.4℃，脉搏 109 次 /min，呼吸 20 次 /min，血压 117/70mmHg。神志清，精神可；甲状腺无肿大，无压痛；心、肺（-）；腹平软，右下腹可见长约 5cm 的陈旧性手术瘢痕；腰部正中可见一长约 20cm 的陈旧性手术瘢痕；双下肢无水肿；双侧足背动脉搏动良好，双足温、触觉尚可。

辅助检查：生化全项示 GPT 44.4U/L，GOT 38.7U/L，FPG 10.27mmol/L，TG 6.5mmol/L，TC 5.71mmol/L，HDL-C 0.71mmol/L，LDL-C 2.77mmol/L，糖化血清蛋白 290μmol/L，HbA1c 9.5%；甲状腺功能五项示 TSH 5.04mIU/L，FT_3 4.05pmol/L，FT_4 16.00pmol/L，甲状腺球蛋白抗体 283.6IU/ml，甲状腺过氧化物酶自身抗体 67.09 IU/ml；胰岛功能示血清空腹胰岛素 9.51μIU/ml，空腹 C- 肽 644.10pmol/L，餐后 2 小时胰岛素 31.68μIU/ml，餐后 2 小时 C- 肽 1 717.00pmol/L；24 小时尿蛋白 151mg，24 小时尿微量白蛋白 42.8mg。胸片示两肺纹理稍增多，心影增大。神经传导速度示左侧正中神经、右侧尺神经 CMAP 传导速度减慢，左侧腓总神经、左侧胫神经 CMAP 传导速度减慢、波幅降低、潜伏期延长，右侧胫神经 CMAP 传导速度减慢，左侧腓浅神经 SNAP 传导速度减慢；提示多发性周围神经损害，以运动神经为主。腹部 B 超示脂肪肝声像图。

入院诊断：①2 型糖尿病；②高血压病 3 级（极高危）；③右眼白内障；④左眼白内障术后。

诊疗经过与分析：入院后给予患者糖尿病饮食，严密监测血压、血糖，完善生化全项、心电图、胰岛功能、神经传导速度等相关检查及糖尿病相关并发症筛查。药物治疗为①降糖：甘精胰岛素注射液 10U 于睡前皮下注射；门冬胰岛素注射液 8U-8U-8U 于三餐前皮下注射。根据患者的血糖监测水平波动情况，逐步调整为甘精胰岛素注射液 18U 于睡前皮下注射 + 门冬胰岛素注射液 14U-8U-8U 于三餐前皮下注射。②降压：苯磺酸氨氯地平片，一次

5mg,一日1次。③抗血小板:阿司匹林肠溶片,一次0.1g,一日1次。④调脂:非诺贝特胶囊一次200mg,一日1次。入院第7天复查肝功能及血脂,TG 2.08mmol/L,LDL-C 3.12mmol/L,停用非诺贝特胶囊,改为阿托伐他汀钙片,一次10mg,一日1次。⑤营养神经:甲钴胺片一次0.5mg,一日3次。

经过10天的综合治疗,患者的血糖、血压控制可,相关检查已完善,降糖方案已确定,予以出院。出院诊断为2型糖尿病、高血压病3级(很高危)、右眼白内障、左眼白内障术后、糖尿病周围神经病变、非酒精性脂肪肝、颈动脉粥样硬化、高脂血症。出院后给予甘精胰岛素注射液10U于睡前皮下注射联合门冬胰岛素注射液早14U-中8U-晚8U于餐前5分钟皮下注射,苯磺酸氨氯地平片,一次5mg,一日1次,甲钴胺片一次0.5mg,一日3次,阿托伐他汀钙片,一次10mg,一日1次。患者入院后的血糖、监测结果见表4-6。

表4-6 住院期间的血糖监测结果(单位:mmol/L)

日期*	早餐前	早餐后	中餐前	中餐后	晚餐前	晚餐后	睡前	其他
d1	—	—		17.2	15.0	12.6	12.1	15.6(9:30)
d2	10.3	—		19.1	7.6	10.1	8.9	
d3	11.9	18.9	14.8	15.9	9.9	16.9	14.7	—
d4	11.2	22.2	18.7	11.6	7.3	8.4	9.7	
d5	6.8	—	—	9.2	12.4	20.3	15.0	9.7(9:00)
d6	7.5	12.0	9.4	8.5	5.6	9.8	10.3	—
d7	7.1	15.9	12.2	11.8	10.6	11.9	11.3	
d8	7.4	16.4	16.2	4.1	5.8	15.4	10.2	
d9	7.8	10.7	6.9	6.5	7.5	9.2	8.7	
d10	4.6	8.7	6.0	4.8	5.6	10.2	7.3	
d11	6.4	—						

注:*日期下d后加数字表示入院第几天,如d1表示入院第1天。

老年糖尿病患者的实际个体情况差异很大,应在对其进行全面评估的基础上,遵循个体化原则制订血糖、血压等指标的目标值与药物治疗方案。尤其是老年人群相当一部分是多病并存、多重用药,应警惕药物之间的相互作用,在疾病控制的前提下尽量减少用药品种。

四、药学监护要点

(一)血糖水平监护要点

老年糖尿病患者的血糖控制应遵循个体化原则,选择不同的控制标准。具体见表4-7。

表4-7 老年糖尿病患者的血糖控制目标

血糖监测指标	未使用低血糖风险较高的药物			使用低血糖风险较高的药物		
	良好	中等	差	良好	中等	差
HbA1c/%	< 7.5	< 8.0	< 8.5	7.0~7.5	7.5~8.0	8.0~8.5
空腹或餐前血糖 /(mmol/L)	5.0~7.2	5.0~8.3	5.6~10.0	5.0~8.3	5.6~8.3	5.6~10.0
睡前血糖 /(mmol/L)	5.0~8.3	5.6~10.0	6.1~11.1	5.6~10.0	8.3~10.0	8.3~13.9

充分了解老年糖尿病患者的血糖控制水平,对于为患者制订个性化治疗方案至关重要。了解患者的血糖控制水平包括总体水平(HbA1c是最好的证据)、实际血糖波动情况(幅度大小和影响因素)、血糖变化的特点(以空腹或餐后血糖升高为主,短期还是长期高血糖);影响血糖控制的因素包括饮食和运动情况、现有降血糖药的应用(剂量、方法)、低血糖的发生风险等。要求和督促患者自测血糖,首先推荐监测早、晚餐前血糖(最基本的监测点),根据需要测定三餐前和三餐后2小时加晚睡前血糖(全天血糖监测),获知患者血糖变化的类型,为调整降糖治疗打好基础。

对新就诊的老年糖尿病患者,有条件时可与血糖检测同步测定患者的血浆胰岛素和/或C-肽浓度,结合病程、血糖变化情况了解患者的胰岛 β 细胞分泌水平,有助于选择合适的降血糖药。

(二)降血糖药治疗监护要点

1. 二甲双胍 目前临床上使用的双胍类药物主要是二甲双胍。双胍类药物的主要药理作用是通过减少肝脏葡萄糖输出和改善外周胰岛素抵抗而降低血糖。许多国家和国际组织制定的糖尿病诊治指南中均推荐二甲双胍作为2型糖尿病患者控制高血糖的一线用药和药物联合中的基本用药。年龄不是使用二甲双胍的禁忌证,但老年患者即使肌酐水平正常,因其肌肉量减少、肌酐清除率下降,用药期间仍应注意监测肾功能。单独使用二甲双胍不导致低血糖,但二甲双胍与胰岛素或胰岛素促泌剂联合使用时可增加低血糖的发生风险。二甲双胍的主要不良反应为胃肠道反应,主要表现为食欲缺乏、恶心、呕吐、胃胀、腹痛、腹泻等,从小剂量起始并逐渐加量是减少其不良反应的有效方法。双胍类药物禁用于肾功能下降 [血肌酐水平男性＞ 132.6μmol/L（1.5mg/dl）、女性＞ 123.8μmol/L（1.4mg/dl）或 eGFR ＜ 45ml/min]、肝功能下降、严重感染、缺氧或接受大型手术的患者。正在服用二甲双胍者,当 eGFR 在 45~59ml/（min·1.73m^2）时无须停用,可以适当减量继续使用。长期使用二甲双胍者应注意维生素 B$_{12}$ 缺乏的可能性。

2. α- 葡糖苷酶抑制药　α- 葡糖苷酶抑制药的常见不良反应为胃肠道反应,如腹胀、排气等。从小剂量开始,逐渐加量可减少不良反应。单独服用本类药物通常不会发生低血糖。用 α- 葡糖苷酶抑制药的患者如果出现低血糖,治疗时需使用葡萄糖或蜂蜜,而食用蔗糖或淀粉类食物纠正低血糖的效果差。

3. DPP-4 抑制剂　DPP-4 抑制剂通过抑制 DPP-4 的活性而减少 GLP-1 在体内的失活,使内源性 GLP-1 水平升高。GLP-1 以葡萄糖浓度依赖性方式增强胰岛素分泌,同时抑制胰高血糖素分泌。DPP-4 抑制剂的低血糖风险很小,耐受性和安全性比较好,不增加体重,对于老年患者有较多获益。

4. 磺酰脲类药物　对老年患者来说,这类药物的低血糖风险相对较大,其中格列本脲的低血糖风险最大,不宜用于老年患者。对于肝肾功能正常的老年糖尿病患者,可考虑选择每日 1 次的磺酰脲类药物,或根据血糖谱的特点选择中、短效磺酰脲类药物。缓释(如格列齐特)和控释(格列吡嗪)的包装剂型每日服用 1 次,且体内药物浓度平缓,低血糖事件的发生率较低,推荐老年患者选用。轻至中度肾功能下降患者可考虑选择格列喹酮。

5. 格列奈类药物　此类药物需餐前服用,起效快、半衰期较短,可单独使用或与其他降血糖药联合应用(与磺酰脲类降血糖药联合应用需慎重)。格列奈类药物的常见不良反应是低血糖和体重增加,但低血糖的发生风险和程度较磺酰脲类药物轻。格列奈类药物可以在肾功能下降患者中使用,瑞格列奈(从胆汁排出)较那格列奈受肾功能的影响更小。

6. 噻唑烷二酮类药物　TZD 单独使用时不导致低血糖,但与胰岛素或胰岛素促泌剂联合使用时可增加低血糖的发生风险。体重增加和水肿是 TZD 的常见不良反应,这些不良反应在与胰岛素联合使用时表现得更加明显。TZD 的使用与骨折和心力衰竭风险增加相关。老年患者的上述风险增加,故有心力衰竭(纽约心脏学会心功能分级为 II 级以上)、严重骨质疏松和骨折病史的老年糖尿病患者应禁用本类药物。

7. SGLT-2 抑制剂　SGLT-2 抑制剂与其他口服降血糖药比较,其降糖疗效与二甲双胍相当。该药物可使主要心血管不良事件和肾脏事件复合终点发生和发展的风险显著下降,心力衰竭住院率显著下降。SGLT-2 抑制剂单独使用时不增加低血糖的发生风险,联合胰岛素或磺酰脲类药物时可增加低血糖的发生风险。SGLT-2 抑制剂的常见不良反应为泌尿生殖系统感染,罕见的不良反应包括酮症酸中毒(主要发生在 1 型糖尿病患者),可能的不良反应包括急性肾损害(罕见)、骨折风险(罕见)等。

8. 胰岛素　胰岛素治疗是控制高血糖的重要手段。在某些时候,尤其是病程较长时,胰岛素治疗可能是最主要的,甚至是必需的血糖控制措施。胰岛素的主要不良反应为低血糖和体重增加。由于老年人群的特殊性,在使用胰岛素进行降糖治疗前应该认真考虑低血糖的风险。开始胰岛素治疗的患者均应通过接受有针对性的教育来掌握胰岛素治疗相关的自我管理技能,了解低血糖发生的危险因素、症状以及掌握自救措施。胰岛素的使用会导致体重增加,尤其用量在 40U/d 以上者,可考虑联合口服降血糖药(二甲双胍、α- 葡糖苷酶抑制药)。视力或者手部灵活性欠佳可能是一些老年人使用胰岛素治疗的障碍。胰岛素笔虽然使用比较方便,但是与药瓶和注射器相比价格较高。使用胰岛素治疗的患者通常需要更多的血糖监测,也会增加一部分治疗负担。

9. GLP-1 受体激动剂　GLP-1 受体激动剂可有效降低血糖,并有显著降低体重和改善 TG、血压和体重的作用。单独使用 GLP-1 受体激动剂不明显增加低血糖的发生风险。GLP-1 受体激动剂可以单独使用或与其他降血糖药联合使用。GLP-1 受体激动剂的常见不良反应为胃肠道症状(如恶心、呕吐等),主要见于初始治疗时,不良反应可随治疗时间延长逐渐减轻。比较瘦弱、有胰腺炎病史者的老年患者须慎用,肾功能不全患者用药时需要减量。

(三)合并症治疗药物监护要点

老年糖尿病患者常合并其他代谢异常,在综合评估治疗风险的基础上,应根据老年糖尿病的特点,选择合适的血压、血脂、血尿酸及体重控制目标。老年糖尿病患者常为多病共存,需要应用多种治疗药物,治疗时需要关注和了解药物间的相互作用和影响,并监测相应指标,及时调整治疗。

1. 抗高血压药治疗监护要点　高血压是糖尿病的常见并发症或伴发病之一。根据《中国高血压防治指南(2018 年修订版)》,考虑到老年或伴严重冠心病的糖尿病患者的血压过低会对其产生不利影响,可采取相对宽松的降压目标值,血压控制目标可放宽至 < 150/90mmHg。如能耐受,可进一步降至 < 140/90mmHg(Ⅱa,B),年龄 > 80 岁的老年人应降至 < 150/90mmHg(Ⅱa,B);对伴有白蛋白尿的老年患者舒张压不宜低于 60mmHg。

生活方式干预是控制高血压的重要手段,主要包括健康教育、合理饮食、规律运动、戒烟限盐、控制体重、限制饮酒、心理平衡等。

糖尿病患者的血压≥ 140/90mmHg 时可考虑开始药物降压治疗;糖尿病患

者的血压≥160/100mmHg 或高于目标值20/10mmHg 时应立即开始抗高血压药治疗,并可以采取联合治疗方案。选择抗高血压药时应综合考虑降压疗效、对心脑肾的保护作用、安全性和依从性以及对代谢的影响等因素。5 类抗高血压药(ACEI、ARB、利尿药、钙通道阻滞剂、β 受体拮抗剂)均可用于糖尿病患者,其中 ACEI 或 ARB 为首选药物。为达到降压目标,通常需要多种抗高血压药联合应用。联合用药推荐以 ACEI 或 ARB 为基础的抗高血压药治疗方案,可以联合钙通道阻滞剂、小剂量利尿药或选择性 β 受体拮抗剂,禁止与 ACEI 与 ARB 联合使用。在联合方案中更推荐固定复方制剂(如 ARB/ 钙通道阻滞剂、ARB 或 ACEI/ 利尿药),固定复方制剂在疗效、依从性和安全性方面均优于上述药物自由联合。

应用 ACEI 治疗前,应检测血钾、血肌酐以及 eGFR。给药由小剂量开始,在患者可耐受的前提下,逐渐上调至标准剂量。治疗2~4 周后应评价疗效并复查血钾、血肌酐与 eGFR,若发现血钾升高(>5.5mmol/L)、eGFR 降低>30% 或血肌酐增高>30%,应减少药物剂量并继续监测,必要时停药。出现干咳、低血压等不良反应时应积极处理,避免引起患者治疗的依从性下降。双侧肾动脉狭窄、血管神经性水肿、高钾血症(血钾>6.0mmol/L)者禁用。

应用 ARB 严密监测血钾、血肌酐水平及 GFR 的变化,血肌酐水平≥265μmol/L(3mg/dl)者慎用 ARB。单侧肾动脉狭窄患者使用 ARB 应注意患侧及健侧肾功能变化。ARB 致咳嗽的发生率远低于 ACEI,仍有极少数患者出现咳嗽。高血钾或双侧肾动脉狭窄患者禁用 ARB。

钙通道阻滞剂(CCB)可用于各年龄段、各种类型的高血压患者,疗效的个体差异较小,只有相对禁忌证,没有绝对禁忌证。二氢吡啶类 CCB 有明确的血管扩张作用,短、中效 CCB 在降压的同时会出现反射性心率加快,故应尽量使用长效制剂,其降压平稳、持久有效、不良反应小,患者的耐受性好、依从性高。相对禁用于高血压合并快速性心律失常的患者。由于非二氢吡啶类 CCB 的心脏亲和性及其对心肌、窦房结功能、房室传导的负性肌力和负性传导作用,维拉帕米与地尔硫䓬禁用于二～三度房室传导阻滞患者,并相对禁用于心力衰竭患者。非二氢吡啶类 CCB 与 β 受体拮抗剂联用可诱发或加重缓慢性心律失常和心功能不全。

尽管 β 受体拮抗剂可能会降低机体对胰岛素的敏感性,对于合并糖尿病的患者可能掩盖其低血糖症状,一般不作为一线用药,但联合用药控制血压很有效,特别是在同时合并冠心病及心功能不全的治疗中仍建议使用。高选择性 β 受体拮抗剂(美托洛尔、阿替洛尔、比索洛尔等)及兼具 α、β 受体双重拮抗作用(对糖脂代谢的影响较小)的卡维地洛、阿罗洛尔可考虑优先使用。β 受体拮抗剂禁用于合并支气管哮喘、二度及二度以上房室传导阻滞、严重心动过缓的患者。老年人、肥胖者、糖代谢异常者、卒中、间歇性跛行、严重的慢性阻塞性肺疾病患者不适宜首选β受体拮抗剂。对于伴心力衰竭的患者,β受体拮抗剂均应由极小剂量起始;如患者能够耐受,每隔2~4周剂量加倍,直至达到心力衰竭治疗所需的目标剂量或最大耐受剂量。

由于单独使用利尿药治疗往往仅能使一小部分高血压患者的血压达标,多数患者需要联合用药。利尿药与β受体拮抗剂联合应用可能增加糖尿病易感人群的新发糖尿病风险,因此应尽量避免这2种药物联合使用。联合应用小剂量利尿药与其他抗高血压药(如ACEI、ARB或CCB)较足量单药治疗的降压效果更明显,且不良反应小、临床获益多。如2种药物联用时血压仍不达标,则需换用另外2种药物或联用3种药物,此时推荐选用有效剂量的ACEI或ARB、CCB及利尿药联用。噻嗪类利尿药联合ACEI/ARB可降低其导致的低钾血症及影响糖代谢的不良作用。痛风患者慎用噻嗪类利尿药,高血钾与肾衰竭患者禁用醛固酮受体拮抗剂。此外,长期大剂量应用利尿药单药治疗时还需注意其导致电解质紊乱、糖代谢异常、高尿酸血症、直立性低血压等不良反应的可能性。

α受体拮抗剂对血脂紊乱、糖代谢、胰岛素抵抗均有改善作用,但老年患者更易出现直立性低血压,应予特别注意。患者初始用药时最好于睡前服用。服药过程中需监测立位血压,预防直立性低血压的发生。α受体拮抗剂常见恶心、呕吐、腹痛等胃肠道症状,所以高血压合并胃炎、溃疡病的患者慎用。

2. 调血脂药治疗监护要点　进行调血脂药治疗时,推荐以降低LDL-C作为首要目标、降低非HDL-C作为次要目标。有明确动脉粥样硬化性心血管疾病(ASCVD)病史的患者应将LDL-C降至1.8mmol/L以下,非HDL-C降至2.6mmol/L以下;无ASCVD病史的糖尿病患者应将LDL-C降至2.6mmol/L以下,非HDL-C降至3.4mmol/L以下。临床首选他汀类调血脂药,起始宜应用中等强度的他汀类,根据个体的调脂疗效和耐受情况适当调整剂量。若胆固醇水平不能达标,与其他调血脂药联合使用(如依折麦布)可获得安全有效的调脂效果。LDL-C达标后,若TG水平仍较高(2.3~5.6mmol/L),可在他汀类治疗的基础上加用降低TG的药物如贝特类(以非诺贝特为首选)或高纯度鱼油制剂,并使非HDL-C达到目标值。由于他汀类和贝特类药物的代谢途径相似,均有潜在损害肝功能的可能性,并有发生肌炎和肌病的风险,合用时发生不良反应的机会增多,因此应高度重视他汀类和贝特类药物联合使用的安全性。开始合用时宜用小剂量,采取晨服贝特类药物、晚服他汀类药物的方式,避免血药浓度显著升高,并密切监测肌酶和氨基转移酶,如无不良反应,可逐步增加他汀类药物的剂量。如果空腹TG≥5.7mmol/L,为了预防急性胰腺炎,首先使用降低TG的药物。

（1）他汀类：他汀类调血脂药应每日服用 1 次，可在任何时间段，但在晚上服用时的 LDL-C 降低幅度可稍有增多。绝大多数人对他汀类的耐受性良好，其不良反应多见于接受大剂量他汀类治疗者。常见不良反应的表现如下：

1）肝功能异常：主要表现为氨基转移酶升高，发生率为 0.5%~3.0%，呈剂量依赖性。血清 GPT 和 / 或 GOT 升高达健康人群高限 3 倍以上及合并总胆红素升高患者应减量或停药。对于氨基转移酶升高在健康人群高限 3 倍以内者，可在原剂量或减量的基础上进行观察，部分患者经此处理后氨基转移酶可恢复正常。失代偿性肝硬化及急性肝衰竭是他汀类药物应用的禁忌证。

2）肌病：他汀类药物的相关肌肉不良反应包括肌痛、肌炎和横纹肌溶解。患者有肌肉不适和 / 或无力，且连续检测肌酸激酶呈进行性升高时应减少他汀类的剂量或停药。

3）其他：长期服用他汀类有增加新发糖尿病的风险，发生率为 10%~12%，属他汀类效应。他汀类对心血管疾病的总体益处远大于新发糖尿病风险，无论是糖尿病高危人群还是糖尿病患者，有他汀类治疗的适应证者都应坚持服用此类药物。他汀类治疗可引起认知功能异常，但多为一过性，发生概率不高。他汀类药物的其他不良反应还包括头痛、失眠、抑郁，以及消化不良、腹泻、腹痛、恶心等消化道症状。

（2）贝特类：贝特类的常见不良反应与他汀类类似，包括肝脏、肌肉和肾毒性等，血清肌酸激酶和 GPT 水平升高的发生率均 < 1%。

3. 抗血小板药治疗监护要点　阿司匹林在有心肌梗死和卒中病史的高危患者可以有效降低 ASCVD 的发病率和死亡率（二级预防）。在包括糖尿病患者的大多数临床研究中，阿司匹林的平均剂量为 50~650mg/d，但集中在 100~325mg/d 范围。鲜有证据支持某个剂量，但用最低剂量会有助于减少不良反应。阿司匹林的合适剂量为 75~150mg/d。有纤维蛋白原增高、存在高凝状态者或对阿司匹林不耐受者需要应用氯吡格雷（75mg/d）作为二级预防。

目前，临床上常用的阿司匹林为肠溶剂或肠溶缓释剂型，外面有一层耐酸性包衣，保护它通过胃内酸性环境时不被溶解，到达小肠内碱性环境溶解释放，以减少胃肠道反应。如在饭中或饭后服用，肠溶阿司匹林与食物中的碱性物质混合而延长胃内停留的时间，释放的阿司匹林会增加胃肠道反应的发生风险。空腹服用会缩短在胃内停留的时间，顺利到达小肠吸收部位。因此，建议阿司匹林肠溶片或缓释片最好空腹服用。

阿司匹林应该早晨服用还是睡前服用，目前尚无定论，最主要的是要坚持服用。阿司匹林一旦起效，其抗血小板作用是持续性的，不必过分强调某一时辰固定服药。

阿司匹林的常见不良反应是胃肠道不适和消化道出血，出血风险与剂量相关；少数还可发生过敏反应，主要表现为哮喘、荨麻疹。尽量避免同时使用非甾体抗炎药，尤其是布洛芬可影响阿司匹林的抗血小板作用。联合其他抗血小板药和抗凝血药时，出血风险增加。以下情况禁用阿司匹林：出血性疾病；活动性出血，如重要脏器出血（颅内出血、胃肠道出血、泌尿生殖系统出血等）；活动性消化性溃疡；严重控制不良的高血压；严重的过敏反应或不能耐受（表现为哮喘及鼻息肉）等。

第四节　糖尿病伴肝肾功能异常

一、疾病简介

（一）糖尿病肾病

慢性肾脏疾病（CKD）包括各种原因引起的慢性肾脏结构和功能障碍。糖尿病肾病是指由糖尿病所致的 CKD，是糖尿病的最重要的微血管并发症之一。我国有 20%~40% 的糖尿病患者合并糖尿病肾病，现糖尿病肾病已成为引起 CKD 和终末期肾病（ESRD）的主要原因。糖尿病肾病起病隐匿，一旦进入大量白蛋白尿期后，进展至 ESRD 的速度大约为其他肾脏病变的 14 倍。因此，早期诊断、预防与延缓糖尿病肾病的发生和发展对提高糖尿病患者的存活率及改善生活质量具有重要意义。

糖尿病肾病通常是根据 UACR 增高或 eGFR 下降，同时排除其他 CKD 而作出的临床诊断。病理诊断为糖尿病肾病的金标准，病因难以相鉴别时可行肾穿刺病理检查，但不推荐糖尿病患者常规行肾穿刺活检。

推荐采用随机尿测定 UACR，随机尿 UACR $\geqslant$ 30mg/g 为尿蛋白排泄增加。在 3~6 个月内重复检查 UACR，3 次中有 2 次尿蛋白排泄增加，排除感染等其他因素，即可诊断为白蛋白尿。临床上常将 UACR 30~300mg/g 称为微量白蛋白尿，UACR > 300mg/g 称为大量白蛋白尿。感染、发热、显著高血糖、显著高血压、24 小时内运动、心力衰竭、月经等均影响 UACR 的测定。

推荐检测血清肌酐，使用 MDRD 或 CKD-EPI 公式计算 eGFR。当患者的 eGFR < 60ml/(min·1.73m^2)时，可诊断为 GFR 下降。

糖尿病肾病的诊断确定后，应根据 eGFR 进一步判断 CKD 的严重程度。改善全球肾脏病预后组织（Kidney Disease：Improving Global Outcomes，KDIGO）指南建议，联合 CKD 分期（G1~G5）和白蛋白尿分期（A1 期为 UACR < 30mg/g，A2 期为 UACR 30~300mg/g，A3 期为 UACR > 300mg/g）描述和判定糖尿病肾病的严重程度。例如当糖尿病患者的 eGFR 为 70ml/(min·1.73m^2)、UACR 为 80mg/g 时，则为糖尿病肾病 G2A2。

（二）糖尿病伴肝功能异常

肝脏在机体生命活动中发挥重要作用,通过生物合成、生物转化及解毒等作用,不仅参与蛋白质、脂类及糖类等物质的代谢,也参与药物、酒精及毒物等的体内代谢过程。同时,肝脏也是各种致病因子或疾病常侵袭的器官,如异常代谢、药物、微生物等均可造成肝损害。

慢性肝病合并糖尿病既可能为一个病因的2个系统的不同表现,又可能是具有相互促进作用的链式恶性循环;糖尿病和肝损害可互相影响,导致彼此疾病顽固难治,使得患者的生活质量下降和预期寿命缩短。慢性肝病和糖尿病两者并存时主要有4种临床类型:

1. 糖尿病及其相关肝损害,例如口服降血糖药导致的肝损害、继发于胆道感染的肝损害、糖尿病伴非特异性的氨基转移酶异常(主要是谷氨酰转移酶增高)以及见于1型糖尿病的糖原贮积性肝大。

2. 慢性肝病与糖尿病享有共同的病因或发病机制,例如原发性血色病、自身免疫功能紊乱、酒精滥用、肢端肥大症、库欣综合征以及肥胖症。

3. 两者凑巧合并存在,例如2型糖尿病合并慢性乙型肝炎。

4. 慢性肝病及其相关糖尿病,例如失代偿期肝硬化、慢性丙型肝炎、非酒精性脂肪性肝炎、肝移植术后并发的糖耐量减低(IGT)或以餐后血糖增高为主的糖尿病。

慢性肝病特别是失代偿期肝硬化时,肝脏糖代谢和胰岛素敏感性的改变会导致胰岛素抵抗(insulin resistance, IR)和高血糖,从而导致餐后血糖调节受损甚至糖尿病。有学者将这种继发于肝脏疾病且以餐后血糖增高为主的糖尿病称为肝源性糖尿病或3型糖尿病。

二、血糖控制原则及方案

1. 改变不良生活方式　糖尿病肾病患者要合理控制体重、采用糖尿病饮食、戒烟及进行适当运动等。

糖尿病合并肝功能异常患者,尤其是有重症化倾向者早期应卧床休息;症状减轻后可少量活动,但要控制活动量;肝功能基本正常后可适当增加活动。酒精性肝病患者需戒酒,非酒精性肝病则需加强运动。

2. 合理摄入营养　糖尿病肾病患者推荐蛋白摄入量约0.8g/(kg·d),过高的蛋白摄入量[如> 1.3g/(kg·d)]与白蛋白尿升高、肾功能下降、心血管及死亡风险增加有关,低于0.8g/(kg·d)的蛋白摄入量并不能延缓糖尿病肾病进展,已开始透析的患者的蛋白摄入量可适当增加。蛋白质的来源应以优质动物蛋白为主,必要时可补充复方α-酮酸制剂。

糖尿病合并肝功能异常患者的饮食应以清淡为主,不宜进食高脂肪、高蛋白及高糖食物,因其对于重症患者不但不能达到提供营养的目的,反而易产生有害的代谢物质,增加肝脏负担。慢性肝病患者应注意补充高质量的蛋白质,以利于肝脏修复,但每次量不要太多,各类维生素也要保证供给。

3. 控制血糖　有效的降糖治疗可延缓糖尿病肾病的发生和进展,推荐所有糖尿病肾病患者进行合理的降糖治疗。肾功能不全患者可优选经肾脏排泄较少的降血糖药,严重肾功能不全患者宜采用胰岛素治疗。

至今尚无肝源性糖尿病以及糖尿病合并肝功能异常的治疗指南。糖尿病合并肝功能异常时可以应用口服降血糖药控制血糖,然而这些药物大多数在肝脏代谢,疗程中需加强血糖和肝功能监测,以免发生低血糖或肝毒性。当口服降血糖药治疗无效或不宜使用时,需考虑饭前使用短效胰岛素控制血糖。肝硬化代偿期所需的胰岛素剂量可能大于失代偿期患者,因为前者的 IR 更明显,而后者的肝脏对胰岛素的清除显著降低。因此,肝硬化患者应用胰岛素时需密切监测血糖以准确调整剂量。

4. 控制血压　合理的降压治疗可延缓糖尿病肾病的发生和进展,推荐 > 18 岁的非妊娠糖尿病患者的血压应控制在 140/90mmHg 以下。对伴有白蛋白尿的患者,血压控制在 130/80mmHg 以下可能获益更多。舒张压不宜低于 70mmHg,老年患者的舒张压不宜低于 60mmHg。对糖尿病伴高血压且 UACR > 300mg/g 或 eGFR < 60ml/(min·1.73m^2)的患者,强烈推荐使用 ACEI 或 ARB 治疗。对伴高血压且 UACR 在 30~300mg/g 的糖尿病患者,推荐首选 ACEI 或 ARB 治疗。对不伴高血压但 UACR ≥ 30mg/g 的糖尿病患者,使用 ACEI 或 ARB 可延缓白蛋白尿进展。

醛固酮受体拮抗剂可降低尿蛋白、延缓 eGFR 下降,但其存在升高血钾的风险,且是否有肾脏终点事件获益尚需进一步验证。微循环扩张剂、抗纤维化类药物、中药提取物对糖尿病肾病的长期作用有待验证。

对于糖尿病合并肝功能不全的高血压患者,选择抗高血压药时,尽量选择不经肝脏清除或者经肝肾双途径清除的药物。如病情需要必须使用经肝脏代谢的药物,应充分权衡停药引起原发病进展和继续用药导致肝损害加重的风险,注意调整剂量或延长给药间隔时间。

5. 调脂治疗　2 型糖尿病患者常伴有血脂异常,临床首选他汀类调血脂药。起始宜应用中等强度的他汀类,根据个体的调脂疗效和耐受情况适当调整剂量。若胆固醇水平不能达标,与其他调血脂药(如依折麦布)联合使用可获得安全有效的调脂效果。LDL-C 的目标值为极高危 < 1.8mmol/L,高危 < 2.6mmol/L。如果空腹 TG ≥ 5.7mmol/L,为了预防急性胰腺炎,首先使用降低 TG 的药物。

肝功能异常是他汀类药物使用中最常见的不良反应,多发生在开始用药后的前 3 个月内,呈剂量依赖性。使用常规剂量的他汀类药物治疗时,较少发生肝功能异常；在使用大剂量他汀类药物时，肝功能异常的发生率明显增高。及早发现、及时减量和停药是防治他汀类药物肝损害的关键。在多数情况下，他汀类药物引起的氨基转移酶升高若不超过健康人群高限 3 倍，多不需要停药，可减少用药剂量或换用其他他汀类药物，同时密切监测肝功能，若氨基转移酶无进一步升高，调血脂药可以继续服用；如氨基转移酶升高超过健康人群高限 3 倍，应停药并加用保肝药治疗，氨基转移酶正常后可选用其他种类的他汀类药物。

三、案 例 分 析

病情介绍：患者，男，60 岁，身高 169cm，体重 73kg。因"发现血糖升高 15 年"入院。患者 15 年前在体检时发现血糖增高，空腹血糖 10.0mmol/L 左右，无口干、多饮、多尿，至当地医院诊断为"2 型糖尿病"，予以口服药物降糖（具体药物及用法用量不详）治疗。后因血糖控制不佳住院治疗，诊断为"2 型糖尿病、糖尿病肾病"，予门冬胰岛素 30 注射液皮下注射降糖。出院后一直使用门冬胰岛素 30 注射液早 18U-晚 16U 控制血糖，未规律监测血糖。近日门诊查糖化血红蛋白 9.6%，提示近 3 个月血糖控制不佳。现为进一步调整血糖及筛查并发症，门诊拟"2 型糖尿病"收入院。自发病以来，患者神志清，精神可，饮食正常，大便正常，小便泡沫较多，体重未见明显变化。

患者有高血压病史 13 年，口服苯磺酸氨氯地平片一次 10mg，一日 1 次和缬沙坦胶囊一次 80mg，一日 1 次降压，未规律监测血压。

体格检查：体温 36.2℃，脉搏 84 次/min，呼吸 20 次/min，血压 120/69mmHg。其余未见明显异常。

辅助检查：尿常规示尿潜血阳性（+），尿蛋白弱阳性（+−）；生化全项示 GPT 119.0U/L，GOT 107.3U/L，Scr161μmol/L，TG 2.13mmol/L，TC 4.44mmol/L，HDL-C 0.69mmol/L，LDL-C 2.74mmol/L；肝炎全套示乙型肝炎表面抗体（HBsAb）（+）、余为阴性，HAV（−）、HCV（−）；免疫全套及 ANCA 均无明显异常；自身抗体、线粒体抗体阴性；胰岛功能示空腹胰岛素 3.24μIU/ml，餐后胰岛素 13.15μIU/ml，空腹 C-肽 690.60pmol/L，餐后 C-肽 2 369.00pmol/L；24 小时尿蛋白定量示尿蛋白与肌酐比值 304.8mg/g，24 小时尿微量白蛋白 484.0mg；肿瘤指标（男）示前列腺酸性磷酸酶 5.76ng/ml，β_2-微球蛋白 3 631.00ng/ml，神经元特异性烯醇化酶 17.28ng/ml。颈动脉彩超示右侧颈动脉斑块；胸部 X 线检查示右肺多个结节影，建议行 CT 检查；泌尿系统彩超示前列腺增生；腹部 B 超示脂肪肝；眼底照相示糖尿病视网膜病变 Ⅰ 期可能。胸部 CT 示右肺上叶胸膜下多发结节，部分伴钙化，建议随诊复查；右肺上叶少许感染可能；冠状动脉钙化；脾脏体积增大。

入院诊断：①2型糖尿病；②糖尿病肾病；③高血压病3级（很高危）。

诊疗经过与分析：入院后完善相关检查，密切监测患者的血糖、血压水平及肝肾功能。患者的氨基转移酶水平接近健康人群高限3倍，血肌酐161μmol/L，计算患者的eGFR为38.2ml/(min·1.73m^2)，24小时尿微量白蛋白484.0mg，故患者为糖尿病肾病G3bA3期。根据《中国2型糖尿病防治指南（2020年版）》及《2型糖尿病合并慢性肾脏病口服降糖药用药原则中国专家共识（2015年更新版）》，肾功能不全患者可优选经肾脏排泄较少的降血糖药，严重肾功能不全患者宜采用胰岛素治疗。一般而言，当GFR < 60ml/(min·1.73m^2)时，大多数口服降血糖药需酌情减量或停药。严重肝功能异常患者应采用胰岛素治疗。给予患者糖尿病低盐、低蛋白饮食；给予门冬胰岛素30注射液早18U-晚16U于餐前5分钟皮下注射。患者肝肾损害严重、低血糖风险增加，预混胰岛素成分含量固定、不易灵活调节，根据患者的空腹与晚餐前血糖水平调整胰岛素用量，避免出现餐前低血糖及午餐后高血糖；同时给予苯磺酸氨氯地平片，一次10mg，一日1次，联合缬沙坦胶囊一次80mg，一日1次控制血压，复方α-酮酸片一次2.52g，一日3次，联合金水宝胶囊一次6粒，一日3次保肾治疗，复方甘草酸苷注射液一次60ml，一日3次联合多烯磷脂酰胆碱胶囊一次456mg，一日3次保肝治疗，阿托伐他汀钙片一次10mg，一日1次调脂稳定斑块。入院第10天复查肝功能示GPT 35.1U/L、GOT 45.4U/L，停用复方甘草酸苷注射液及多烯磷脂酰胆碱胶囊。经过13天的综合治疗，患者的血压、血糖控制平稳，无其他特殊不适，予以出院。出院诊断为2型糖尿病、糖尿病肾病、左眼白内障、颈动脉粥样硬化症、糖尿病视网膜病变Ⅰ期、高血压病3级（很高危）、脂肪肝、肝功能异常、右肺结节、前列腺增生。出院带药为门冬胰岛素30注射液早12U-晚8U于餐前5分钟皮下注射，苯磺酸氨氯地平片，一次10mg，一日1次，缬沙坦胶囊一次80mg，一日1次，复方α-酮酸片一次2.52g，一日3次，金水宝胶囊一次6粒，一日3次，阿托伐他汀钙片一次10mg，一日1次。嘱患者1周后门诊复查血糖，1个月后复查肝肾功能及血脂水平。患者住院期间的血糖、血压监测结果见表4-8和表4-9。

表4-8　患者住院期间的血糖监测结果（单位：mmol/L）

日期*	早餐前	早餐后	中餐前	中餐后	晚餐前	晚餐后	睡前	其他
d1	—	—	—	14.1	7.2	8.9	7.8	6.6（11：00）
d2	6.3	—	13.6	11.0	5.8	7.8	9.2	—
d3	6.0	10.1	3.2	—	5.5	8.3	8.7	4.2（11：20）

续表

日期*	早餐前	早餐后	中餐前	中餐后	晚餐前	晚餐后	睡前	其他
d4	6.3	7.5	3.3	—	8.4	7.5	7.9	6.2(11:00)
d5	6.7	12.9	4.4	12.4	4.8	7.7	7.3	—
d6	6.5	6.1	3.9	—	7.0	6.3	6.0	—
d7	5.7	14.5	5.2	13.8	7.1	4.8	5.5	—
d8	5.4	10.6	5.8	—	7.8	7.4	6.5	—
d9	5.9	7.1	5.4	8.5	5.5	6.3	6.1	—
d10	5.9	9.0	3.8	9.8	6.4	7.9	7.6	7.0(11:00)
d11	6.5	6.2	4.3	11.3	8.2	9.5	5.8	—
d12	5.2	8.1	5.9	8.2	6.3	9.0	7.6	—
d13	6.8	8.5	—	—	—	—	—	—

注:* 日期下 d 后加数字表示入院第几天,如 d1 表示入院第 1 天。

表 4-9 患者住院期间的血压监测结果(单位: mmHg)

日期*	09:00	15:00	21:00
d1	—	130/76	121/57
d2	151/76	142/83	140/75
d3	145/91	146/78	134/74
d4	142/78	—	123/77
d5	—	126/75	136/76
d6	116/64	127/69	120/64
d7	—	121/70	131/67
d8	115/72	—	126/73
d9	—	121/70	141/64
d10	131/69	—	139/56
d11	138/81	—	—
d12	136/75	—	140/66
d13	121/77	—	—

注:* 日期下 d 后加数字表示入院第几天,如 d1 表示入院第 1 天。

四、药学监护要点

(一)血糖水平监护要点

糖尿病肾病患者的血糖控制应遵循个体化原则,一般来说 HbA1c 不超过 7%。对中老年患者,HbA1c 控制目标适当放宽至不超过 9%。由于 CKD 患者的红细胞寿命缩短,HbA1c 可能被低估。在 CKD 4~5 期患者中,用果糖胺或糖化血清白蛋白反映血糖控制水平更可靠。

(二)降血糖药治疗监护要点

1. 糖尿病伴肾功能异常患者的降血糖药治疗监护要点　　在临床工作中,必须充分了解各种降血糖药的药动学和药效学特点,结合患者的肾功能情况进行个体化选择,确保有效降糖的同时不增加低血糖风险。常用口服降血糖药在 2 型糖尿病合并慢性肾脏疾病人群中应用的推荐减量方案见图 4-2。SGLT-2 抑制剂在中度肾功能不全患者中可以减量使用,在重度肾功能不全患者中因降糖效果显著下降而不建议使用。SGLT-2 抑制剂起始治疗前应检查肾功能,并根据肾功能决定是否起始治疗,治疗过程中至少每年检查 1 次肾功能。胰岛素是糖尿病的基础用药,对于肾损害患者,由于胰岛素的降解和排泄均减少,容易产生蓄积而引发低血糖,因此应选用短效胰岛素,而不宜选择长效胰岛素,且应从小剂量开始。CKD 3 期以上患者的胰岛素用量需减少。艾塞那肽经肾排泄, $GFR < 45ml/(min \cdot 1.73m^2)$ 时其清除率下降 36%, $GFR < 30ml/(min \cdot 1.73m^2)$ 时其清除率下降 64% 且透析者不耐受胃肠道反应,因此艾塞那肽不推荐用于 CKD 4~5 期患者。利拉鲁肽仅可用于 CKD 1~2 期患者,在中度肾损害患者中的使用经验有限,不推荐用于包括 ESRD 在内的重度肾功能不全患者。图 4-2 显示口服降血糖药用于不同肾功能患者时的推荐剂量。

2. 糖尿病伴肝功能异常患者的降血糖药治疗监护要点　　糖尿病伴肝功能异常的患者应根据患者肝损害的原因及程度选择降血糖药,治疗期间密切监测患者的肝功能,根据肝功能情况调整治疗方案,必要时加用保肝药。常用降血糖药在肝功能不全患者中的使用范围见表 4-10。

(三)降压、降白蛋白尿药物治疗监护要点

ACEI 或 ARB 类抗高血压药可以扩张肾小球出球小动脉,降低肾小球滤过率,从而达到保护肾功能、降低白蛋白尿的作用。糖尿病伴高血压、白蛋白尿的患者选择抗高血压药时应首选 ACEI 或 ARB 类抗高血压药。

应用 ACEI 或 ARB 类抗高血压药治疗前应检测血钾、血肌酐以及 eGFR。给药由小剂量开始,在患者可耐受的前提下逐渐上调至标准剂量。治疗 2~4 周后应评价疗效并复查血钾、血肌酐与 eGFR,若发现血钾升高(> 5.5mmol/L)、

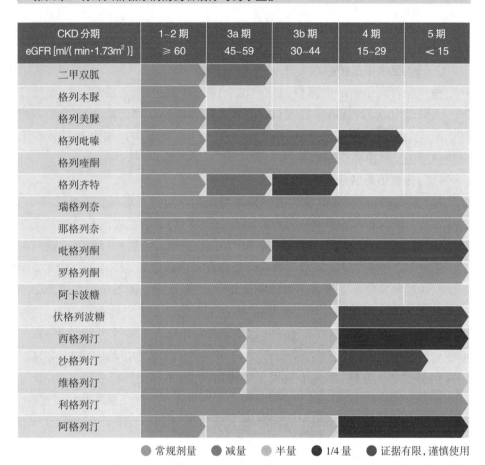

CKD 分期 eGFR [ml/(min·1.73m²)]	1~2 期 ≥ 60	3a 期 45~59	3b 期 30~44	4 期 15~29	5 期 < 15
二甲双胍					
格列本脲					
格列美脲					
格列吡嗪					
格列喹酮					
格列齐特					
瑞格列奈					
那格列奈					
吡格列酮					
罗格列酮					
阿卡波糖					
伏格列波糖					
西格列汀					
沙格列汀					
维格列汀					
利格列汀					
阿格列汀					

● 常规剂量　● 减量　● 半量　● 1/4 量　● 证据有限，谨慎使用

图 4-2　口服降血糖药用于不同肾功能分期的示意图

表 4-10　常用降血糖药在肝功能不全患者中的使用范围

药物	肝功能不全使用范围
双胍类	血清氨基转移酶超过 3 倍健康人群高限的患者应避免使用
磺酰脲类	重度肝损害（GOT > 8~10 倍健康人群高限或者 GOT > 3 倍健康人群高限且 TBIL > 2 倍健康人群高限）者禁用磺酰脲类药物
噻唑烷二酮类	有活动性肝病的证据或 GPT 水平超过健康人群高限 2.5 倍时不应使用
格列奈类	肝损害患者应慎用

药物	肝功能不全使用范围
α-葡糖苷酶抑制药	个别使用大剂量的患者会发生无症状的氨基转移酶升高，应考虑在用药的前 6~12 个月监测氨基转移酶的变化
DPP-4 抑制剂	
沙格列汀	轻度（ChildPugh 分级 A）、中度（ChildPugh 分级 B）或重度（ChildPugh 分级 C）肝功能受损的患者相对于肝功能正常的人使用沙格列汀的暴露量分别升高 1.1、1.4、1.8 倍，代谢产物 BMS-510849 的暴露量较肝功能正常的人群分别下降 22%、7%、33%
西格列汀	轻度无须调整，中度无须调整，重度无相关经验
维格列汀	活动期肝病、氨基转移酶高于健康人群高限 3 倍以上者不能使用
阿格列汀	慎用
利格列汀	无须调整
SGLT-2 抑制剂	轻至中度肝功能不全患者可以使用，重度肝功能不全患者不推荐使用
GLP-1 受体激动剂	
利拉鲁肽	轻至中度肝功能不全患者可以使用，重度肝功能不全患者不推荐使用
艾塞那肽	肝损害患者尚无推荐意见
胰岛素	加强肝功能监测，密切监测血糖以准确调整剂量，优先选择短效胰岛素控制血糖

eGFR 降低＞ 30% 或血肌酐增高＞ 30% 或血肌酐水平≥ 265μmol/L（3mg/dl）者，应减小药物剂量并继续监测，必要时停药。ARB 致咳嗽的发生率远低于 ACEI，仍有极少数患者出现咳嗽。出现干咳、低血压等不良反应时应积极处理，避免引起患者治疗的依从性下降。双侧肾动脉狭窄、血管神经性水肿、高钾血症（血钾＞ 6.0mmol/L）者禁用；妊娠高血压患者禁用。禁止 ACEI 与 ARB 联合使用。

（四）调血脂药治疗监护要点

　　肝功能异常是他汀类调血脂药的常见不良反应，主要表现为氨基转移酶升高，GPT 和 / 或 GOT 升高达健康人群高限 3 倍以上及合并总胆红素升高的患者应减量或停药。对于氨基转移酶升高在健康人群高限 3 倍以内者,可在原剂量或减量的基础上进行观察,部分患者经此处理后氨基转移酶可恢复正常。失代偿性肝硬化及急性肝衰竭是他汀类药物应用的禁忌证。

轻至中度肾功能下降患者无须调整辛伐他汀、氟伐他汀等药物的用量,但在重度肾功能不全(如 Scr < 30ml/min)时需减量或禁用。肾脏疾病不影响阿托伐他汀的血浆浓度和其降低 LDL-C 的效果,故肾功能不全患者均无须调整其用药剂量。同时,由于阿托伐他汀与血浆蛋白的广泛结合,血液透析并不能显著提高其清除率,但目前由于缺乏其在透析患者中的用药经验,故仍需谨慎用药。

(五)复方 α- 酮酸片药学监护要点

复方 α- 酮酸片含有 5 种必需氨基酸(赖氨酸、苏氨酸、色氨酸、组氨酸和酪氨酸),这种 α- 酮酸或 α- 羟基酸以 4 种氨基酸相应的酮酸及羟基甲硫氨酸的钙盐形式存在,在酶的转氨基作用下,可合成相应的左旋氨基酸以分解尿素。在低蛋白饮食情况下,本药可补充必需氨基酸而不增加氮负荷。复方 α- 酮酸片宜餐时整片吞服,不能掰开或嚼服。该药每片含钙 50mg,慢性肾脏疾病患者存在钙、磷代谢紊乱,故应监测血磷、血钙水平。与氢氧化铝合用可加重或加速低磷血症,与其他含钙药物、抗酸药合用可加重高钙血症,与可络合钙的药物(如四环素类、环丙沙星等)合用可影响本药的吸收,故与这些药合用的间隔时间应至少为 2 小时。

(六)保肝药治疗监护要点

常用的保肝药分为 5 类:抗炎保肝药(甘草酸制剂)、解毒抗氧化保肝药(还原型谷胱甘肽、葡醛内酯、丁二磺酸腺苷蛋氨酸、硫普罗宁)、肝细胞膜保护药(多烯磷脂酰胆碱)、利胆药(熊去氧胆酸、茴三硫)、降酶保肝药(联苯双酯、双环醇)。

甘草酸制剂应用过程中应定期监测电解质、血糖和血压,如果出现水钠潴留导致的水肿、高血压,可根据病情停药或改用其他保肝药。无禁忌证的特殊患者包括幼儿和老年人等,在不适用或无其他治疗方法的情况下,在确保严密监测的前提下,可酌情使用甘草酸制剂以达到抗炎保肝的目的。值得注意的是,甘草酸制剂是在病因治疗基础上的辅助治疗,对于药物性肝损伤,参照我国《药物性肝损伤诊治指南》和专家意见,原则上不主张预防性用药。

多烯磷脂酰胆碱胶囊需要随餐口服,以足量液体整粒吞服,不可咀嚼,安全性较好,偶有胃肠道反应。多烯磷脂酰胆碱注射液不可用电解质溶液(生理盐水、林格液)稀释,只能用不含电解质的葡萄糖注射液稀释。对大豆过敏者禁用。

第五节　围手术期患者血糖管理

一、围手术期血糖管理简介

围手术期血糖异常包括高血糖、低血糖和血糖波动,血糖异常与外科手术之间相互影响。一方面,围手术期血糖异常与患者术后的不良临床结局相关,包括增加手术患者的术后感染率和死亡率,增加伤口愈合延迟、术后恢复差及住院时间延长等不良事件的发生率;另一方面,手术麻醉、创伤等应激可使胰岛素拮抗激素(如儿茶酚胺、皮质醇等)分泌增加,引起血糖升高。此外,围手术期的其他因素(如脓毒症、禁食、高营养支持以及呕吐)之间复杂的相互作用也会加重糖代谢紊乱。与非糖尿病患者相比,糖尿病患者是围手术期血糖异常的高危人群。随着我国糖尿病患者患病率的逐年增加,合并糖尿病的手术患者日趋增多。其中,相当比例的患者在术前并未得到正确诊断和有效控制。

围手术期血糖异常以高血糖为主,可分为合并糖尿病的高血糖和应激性高血糖(stress-induced hyperglycemia)。一般围手术期高血糖以合并糖尿病者居多。有国外研究报道,择期手术中10%以上的患者合并隐匿性糖尿病。与普通人群相比,合并糖尿病尤其是未发现、未治疗的糖尿病患者的血糖升高更加显著,围手术期的死亡率和并发症发生率更高,应当在术前加以识别。而单纯由于应激导致血糖显著增高者往往提示手术应激很强,或合并感染、败血症等并发症,可能为危重患者。合理的围手术期血糖管理可使手术患者获益,血糖监测和调控是围手术期管理的重要组成部分。

二、血糖控制原则

1. 术前准备及评估

(1)择期手术:应对患者的血糖控制情况以及可能影响手术预后的糖尿病并发症进行全面评估,包括心血管疾病、自主神经病变及肾病。血糖控制目标要适宜,大量循证医学证据表明,血糖控制有利于减少外科重症患者术后感染等并发症,但控制过于严格(如降至"正常"范围)则增加低血糖风险,对降低总死亡率并无益处。对于口服降血糖药后血糖控制不佳的患者,应及时调整为胰岛素治疗。口服降血糖药治疗的患者在接受小型手术的术前当晚及手术当天应停用口服降血糖药,接受大、中型手术者则应在术前3天停用口服降血糖药,均改为胰岛素治疗。

(2)急诊手术:主要评估血糖水平,有无酸碱、水、电解质平衡紊乱。如果存在,应及时纠正。

2. 术中处理 对于仅需单纯饮食治疗或小剂量口服降血糖药即可使血糖控制达标的2型糖尿病患者,在接受小型手术时术中不需要使用胰岛素。

在大型、中型手术中需静脉应用胰岛素,并加强血糖监测,血糖控制目标为5.0~11.0mmol/L。术中可输注5%葡萄糖注射液100~125ml/h,以防止低血糖。葡萄糖-胰岛素-钾联合输入是代替分别输入胰岛素和葡萄糖的简单方法,需根据血糖变化及时调整葡萄糖与胰岛素的比例。

3. 术后处理 在患者恢复正常饮食以前仍予胰岛素静脉输注,恢复正常饮食后可予胰岛素皮下注射。

对于术后需要重症监护或机械通气的患者,如血浆葡萄糖 > 10.0mmol/L,通过持续静脉胰岛素输注,将血糖控制在7.8~10.0mmol/L比较安全。

中、小型手术后的一般血糖控制目标为空腹血糖 < 7.8mmol/L,随机血糖 < 10.0mmol/L。对既往血糖控制良好的患者可考虑更严格的血糖控制,同样应注意防止低血糖发生。

三、案例分析

病情介绍:患者,女,54岁,身高161cm,体重69kg,BMI 26.6kg/m²。因"发现血糖升高4年,头痛2周"入院。患者于4年前的体检中发现血糖升高,空腹约9mmol/L,"三多一少"症状不明显,诊断为"2型糖尿病",饮食未严格控制,运动量适中,应用二甲双胍肠溶片,一次0.5g,一日2次,血糖控制不佳,当地门诊加用消渴丸,一次6粒,一日2次,未规律监测血糖,自述血糖控制可。2周前无明显诱因出现头痛,无恶心、呕吐,无肢体抽搐,无大、小便失禁,就诊于当地医院,行头颅MRI提示颅内占位,符合"脑膜瘤"的表现。为系统诊治来院就诊,遂以"脑膜瘤? 糖尿病"收入神经外科。患者自发病来,神志清,精神可,饮食、睡眠可,大、小便未见明显异常。患者有高血压病史4年,血压最高达180/100mmHg,平素口服复方利血平片,未规律监测血压。

体格检查:体温36.7℃,脉搏72次/min,呼吸18次/min,血压123/76mmHg。神志清,精神一般,言语清晰。眼睑无下垂,双侧瞳孔等大等圆,粗测视力、视野正常。双侧额纹对称,口角无歪斜,饮水无呛咳。心、肺、腹查体未见明显异常,四肢肌力、肌张力正常,病理征阴性。

辅助检查:尿常规示葡萄糖(4+),蛋白质(微量),酮体(-),白细胞(1+),隐血(2+);血糖示空腹血糖14.19mmol/L,午餐后的手指血糖21.5mmol/L,HbA1c 11.6%;肝功能示GPT 48IU/L,GOT 53IU/L;电解质示K⁺ 3.7mmol/L,Na⁺ 131.4mmol/L;血脂水平示TC 3.09mmol/L,TG 1.85mmol/L,HDL-C 1.11mmol/L,LDL-C 2.02mmol/L;凝血指标、病毒筛查无异常。腹部B超示脂肪肝(轻至中度)。其他:颅脑MRA+MRI+强化示右侧额部大脑镰旁占位,考

虑脑膜瘤；左侧大脑前动脉局限性狭窄。血常规、肾功能、心电图、胸片无明显异常。

入院诊断：①颅内占位性病变；②2型糖尿病；③高血压病。

诊疗经过与分析：入院后给予患者糖尿病饮食，密切监测血糖变化。入院后给予门冬胰岛素注射液持续皮下泵入控制血糖，起始基础剂量为18U，早、中、晚三餐前的剂量为6U-6U-6U。入院第2天行手术治疗，停用餐前门冬胰岛素注射，术中每小时监测1次血糖，患者的血糖维持在8.5~9.8mmol/L，术后患者安返病房。手术第2天患者恢复流质饮食，患者的降糖方案调整为门冬胰岛素注射液14U持续皮下泵入以及早4U-中4U-晚4U于餐前5分钟皮下注射控制血糖。入院第7天患者改为甘精胰岛素注射液14U于睡前皮下注射联合瑞格列奈片，一次1mg，一日3次。入院10天后患者的血糖控制满意，未诉明显不适，病情好转出院。出院后给予甘精胰岛素注射液18U于睡前皮下注射联合瑞格列奈片一次1mg，一日3次，于餐前服用控制血糖。患者住院期间的血糖监测结果见表4-11。

表4-11 患者住院期间的血糖监测结果（单位：mmol/L）

日期*	早餐前	早餐后	午餐后	晚餐后
d1	14.0	—	21.5	15.4
d2	7.7	9.0	11.6	14.2
d3	8.0	8.8	9.7	14.8
d4	7.2	7.2	8.4	9.5
d5	4.7	5.6	5.2	4.6
d6	7.5	7.8	8.1	7.2
d7	8.3	7.5	11.1	7.2
d8	8.0	8.3	8.9	12.5
d9	8.4	9.3	11.5	10.5
d10	7.3			

注：* 日期下d后加数字表示入院第几天，如d1表示入院第1天。

本患者处于围手术期，且属于大、中型手术，应对术前的血糖进行认真评估，术中应静脉应用胰岛素，并加强血糖监测，血糖控制目标为7.8~10.0mmol/L。术中可输注5%葡萄糖注射液以防止低血糖。葡萄糖-胰岛素-钾联合输入是代替分别输入胰岛素和葡萄糖的简单方法，需根据血糖变化及时调整葡萄糖与胰岛素的比例。术后第2天患者恢复流质饮食，予胰岛素泵入治疗，几天后改为甘精胰岛素加口服胰岛素促泌剂联合治疗。整个围手术期应考虑严格控制血糖，同时注意防止低血糖的发生。

四、药学监护要点

（一）术前评估

1. 术前的血糖评估

（1）血糖监测：术前应采取频繁的血糖监测来验证和评估血糖水平，常规监测空腹血糖，必要时监测餐后血糖、随机血糖（当血糖 $\geqslant$ 16.7mmol/L 时需进一步监测血酮或尿酮、血气、血乳酸等）。

（2）HbA1c 监测：HbA1c 反映采血前3个月的平均血糖水平，可用于术前筛查糖尿病和评价血糖控制效果。对既往无糖尿病病史者，如果年龄 $\geqslant$ 45 岁或 BMI $\geqslant$ 25kg/m^2，同时合并高血压、高血脂、心血管疾病、糖尿病家族史等高危因素，行心脏外科、神经外科、骨科、创伤外科等高危手术或器官移植等高危手术者，推荐术前筛查 HbA1c。既往已有明确糖尿病病史的患者，HbA1c $\leqslant$ 7% 提示血糖控制满意，围手术期的风险较低；HbA1c > 8.5% 者建议考虑推迟手术。单纯应激性高血糖者的 HbA1c 正常。注意贫血、近期输血等因素可能干扰 HbA1c 测量的准确性。

（3）血糖管理异常危险因素的评估：对于围手术期患者，其术前血糖控制不佳、糖尿病病程 > 5 年、既往频繁发作低血糖史、高龄（或预期寿命 < 5 年）、合并心脑血管疾病、肝肾功能不全、恶性肿瘤、严重感染等均是血糖异常的重要危险因素。此外，手术越大、术前需禁食的时间越长，应激越强，患者围手术期出现血糖异常的风险越高；并且采用全身麻醉的患者出现血糖异常的风险要高于采用局部麻醉或硬膜外麻醉的患者。

（4）围手术期用药对血糖影响的评估：围手术期常用可影响血糖的药物（麻醉药、糖皮质激素类药物等）。麻醉药给血糖控制带来不利影响，但不同的麻醉药对血糖的影响不同，其中乙醚和氯乙烷对血糖的影响较大，而依托咪酯和丙泊酚对血糖的影响较小。药物除直接影响血糖外，也可通过与降血糖药的相互作用增强或减弱降糖效果。如抗凝血药、非甾体抗炎药、磺胺类药、甲氨蝶呤等可与胰岛素竞争结合血浆蛋白，使血液中的游离型胰岛素水平增高，从而增强降血糖作用；而 β 受体拮抗剂（如普萘洛尔）可阻止肾上腺素升高血糖的反应，干扰机体调节血糖的功能，与胰岛素合用可增加发生低血糖的风险。

2. 术前血糖水平监护要点　围手术期血糖管理要尽量避免低血糖和血糖大幅波动，但是也不能因采用不适当宽松的血糖管理而增加感染和高血糖危象的风险。根据血糖控制水平的不同,血糖控制目标可分为严格控制、一般控制和宽松控制。不同手术/特殊人群的围手术期血糖控制目标具体见表 4-12。其中一般控制即空腹血糖或餐前血糖为 6.1~7.8mmol/L,餐后 2 小时或不能进食时的随机血糖为 7.8~10.0mmol/L。血糖> 22.2mmol/L 或出现代谢紊乱(DKA、HHS等)时考虑取消非急诊手术。

表 4-12　不同手术/特殊人群的围手术期血糖控制目标

不同手术/特殊人群		血糖控制目标分层	空腹血糖或餐前血糖/(mmol/L)	餐后 2 小时或不能进食时的随机血糖/(mmol/L)
择期手术(术前、术中、术后)	大、中、小型手术	一般控制	6.1~7.8	7.8~10.0
	器官移植手术	一般控制	6.1~7.8	7.8~10.0
	精细手术(如整形)	严格控制	4.4~6.1	6.1~7.8
急诊手术(术中、术后)	大、中、小型手术	宽松控制	7.8~10.0	7.8~13.9
	器官移植手术	一般控制	6.1~7.8	7.8~10.0
	精细手术(如整形)	严格控制	4.4~6.1	6.1~7.8
特殊人群	重症患者	一般控制	6.1~7.8	7.8~10.0
	75 岁以上的老年人、预期寿命< 5 年(如癌症等)、合并心脑血管疾病、中度和重度肝肾功能不全、低血糖高危人群、精神或智力障碍人群、胃肠外营养	宽松控制	7.8~10.0	7.8~13.9

注:围手术期是指从决定手术治疗时起到与本次手术有关的治疗基本结束为止的一段时间,包括手术前、手术中和手术后 3 个阶段。择期手术是指可在充分的术前准备后选择合适时机进行的手术。急诊手术是指在最短的时间内进行必要的准备后立即手术,否则会危及患者生命。小型手术是指手术时间≤ 1 小时,采用局部麻醉且无须禁食的手术;中、大型手术是指手术时间> 1 小时,采用椎管内麻醉或全身麻醉且需要禁食的手术,例如胸腔和腹腔内的手术、开颅手术、截肢等。

(二)术前降糖方案的调整

1. 降血糖药治疗监护要点　胰岛素是围手术期唯一安全的降血糖药,术前应将原有的降糖方案过渡至胰岛素,糖尿病患者手术当日停用口服降血糖药和非胰岛素注射剂。磺酰脲类和格列奈类口服降血糖药可能造成低血糖,术前应停用至少24小时;二甲双胍有引起乳酸酸中毒的风险,肾功能不全者术前停用24~48小时。停药期间监测血糖,使用常规胰岛素控制血糖水平。术前住院时间超过3天的患者可在入院后即换用短效胰岛素皮下注射控制血糖,术前调整到适合的剂量。无须禁食水的短时间、小型局麻手术可保留口服降血糖药。

胰岛素的给药途径主要包括皮下注射和静脉输注,其中皮下注射包括胰岛素多次皮下注射(MDI)和持续皮下胰岛素输注(CSII)。

(1)入院前长期胰岛素治疗者:方案多为控制基础血糖的中、长效胰岛素联合控制餐后血糖的短效胰岛素皮下注射,此方案有助于缩短手术前的准备时间和住院时间。经胰岛素泵给予的胰岛素在体内的药动学特征更接近生理性胰岛素分泌模式。胰岛素泵治疗患者的血糖控制时间短,可缩短糖尿病患者的围手术期时间,促进伤口恢复。

(2)长时间大型手术、术后无法恢复进食的糖尿病患者:手术日换用短效胰岛素持续静脉泵入控制血糖。胰岛素静脉使用起效快,而且方便滴定剂量,有利于降低血糖波动性。目前临床多采用微量泵持续静脉输注胰岛素。

(3)短时间门诊手术者:手术当日可保留中、长效胰岛素,剂量不变或减少1/3~1/2,停用餐前短效胰岛素。

2. 胰岛素种类的选择

(1)胰岛素多次皮下注射:基础胰岛素包括中效人胰岛素(低精蛋白锌人胰岛素)和长效胰岛素类似物(地特胰岛素、甘精胰岛素、德谷胰岛素),餐时胰岛素包括短效人胰岛素和速效人胰岛素类似物。短效人胰岛素起效较慢,因此必须在进餐前约30分钟皮下注射,以使胰岛素的峰值与餐后血糖高峰相吻合。速效胰岛素可以在进餐前即刻甚至餐后立即注射。长效胰岛素每日注射1次,一般于睡前皮下注射。

(2)持续皮下胰岛素输注:在胰岛素泵中只能使用短效人胰岛素或速效胰岛素。速效胰岛素堵管的风险更低,更适合于胰岛素泵的治疗。

(3)胰岛素静脉输注:静脉胰岛素可选短效或速效胰岛素。首选短效人胰岛素,更方便配制。微量泵胰岛素的配制为短效胰岛素50U+49.5ml生理盐水,浓度为1U/ml;普通静脉输液器胰岛素的配制为短效胰岛素25U+250ml生理盐水,浓度为0.1U/ml。

3. 初始胰岛素用量的确定

(1)胰岛素多次皮下注射:不能正常进食者可仅给予基础胰岛素,正常饮食的患者应给予基础 + 餐时胰岛素。胰岛素剂量可参照患者院外的胰岛素剂量；如果患者院外没有使用胰岛素，可根据 0.4~0.5U/（kg·d）估算起始胰岛素总量。其中，50% 为基础胰岛素，50% 为餐时胰岛素。对于不能进食的患者或进食主食量不足 25g 时，仅给予基础胰岛素。

（2）持续皮下胰岛素输注：已接受胰岛素治疗的患者可根据胰岛素泵治疗前的胰岛素用量计算，一天总量（U）= 用泵前的胰岛素用量（U）×（70%~100%）。未接受过胰岛素治疗的患者，胰岛素的起始剂量可按0.4~0.5U/（kg·d）计算。其中，一天的基础输注量和三餐前的胰岛素剂量各占全天胰岛素用量的 50%。具体剂量可根据患者的血糖控制情况而定。

（3）胰岛素静脉输注：若患者既往应用胰岛素 < 24U/d，起始泵速为0.5~1U/h；若患者既往应用胰岛素 > 24U/d，起始泵速为 1~2U/d。根据监测的血糖情况调整胰岛素的输注速率。

（三）手术当天降糖方案的调整

1. 避免术前不必要的长时间禁食，糖尿病患者择期手术应安排在当天第一台进行。禁食期间注意血糖监测，必要时输注含糖液体。由于术前精神紧张应激，手术患者发生低血糖的风险低于普通住院患者。

2. 手术当天皮下注射胰岛素的剂量调整见表 4-13。

表 4-13　手术当天皮下注射胰岛素的剂量调整

胰岛素类型	常规给药	术前 1 天	手术当天
长效胰岛素	q.d.	不变	早晨常规剂量的 50%~100%
中效胰岛素	q.d./b.i.d.	不变 如晚间给药，给予常规剂量的 75%	早晨常规剂量的 50%~75%
预混胰岛素	b.i.d.	不变	改为中效胰岛素，给予早晨中效成分剂量的 50%~75%
短效/速效胰岛素	三餐前	不变	停用
胰岛素泵		不变	调整为睡眠基础速率

（四）术中降糖方案的调整

1. 术中血糖水平监护要点　术中的血糖以控制在 7.8~10mmol/L 为宜，不建议过于严格。整形手术建议血糖控制在 6.0~8.0mmol/L，减少术后伤口感染。

危重症患者推荐血糖目标值≤ 8.4mmol/L。除整形和移植手术外的其他手术可放宽至 12.0mmol/L。高龄、有严重合并症、频繁发作低血糖的患者的血糖目标值也可适当放宽。原则上，血糖不宜超过 13.9mmol/L。

动脉或静脉血气分析是围手术期血糖监测的金标准。在低血压、组织低灌注、贫血以及高血脂、高胆红素血症、高尿酸等代谢异常的情况下，手指血糖的准确性下降，应使用动脉血气监测血糖。在生理情况下，动脉血糖较毛细血管血糖高 0.3mmol/L。

常规手术患者在术中每 1~2 小时监测 1 次，重危患者、大型手术或静脉输注胰岛素的患者每 30~60 分钟测 1 次血糖。在体外循环手术中，心脏停搏及降温、复温期间的血糖波动大，每 15 分钟监测 1 次。血糖≤ 3.9mmol/L（70mg/dl）时应每 5~15 分钟监测 1 次，直至低血糖得到纠正。

2. 术中降血糖药治疗监护要点　多数围手术期患者对胰岛素的敏感性降低，血糖增高，术中除低血糖发作外一般输注无糖液体。糖尿病患者围手术期需要输注含糖液体时，建议液体中按糖（g）：胰岛素（U）=4：1 的比例加用胰岛素。

胰岛素是控制围手术期高血糖的唯一药物，血糖＞ 10.0mmol/L 时开始胰岛素治疗。胰岛素静脉使用起效快，方便滴定剂量。术中和术后 ICU 患者首选静脉用药。糖尿病患者和术前已经给予静脉胰岛素的患者术中持续静脉输注胰岛素。应激性高血糖患者可选择单次或间断给药，如血糖仍持续升高，给予持续输注。胰岛素持续输注有利于降低血糖波动性。围手术期的静脉胰岛素剂量根据患者的血糖水平、胰岛素日剂量及手术应激大小等设定，参考方案见表 4-14。皮下注射胰岛素用于病情稳定的非重症患者，注意避免短时间内反复给药造成降糖的药效叠加。门诊短时间、小型手术的患者首选速效胰岛素。

表 4-14　围手术期的静脉胰岛素剂量参考方案

初始血糖 /（mmol/L）	负荷静脉注射量 /U	持续静脉泵入速率 /（U/h）	血糖不降或升高时的处理	2 小时血糖降低＞50% 的处理
10~12.2	2~4	1.5~3	泵速增加 25%~50%	泵速减少 50%
12.3~16.7	4~6	2~4	同上	同上
＞ 16.7	6~8	3~5	泵速增加 50%~100%	同上

3. 术中低血糖的处理　对于不能口服且静脉输注胰岛素的患者，当患者的血糖＜ 6.0mmol/L 时，应重新评估血糖水平，调整胰岛素的滴注速率；当血

糖 ≤ 3.9mmol/L 时，应停止胰岛素静脉输注，同时给予 75~100ml 20% 葡萄糖注射液静脉滴注，10~15 分钟后监测血糖，直至血糖 ≥ 4.0mmol/L，之后应重新开始胰岛素的静脉输注，并给予 10% 葡萄糖注射液 100ml/h（胰岛素静脉输注的停用一般不超过 20 分钟，因静脉使用的胰岛素半衰期很短，在 7~8 分钟，尽早重启胰岛素的使用可降低酮症的发生风险）。对于可进食的意识清醒的患者，当血糖 ≤ 3.9mmol/L 时，立即口服 15~20g 糖类食品（如 2~5 片葡萄糖片），每 15 分钟监测血糖 1 次直至血糖升至 4mmol/L。若口服糖类食品 3 次后血糖仍 ≤ 3.9mmol/L，可给予 10% 葡萄糖注射液 150~200ml。待血糖 > 4.0mmol/L 时，但距离下一次就餐时间在 1 小时以上，可给予含淀粉或蛋白质食物。对于存在意识障碍的患者，静脉注射 50% 葡萄糖注射液 20~40ml 或肌内注射胰高血糖素 0.5~1.0mg，每 15 分钟监测 1 次血糖，直至血糖升至 4.0mmol/L。待患者的血糖 > 4.0mmol/L 且意识清醒时，可给予 10% 葡萄糖注射液 100ml/h 或口服含淀粉或蛋白质的食物。对于发生低血糖的患者，血糖监测应持续至少 24~48 小时。

（五）术后降糖方案的调整

1. 术后因发生疼痛应激、感染、肠内外营养液输注，是血糖波动的高危时期，也是血糖管理的重要时期。

2. 术中持续静脉泵注胰岛素者，建议术后继续泵注 24 小时以上。机械通气和应用血管活性药的 ICU 患者容易出现血糖波动，胰岛素应静脉泵注。

3. 病情稳定后过渡到皮下注射胰岛素，根据过渡前的静脉泵速推算皮下胰岛素剂量。皮下注射和静脉泵注应有 2 小时左右的重叠，便于平稳过渡。积极预防术后恶心、呕吐，尽早恢复正常饮食，根据进食情况逐步增加餐前短效胰岛素的剂量。

（六）出院前降糖方案的调整

1. 长期胰岛素治疗的患者在出院前 1~2 天恢复原有方案。

2. 饮食正常规律、器官功能稳定后，如无禁忌证，可恢复使用口服降血糖药。二甲双胍在肾功能稳定后加用，并且不早于术后 48 小时。

3. 对于围手术期新发现的糖尿病患者以及调整治疗方案的患者，应进行出院前宣教，安排内分泌科随诊。

4. 门诊手术术后监测直至排除低血糖风险后方可离院。皮下注射速效胰岛素 1.5 小时内、常规胰岛素 3~4 小时内有发生低血糖的风险，离院途中应随身携带含糖食品。常规降糖治疗需推迟到恢复正常饮食以后。

（张　帆）

参 考 文 献

[1] 中华医学会糖尿病学分会. 中国 2 型糖尿病防治指南(2020 年版). 中华内分泌代谢杂志, 2021, 37(4): 311-398.

[2] 中华医学会糖尿病学分会. 中国 1 型糖尿病胰岛素治疗指南. 中华糖尿病杂志, 2016, 8 (10): 591-597.

[3] 中华医学会儿科学分会内分泌遗传代谢学组. 儿童青少年 2 型糖尿病诊治中国专家共识. 中华儿科杂志, 2017, 55(6): 404-410.

[4] 中华医学会妇产科学分会产科学组, 中华医学会围产医学分会妊娠合并糖尿病协作组. 妊娠合并糖尿病诊治指南(2014). 中华围产医学杂志, 2014, 17(8): 537-545.

[5] 中国老年学学会老年医学会老年内分泌代谢专业委员会, 老年糖尿病诊疗措施专家共识 编写组. 老年糖尿病诊疗措施专家共识(2013 年版). 中华内科杂志, 2014, 53(3): 243-251.

[6] 于世英, 姚阳. 肿瘤药物相关性肝损伤防治专家共识(2014 版). 北京: 中国协和医科大学 出版社, 2014: 7.

[7] 中华医学会糖尿病学分会微血管并发症学组. 糖尿病肾病防治专家共识(2014 年版). 中 华糖尿病杂志, 2014, 6(11): 792-801.

[8] 中华医学会肝病学分会药物性肝病学组. 药物性肝损伤诊治指南. 临床肝胆病杂志, 2015, 31(11): 1752-1769.

[9] 中国医师协会内分泌代谢科医师分会. 2 型糖尿病合并慢性肾脏病口服降糖药用药原则 中国专家共识(2015 年更新版). 中华内分泌代谢杂志, 2016, 32(6): 455-460.

第五章　药物相关性血糖异常的药物治疗与药学监护

第一节　免疫抑制剂相关血糖异常的药物治疗与药学监护

一、概　　述

血糖异常是实体器官移植后常见的并发症,器官移植受者接受免疫抑制剂与移植后糖尿病(post transplantation diabetes mellitus,PTDM)直接相关。器官移植后糖尿病是指移植前糖代谢正常或处于糖尿病前期,移植后患者病情稳定,服用维持剂量的免疫抑制剂、移植物功能稳定且不存在感染等并发症时血糖持续异常,且达到糖尿病诊断标准。现已明确,PTDM能增加移植物相关并发症的风险,如排斥反应、移植物功能减退或丧失以及感染等,最终影响受者的生存率。此外,PTDM也是导致移植后心血管并发症的主要原因,故应加强器官移植术后患者血糖的监护与管理。

1. 流行病学数据　我国流行病学数据显示,器官移植后早期(1个月内)血糖异常是普遍现象。美国梅奥医学中心数据显示,肾移植术后床旁随机血糖 > 11.1mmol/L 的发生率为87%,术后1年内是发病高峰期,1年后发生率显著下降,部分最终发展成PTDM。PTDM通常发生于术后3~6个月。有研究显示,PTDM的平均诊断时间为4.3个月,不同研究报道的肾移植术后的PTDM发生率存在较大的差异(2%~50%)。2013年,美国肾脏数据系统报告的成人肾移植术后36个月的PTDM发生率为41%。美国另一项纳入640例肾移植受者的队列研究显示,PTDM的1年累积发生率为31.4%,而大部分发生于6个月内(累积发生率为26.4%),随访5年后的累积发生率为46.3%,故应当引起足够的重视。PTDM发生率详见图5-1。

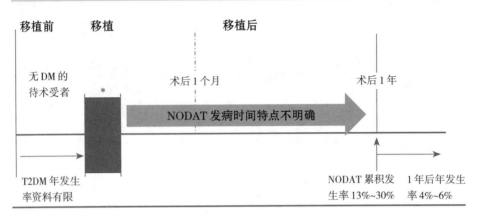

NODAT: new-onset diabetes mellitus after transplantation，移植后新发糖尿病。

图 5-1　移植后糖尿病的发病情况

2. 诊断标准　血糖升高是器官移植后的普遍并发症。手术后早期病情不稳、抗排斥治疗、感染以及其他危险因素共存是造成血糖升高的主要原因。这一时期的血糖异常不能作为移植后糖尿病的诊断依据。一部分患者表现为暂时性的血糖升高，后期随着激素及免疫抑制剂方案的调整，最终能恢复正常。人们曾使用移植后新发糖尿病（new-onset diabetes mellitus after transplantation，NODAT）来描述，但缺乏规范的诊断标准。2003 年国际专家组颁布指南，提出 PTDM 的概念，并沿用世界卫生组织（WHO）和美国糖尿病学会（ADA）的标准进行规范化诊断。近十余年来，PTDM 是使用最广泛的诊断名称。PTDM 与普通人群中的 2 型糖尿病在发病机制、诊断和治疗中存在一定的交叉。此外，很大一部分器官移植受者在接受移植手术前已经存在血糖异常，但由于筛查不充分而未能诊断，故强调"新发"可能会低估实际发病情况。因此，2013 年国际专家小组会议提倡重新使用 PTDM 的诊断，以弱化发病时间，从而强调重视糖尿病本身的监测与管理，故本文仍然沿用 PTDM 的概念。另一部分受者的血糖高于正常，但未达 PTDM 诊断标准，则称为糖尿病前期（prediabetes），包括空腹血糖受损（impaired fastingglucose，IFG）和糖耐量减低（impairedglucose tolerance，IGT）。PTDM 诊断标准沿用 ADA 对于一般人群的糖尿病诊断标准，诊断主要基于空腹血糖（fasting bloodglucose，FPG）、随机血糖（random plasmaglucose，RPG）、口服葡萄糖耐量试验（oralglucose tolerance test，OGTT）2 小时血糖和糖化血红蛋白（HbA1c）的检测值而作出，详见表 5-1。目前认为，正式诊断 PTDM 应在患者病情稳定，即服用维持剂量的免疫抑制剂、移植物功能稳定且不存在感染等并发症时作出。

表 5-1　糖尿病及糖耐量减低诊断标准（美国糖尿病学会）

诊断	ADA 标准
糖尿病	糖尿病症状且 RPG ≥ 11.1mmol/L（200mg/dl）或 FPG ≥ 7.0mmol/L（126mg/dl）或 2HPG ≥ 11.1mmol/L（200mg/dl）或 HbA1c ≥ 6.5%
糖尿病前期病变	
空腹血糖受损（IFG）	FPG 5.6~6.9mmol/L（100~124mg/dl）
糖耐量减低（IGT）	FPG 6.1~7.0mmol/L 且 2HPG 7.8~11.1mmol/L
高危患者	HbA1c 5.7%~6.4%
正常糖耐量	FPG < 5.6mmol/L（100mg/dl）且 2HPG < 7.8mmol/L（140mg/dl）且 HbA1c < 5.7%

注：如果在没有明确高血糖的情况下，诊断需要来自同一样本或两个单独样本的两个异常检测结果。

3. 危险因素　不同实体器官移植受者发生 PTDM 的危险因素类似，包括移植相关和非移植相关两大类。非移植相关性危险因素包括男性、年龄、种族、肥胖、基因易感性或糖尿病家族史、代谢综合征、移植前 IGT 或 IFG、炎症标志物升高、成人多囊肾、间质性肾炎等；移植相关性危险因素包括使用糖皮质激素类药物和钙调磷酸酶抑制药（calcineurin inhibitor，CaN）、病毒感染、移植后体重增加等。器官移植术后的主要治疗药物包括糖皮质激素类药物和 CaN 两大类，CaN 是移植术后普遍应用的免疫抑制剂，主要包括他克莫司（tacrolimus，FK506）、环孢素（cyclosporin，CsA）、西罗莫司等。由于钙调磷酸酶活化 T 细胞核因子通路能调节胰岛 β 细胞的生长和功能，所以使用 CaN 会不可避免地引起血糖升高，甚至导致 PTDM 的发生。此外，CaN 还具有肾毒性和神经毒性，可致高血压和高血脂等代谢障碍。其中，FK506 的致病效应更强。其他免疫抑制剂包括吗替麦考酚酯（mycophenolate mofetil）、硫唑嘌呤（azathioprine）和西罗莫司等，其致病作用相对较低，但联合用药可能增加发病风险。有研究显示，肝移植术 6 个月后维持 FK506 的稳态血药浓度谷值 ≤ 5.9ng/ml 是安全有益的。

4. 发病机制　PTDM 与 T2DM 的发病机制有相似性，即同时出现外周胰岛素抵抗和胰岛素分泌功能损害，如图 5-2 所示。应用免疫抑制剂是 PTDM 发病的重要原因。CaN 类免疫抑制剂的作用机制为与淋巴细胞质内的特异性蛋白结合，竞争性、特异性地阻断钙调磷酸酶与钙调蛋白结合，从而抑制钙调蛋白介导的 T 细胞活化及辅助性 T 细胞依赖性 β 细胞增殖作用。由于钙调磷酸酶 / 活化 T 细胞核因子（nuclear factor of activated T cell，NFAT）通路可调节胰岛 β 细胞的生长和功能，因此使用 CaN 会不可避免地引起血糖升高，甚至导致 PTDM。移植早期使用糖皮质激素类药物可通过刺激胰高血糖素分泌增加肝糖输出，这一效应具有剂量相关性。此外，糖皮质激素类药物也可增加胰岛素抵抗并抑制胰岛素分泌，剂量进一步增加时可诱导胰岛细胞凋亡。哺乳动物雷帕霉素靶蛋白（mammalian target of rapamycin，mTOR）抑制剂影响胰岛素信号转导途径，加重胰岛素抵抗，同时具有抗增殖作用，可抑制胰岛 β 细胞增殖，促进胰岛 β 细胞凋亡。

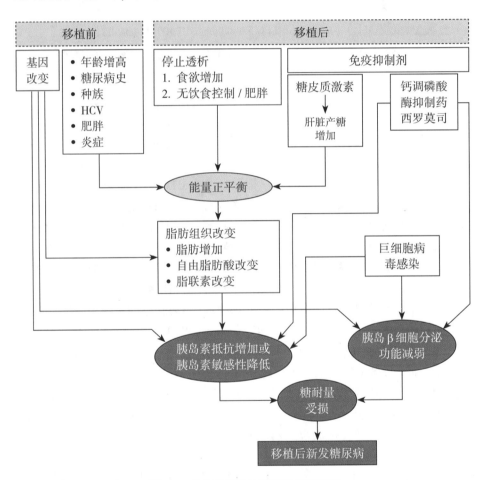

图 5-2　移植后新发糖尿病的影响因素

此外，多项研究显示肾移植受者术后对胰岛素的敏感性可得到改善，而胰岛素分泌能力持续受损，因此胰岛 β 细胞功能衰竭可能是 PTDM 发病的关键因素，为早期使用胰岛素保护胰岛 β 细胞功能、降低 PTDM 发病率提供新的证据。

5. CaN 影响血糖的特点与差异　研究证明，FK506 通过减少胰岛素分泌、增加胰岛素抵抗导致大鼠血糖升高，这种效应呈现时间和浓度依赖性，FK506

诱导的糖代谢异常在停药 4 周后可以逆转。动物实验和临床试验均显示，糖耐量减低和低胰岛素血症均与血 CsA 的浓度升高有关，CsA 的浓度下降时上述作用可以逆转。

治疗剂量的 FK506 和 CsA 均可导致 PTDM，增加心血管疾病的发生风险，降低患者的生活质量。FK506 在增强胰岛素抵抗、减少胰岛素释放、升高血糖作用方面强于 CsA，可能与 FK506 抑制 T 淋巴细胞增殖、延迟细胞因子基因转录功能强于 CsA 有关。此外，FK506 抑制 CaN 的作用强于 CsA，胰岛 β 细胞中的 FKBP-12（FK506-binding protein12）含量高，大量 FK506 在胰岛 β 细胞中聚集，增大 FK506 导致 PTDM 的概率。IL-10 是免疫调节中的主要抑制性细胞因子之一，可以预防和限制过度的免疫反应，保护胰岛 β 细胞免受破坏。FK506 可以通过降低血清 IL-10 水平导致胰岛素代谢异常，而 CsA 无此作用。在临床选择免疫抑制剂时，可将 FK506 用于移植术后早期，后期换用对血糖影响较小的 CsA，并根据治疗药物监测结果优化 FK506 的剂量、调整治疗方案，使血药浓度尽可能维持在治疗窗范围内，将有利于提高器官移植患者的长期存活率。同时根据患者的肝肾功能、是否肥胖、家族史等施行个体化用药，亦会降低 PTDM 的发生概率。移植术后的几种常用免疫抑制剂对血糖影响的差异详见表 5-2。

表 5-2　环孢素、他克莫司和糖皮质激素类的药物不良反应发生情况

	环孢素	他克莫司	糖皮质激素类药物
对血糖的影响程度	+	++	+++

二、药学监护指标与要点

1. 移植术前评估与防治　应进行详细完整的病史问诊，以评估 PTDM 的危险因素，常规开展定期 FPG、OGTT 以明确基础血糖状态。针对有危险因素的患者，应进行生活方式指导，超重患者应至少减重 7%，必要时可根据患者的体重指数、劳动强度、肾功能情况以及生理状况等设计个体化的饮食和运动方案。食谱结构应为低饱和脂肪酸和胆固醇（总热量占 20%~30%）、高负荷碳水化合物（总热量占 50%~65%），其中以膳食纤维为主，蛋白摄入占总热量的 15%~20%，其中优质蛋白占比超过 1/3，这对于合并血脂异常者尤为重要。鼓励患者进行中等强度的体育锻炼，以每周至少 150 分钟的活动量为宜。对于丙型肝炎病毒（HCV）感染的患者，应积极采取干扰素等药物进行抗病毒治疗并获得持续的抗病毒效果。研究已证实，抗 HCV 治疗有助于降低 PTDM 发生率。合并高血压和高脂血症者应采取相应的措施控制，以降低整体心血管事件风险。

应在完善上述综合性术前评估的基础上，根据患者的个体风险特征，进行前瞻性的个体化免疫抑制剂用药方案设计，这样有利于在移植器官安全最大化的基础上降低 PTDM 的发病风险。

2. 移植术后筛查与随访　由于大剂量使用糖皮质激素类药物，移植后 1 周时约 66% 的患者出现高血糖。在免疫抑制剂调整至维持剂量之前，建议监测血糖。由大剂量糖皮质激素类药物、手术应激、术后疼痛导致的高血糖，推荐使用胰岛素治疗。严格控制血糖，避免引发低血糖风险，住院患者建议参考以下血糖目标：监护病房患者，随机血糖控制在 7.8~10.0mmol/L；普通病房患者，空腹血糖 < 7.8mmol/L、餐后 2 小时血糖 < 10.0mmol/L；出院之后，空腹血糖控制在 5.0~7.2mmol/L、餐后 2 小时血糖 ≤ 10.0mmol/L。PTDM 最易发生在移植后的 6 个月之内，因此，这段时间需定期严密监测血糖并对移植受者进行生活方式指导。

移植后血糖异常以及糖尿病前期是 PTDM 发病的强力预测因素，因此对所有移植受者可筛查 FPG、HbA1c，具有多种危险因素的高危患者应加做 OGTT。筛查频率为术后 1 个月内每周 1 次，随后 1 年内每 3 个月 1 次，此后每年筛查 1 次。另外，免疫抑制剂或糖皮质激素类药物治疗启动或剂量显著增加时也应进行血糖筛查。对于有较高的低血糖发生风险者，HbA1c 的治疗目标不宜低于 6.0%。贫血或肾功能不全者应谨慎解读 HbA1c 值。移植后早期（6 周内）采用含糖皮质激素类药物治疗时应加强午后血糖监测（afternoon glucose monitoring，AGM），AGM 较 FPG 更灵敏，是良好的自我监测指标。

此外，免疫抑制剂方案的调整在 PTDM 的防治策略中占据重要地位，方案调整的原则是不增加免疫反应风险、保证移植器官安全，故调整前首先要评估患者的免疫反应风险和 PTDM 风险。必要时可停用或减量他克莫司，早期糖皮质激素类药物及时减量或停药可能会降低 PTDM 发生率。因此，对于 PTDM 治疗患者要加强血糖、血压、血脂等方面的监护。

三、药物治疗方案

1. 治疗策略　保护胰腺分泌功能是 PTDM 治疗的重要策略。既往指南推荐按照"生活方式干预—口服降血糖药—胰岛素治疗"的阶梯化策略治疗 PTDM。近年来，随着对胰岛 β 细胞功能衰竭在发病中作用的进一步认识以及早期胰岛功能保护治疗理念的形成，移植器官长期存活已成为移植术后的核心治疗目标，不可避免地要长期使用糖皮质激素类药物和免疫抑制剂以防治急性排斥反应，而胰岛素是这种临床状态下唯一迅速、安全、有效的降血糖药。目前常用的方案是在密切监测血糖的基础上积极使用胰岛素强化治疗控制术后早期的高血糖，稳定后再根据血糖水平及患者的生理状况采用联合胰岛素、口服降血糖药和生活方式调整等综合干预治疗。对于肾移植后糖尿病的治疗,除参考有关 2 型糖尿病治疗的指南外,将糖皮质激素类药物减量、调整免疫抑制方案尤为重要,可考虑降低他克莫司的用药剂量、将他克莫司转换为环孢素等。

2. 治疗药物

(1)胰岛素治疗:在移植受者中的研究发现,以血糖 6.1~6.7mmol/L 为治疗目标时,早期使用基础胰岛素治疗既可明显降低 PTDM 发生率和 HbA1c 水平,又不增加症状性低血糖等不良事件的发生率。进一步分析发现,这种效果是通过改善患者的胰岛 β 细胞功能而实现的。目前胰岛素治疗的启动时机、治疗强度和持续时间仍有待明确。根据现有证据,移植后早期积极启动基础胰岛素预防性治疗策略可能降低 PTDM 发生率。以 FPG、下午 4 点毛细血管血糖 > 11.1mmol/L 为启动阈值,术后第 1 周控制平均血糖 < 10mmol/L 且 HbA1c < 8% 可能是安全的控制目标。PTDM 确诊后的长期治疗策略中,胰岛素既可用于急性高血糖(> 13.9mmol/L)的快速降糖治疗,也可以作为日常单药或联合治疗手段。

(2)非胰岛素治疗:结合胰岛 β 细胞功能衰竭机制和早期保护胰岛 β 细胞功能的治疗理念,口服降血糖药应根据安全性和耐受性进行个体化选择。二甲双胍和 DPP-4 抑制剂可能是理想的首选药物,TZD 和 α- 葡糖苷酶抑制药也是合理的选择。但 TZD 起效慢,存在引发骨质疏松、膀胱癌等安全性风险;而 α- 葡糖苷酶抑制药需考虑胃肠道不良反应与依从性问题。避免选用磺酰脲类药物加速细胞分泌功能衰竭。口服降血糖药不仅是稳定期 PTDM 患者控制血糖的重要手段,也可用于预防 PTDM 的发生。降血糖药的临床使用小结参见表 5-3。药理特性、降糖效果、药物不良反应以及与免疫抑制剂的药物相互作用是选择口服降血糖药的主要依据。肾功能不全时需要调整剂量的药物包括磺酰脲类、双胍类、GLP-1 受体激动剂或 DPP-4 抑制剂。使用磺酰脲类或 TZD 期间需监测肝功能,应用 TZD 时还需关注骨质疏松和心力衰竭风险。α- 葡糖苷酶抑制药相关的频繁腹泻和腹胀可严重影响患者的依从性。二甲双胍是理想的口服降血糖药,但使用其对肾功能的要求应当加以注意,一般认为 eGFR < 45ml/min 时不应推荐使用。

(3)控制合并症的药物治疗:血脂异常和高血压是 PTDM 的主要合并症,与心血管疾病密切相关。临床上应根据患者病情,制订个体化的调脂、降压目标。调血脂药中,部分他汀类药物对免疫抑制剂的代谢有影响,应谨慎选用;而抗高血压药在各种器官移植患者中均无明显禁忌,可根据利弊权衡单药或联合治疗。

表 5-3　降血糖药的作用机制、优缺点与肾功能不全时的推荐剂量

制　剂	作用机制	优点	缺点	肾功能不全时的剂量
双胍类（二甲双胍）	减少肝糖输出；改善胰岛素抵抗	减轻体质量，不增加低血糖风险；降低肥胖 T2DM 患者心血管事件和死亡风险；价廉	胃肠道反应；肾功能不全时乳酸酸中毒	减量：CKD 3a 期 停用：GFR < 45ml/min
磺酰脲类（格列吡嗪、格列齐特等）	促进胰岛 β 细胞释放胰岛素	可降低 HbA1c 1%~2%	低血糖、体质量增加、肾功能不全时蓄积	减量：CKD 3 期 禁用：CKD 4-5 期
噻唑烷二酮类（罗格列酮、吡格列酮）	增加胰岛素敏感性	经肝脏代谢并不增加血糖风险	体液潴留、增加心力衰竭风险；增加骨质疏松、骨折、膀胱癌风险	无须调整：CKD 1~3 期 慎用：CKD 3b~5 期
格列奈类（瑞格列奈[1]，那格列奈[2]）	促进早时相胰岛素分泌	吸收快、起效快、作用时间短、降低餐后血糖，不加速肾衰竭[1]	低血糖、体质量增加、肾衰竭时剂量调整[2]	无须调整[1]：CKD 1~5 期 无须调整[2]：CKD 1~3a 期 减量[2]：CKD 3b~4 期 慎用[2]：CKD 5 期
GLP-1 受体激动剂（依克那肽[3]、利拉鲁肽[4]）	促进胰岛素分泌、减少胰高血糖素产生、增加饱腹感	不增加体质量（可能降低）、低血糖风险小，降血压	胃肠道反应、胰腺炎影响药物吸收、价格昂贵、肾功能损害、产生抗体	慎用[3]：eGFR 30~50ml/min 禁用[3]：eGFR < 30ml/min 禁用[4]：eGFR < 60ml/min

续表

制 剂	作用机制	优点	缺点	肾功能不全时的剂量
α- 葡糖苷酶抑制药（阿卡波糖）	延缓胃肠道碳水化合物的吸收	低血糖事件少、不增加体质量且有减轻趋势	胃肠道反应	禁用：CKD 4~5 期
DDP-4 抑制剂（西格列汀 [5]、维格列汀 [6]、利格列汀 [6]、沙格列汀 [7]）	减慢肠促胰岛素失活	不增加体质量	价格昂贵、胰腺炎风险，可能致癌	禁用 [5]：eGFR ＜ 50ml/min 无须调整 [6] 减量 [7]
胰岛素	外源性降糖糖激素	有效减少微血管和大血管并发症，无"封顶效应"，剂型丰富方便个体化治疗	体质量增加，皮下给药，低血糖，可能致癌	常常需要减量

注：GLP-1 为胰高血糖素样肽 -1；DPP-4 为二肽基肽酶 -4；eGFR 为估算肾小球滤过率；GFR 为肾小球滤过率；CKD 为慢性肾脏疾病；相同的上标数字代表同一药物。

143

四、案例分析

1. 案例1

（1）**案例资料**：患者，男，43岁，身高172cm，体重58kg。1年多前患者因"慢性肾脏病，尿毒症期"来医院泌尿外科行同种异体肾移植术，术前空腹血糖正常（具体值不详），术中及术后曾予注射用甲泼尼龙（500mg/d×7日，静脉滴注）、咪唑立宾片（100mg/次，一日2次×36日）、他克莫司（4.5mg/次，一日2次×20日）等药物治疗，术后调整甲泼尼龙为泼尼松片（10mg/次，一日1次×17日）治疗，其间发现血糖升高，静脉空腹血糖最高达32mmol/L。泼尼松及免疫抑制剂逐渐减量后血糖仍高，其间未控制饮食，未用降血糖药治疗。术后第26天，患者自觉烦渴、乏力、多饮、多尿，饮水量达6 000~7 000ml/d，夜尿增多，每晚4~5次。故停用他克莫司，换用环孢素（150mg/次，一日2次×6日+175mg/次，一日2次×4日）、泼尼松（5mg/次，一日1次×8日），血糖仍控制不佳，为进一步控制血糖收住院。既往否认糖尿病；高血压病史6个月，最高血压180/110mmHg，使用硝苯地平缓释片10mg/次，一日1次、氯沙坦钾片50mg/次，一日1次、酒石酸美托洛尔缓释片23.45mg/次，一日1次降压治疗，血压控制良好；否认食物、药物过敏史。体格检查：体温（T）36.5℃，脉搏（P）72次/min，呼吸（R）18次/min，血压（BP）130/85mmHg；全身皮肤黏膜无黄染，无皮下出血点、瘀斑；心肺无异常；腹部柔软，无压痛、反跳痛，腹部无包块，右侧背部肾区可见长约10cm的移植瘢痕。

入院后给予降糖、降压、调脂、护胃等对症支持治疗，降糖方面给予胰岛素泵强化治疗，根据血糖变化调整胰岛素用量，出院前1周空腹血糖波动在7.2~8.5mmol/L、餐后血糖在9.0~13.5mmol/L。餐后血糖偏高，主要考虑患者的饮食不规律，给予糖尿病饮食指导教育。出院后仍继续使用胰岛素强化降糖治疗，即门冬胰岛素注射液12U-10U-14U于三餐前皮下注射、甘精胰岛素8U于睡前皮下注射；免疫抑制方案为环孢素150mg/次，一日2次，咪唑立宾片100mg/次，一日1次，泼尼松片5mg/次，一日1次。

（2）**药学监护**：嘱患者门诊药物咨询室动态随访，随访患者的血糖、血压、血脂、血常规、尿酸、肾功能、神经毒性、合并用药及血药浓度等。患者换用环孢素治疗约3个月后出现牙龈增生、毳毛增生等不良反应，且呈进行性加重，不能耐受，血糖控制尚可（HbA1c 7.1%），于泌尿外科就诊换用他克莫司4mg/次，一日2次，继续进行免疫抑制治疗。嘱咐患者再次使用他克莫司初期应严密监测血糖，空腹血糖波动于5.9~7.4mmol/L，餐后2小时血糖波动于 8.8~13.5mmol/L，未发生低血糖，FK506 的稳态血药浓度谷值为 12ng/ml。随访期间出现血压升高（160/98mmHg），建议加用苯磺酸左旋氨氯地平片 2.5mg/ 次，一日 1 次治疗，血压控制可。

门诊随访调整降糖治疗方案为门冬胰岛素注射液 10U-10U-14U 于三餐前皮下注射，甘精胰岛素 8U 于睡前皮下注射。出院 3 个月后，患者主诉因近期频繁发生夜间低血糖复诊，患者未规律监测睡前及晚餐前后的手指血糖，给予停用甘精胰岛素，调整三餐前的门冬胰岛素剂量分别为 10U-8U-6U。出院 9 个月后，复查 HbA1c 7.8%、Scr 99.0μmol/L，其他未见明显异常。患者自述饮食控制不严格，三餐前血糖控制尚可，餐后血糖控制不理想。对患者进行饮食和运动指导后未调整降糖治疗剂量。出院 10 个月随访得知，患者的胰岛素总用量为 26U/d，未再发生低血糖，继续随访。

2. 案例2

（1）**案例资料**：患者，女，22 岁。因"白细胞、血小板减少半年，乏力 1 周"于 2013 年 4 月 19 日入院。院外曾用重组人粒细胞集落刺激因子、白介素 -2 及补充造血原料等治疗，病情好转，未使用糖皮质激素类药物。患者既往体健，否认糖尿病、心脑血管疾病病史，无食物、药物过敏史。体格检查：体温（T）36.5℃，脉搏（P）72 次 /min，呼吸（R）18 次 /min，血压（BP）90/60mmHg；贫血貌，全身皮肤黏膜无黄染，无皮下出血点、瘀斑；心肺无异常；腹部柔软，无压痛、反跳痛，腹部无包块。血常规检查：白细胞 0.62×10^9/L，中性粒细胞绝对值 0.11×10^9/L，血红蛋白 67.2g/L，血小板计数 12×10^9/L，网织红细胞百分比 0.12%，血糖 5.29mmol/L。骨髓细胞学检查：骨髓增生减低，粒系增生明显减低，仅见少数分叶核，红系增生明显减低，仅见少数幼红细胞，红细胞未见明显异常，全片未见巨核细胞，血小板很少见，淋巴细胞比值明显升高，片尾可见非造血细胞团。诊断为再生障碍性贫血。2013 年 5 月 7 日开始给予他克莫司 6mg/ 次，一日 2 次；司坦唑醇 2mg/ 次，一日 3 次；再造升血片 4 片 / 次，一日 3 次及重组人粒细胞集落刺激因子（G-CSF）、重组人白介素 -11（IL-11）、重组人促红素（EPO）、抗感染及成分输血支持治疗，其间于 5 月 10 日和 5 月 25 日输血时分别给予地塞米松 2mg 静脉注射。6 月 3 日查空腹血糖 9.75mmol/L，予饮食控制，必要时加用降血糖药。6 月 11 日复查空腹血糖 8.17mmol/L，6 月 13 日糖化血红蛋白 8.7%。分析患者使用的药物，高度怀疑应用他克莫司致血糖高，可能导致患者的糖耐量减低发展为继发性糖尿病，但该药为治疗再生障碍性贫血的必需药物，不能停药，必要时可减量。6 月 20 日空腹血糖 10.69mmol/L、餐后 2 小时血糖 18.66mmol/L，他克莫司的用量降为 10mg/d，给予二甲双胍缓释片 0.5g/ 次，一日 2 次降糖治疗并严格执行糖尿病饮食。6 月 22 日空腹血糖 7.26mmol/L，7 月 1 日空腹血糖 5.43mmol/L、餐后 2 小时血糖 11.27mmol/L。

（2）药学监护：用药期间应注意监护患者的肾功能情况，血糖、血压、血脂有无升高，有无震颤及头痛、胃肠道不适、肝功能异常、电解质紊乱、肌痛等症状。做好患者的糖尿病防治教育及饮食和运动等生活方式指导。该患者入院后空腹血糖正常，否认既往有糖尿病病史，但不能完全排除在应用他克莫司前已经存在糖耐量减低。应用他克莫司之后血糖情况进一步恶化，进而发展为器官移植后新发糖尿病。患者曾先后接受 2 次输血，输血时分别给予地塞米松 2mg 静脉滴注以避免过敏反应。输血后第 9 天测定空腹血糖偏高，因地塞米松的应用剂量小且间隔时间长，故患者的血糖升高与地塞米松的应用无关。其他合并用药未见有引起血糖升高的文献报道。因此，他克莫司的应用对血糖有重要影响。

总之，使用他克莫司治疗应做好临床治疗方案评估，严格按照药品说明书规定的用法用量给药。警惕常见的药物不良反应，尤其是糖尿病患者，加强用药监护，出现严重的不良反应时应该及时停药救治。

第二节　药源性低血糖的临床处理与药学监护

一、概　　述

1. 定义　药源性低血糖（drug-induced hypoglycemia，DIH）是指因药物因素导致的低血糖反应或低血糖症，特别易发生于高龄、儿童、严重肝肾功能障碍、营养不良、生活方式极度不规律、血糖控制过于严格以及胰岛 β 细胞功能极差者，临床最常见于强化降糖治疗的过程中。主要类型包括药源性糖尿病性低血糖和非糖尿病性低血糖，后者主要包括酒精性低血糖与其他药物导致的低血糖。本章重点讨论药源性糖尿病性低血糖。

药源性糖尿病性低血糖是指糖尿病患者使用降血糖药治疗后出现低血糖反应或低血糖症。对非糖尿病患者来说，低血糖症诊断标准为静脉血糖＜ 2.8mmol/L，而糖尿病患者的静脉血糖≤ 3.9mmol/L 即属低血糖范畴。患者治疗过程中常常通过监测手指血糖来预测低血糖情况，手指血糖＜ 9mmol/L 只能高度怀疑低血糖症，但不能确诊。

2. 临床表现及危害　低血糖反应的临床表现与血糖水平以及血糖下降速度有关，可表现为交感神经兴奋（如心悸、焦虑、出汗、饥饿感等）和中枢神经系统抑制症状（如神志改变、认知障碍、抽搐和昏迷）。典型的临床表现为饥饿感、心慌、冷汗、乏力、手抖、头晕等症状。患者往往每次出现上述一个至数个症状，通常不会所有症状一并出现。就个人而言，每次发生低血糖的症状基本相同。多数患者会有饥饿感伴心慌、冷汗，有的患者会手抖，伴有糖尿病神经病变者上述症状可能不明显。糖尿病患者常伴有自主神经功能障碍，影响机体对低血糖的反馈调节能力，增加严重低血糖的发生风险。同时，低血糖也可能诱发或加重患者自主神经功能障碍，形成恶性循环。老年患者发生低血糖时常可表现为行为异常、半夜惊醒失眠或其他非典型症状。夜间低血糖常因难以发现而得不到及时处理。有些患者屡发低血糖后，可表现为无先兆症状的低血糖昏迷。UKPDS、ACCORD、ADVANCE等临床研究显示，强化降糖治疗会增加低血糖的发生风险，并且严重低血糖可能与患者的死亡风险升高有关，因而对糖尿病患者需要制订个体化的血糖控制目标。医源性低血糖是目前在糖尿病治疗道路上的主要危害之一，Cryer 等早在 2003 年发表在 *Diabetes Care* 上的文章中就指出，一次严重的医源性低血糖或由此诱发的心血管事件的危害可能会抵消一生维持血糖在正常范围内所带来的益处。当血糖水平下降到 4.6mmol/L 时可保护性地抑制内源性胰岛素分泌；当血糖低于 3.8mmol/L 时机体可代偿性地增加胰高血糖素、肾上腺素等升糖激素的释放；当血糖下降到 3.2~3.8mmol/L 时可导致临床症状的出现，轻的表现为饥饿感、出汗、心悸、震颤、不安等自主神经系统症状，严重的可导致大脑缺少葡萄糖而表现为神经性低糖症状如头晕、头痛、意识障碍乃至昏迷；血糖下降到 2.4~3.0mmol/L 时主要表现为神经生理学功能障碍；到 2.8mmol/L 时可出现认识功能障碍，无法完成复杂任务；血糖＜1.5mmol/L 时可出现严重的神经低血糖症，表现为意识水平降低、惊厥、昏迷。

3. 主要诱因　药源性糖尿病性低血糖常常因降血糖药的剂量、品种、联合用药以及胰岛素注射技术等因素而诱发。如增加胰岛素促泌剂或胰岛素等低血糖高风险药物的剂量，或由低血糖低风险品种更换为高风险品种（如由 α- 葡糖苷酶抑制药转换为胰岛素促泌剂或胰岛素治疗等），或增加联合用药的品种（如在胰岛素的基础上联用胰岛素增敏剂等），或不合理联用（GLP-1 受体激动剂 + 速效胰岛素或预混胰岛素等）；患者未正确掌握胰岛素注射技术也是致低血糖的重要危险因素，如选用的胰岛素针针头过长、进针角度不适宜以及肌内注射后导致的低血糖或预混胰岛素使用前未摇匀等均可能导致低血糖。此外，低血糖还可能与患者的生理功能异常有关，如慢性肾脏疾病或肾功能进行性降低患者长期服用胰岛素促泌剂而未进行剂量调整,亦可能因药物蓄积导致低血糖反应。非降血糖药导致低血糖的品种相对而言较少见,详见表 5-4;降血糖药导致低血糖的风险详见表 5-5。

表 5-4　非降血糖药导致低血糖的药物

药物分类	代表药物	致低血糖机制
抗感染药	加替沙星、左氧氟沙星、环丙沙星、莫西沙星、克林沙星、司帕沙星、依诺沙星、洛美沙星、喷他脒、奎宁、氯喹、甲氟喹、多西环素、异烟肼、对氨基苯甲酸、对氨基水杨酸、磺胺嘧啶、磺胺异噁唑、磺胺甲噁唑、复方磺胺甲噁唑、磺胺二甲嘧啶、磺胺甲氧嘧啶、磺胺苯吡唑、氯霉素、土霉素、新霉素、链霉素、四环素、红霉素、阿莫西林、苯唑西林、头孢曲松、氟康唑、干扰素 α、乙硫异烟胺等	刺激胰岛素释放;糖原消耗增加;抑制胰高血糖素释放;药动学相互作用(高血浆蛋白结合率)
心脑血管药物	卡托普利、贝那普利等血管紧张素转换酶抑制药(ACEI),美托洛尔、纳多洛尔、普萘洛尔、吲哚洛尔等 β 受体拮抗剂,酚妥拉明、妥拉唑林等 α 受体拮抗剂,胍乙啶、利血平、可乐定、磷酸丙吡胺、胺碘酮、甲基多巴、奎尼丁等	
解热镇痛抗炎药	阿司匹林、水杨酸钠、萘普生、吲哚美辛、对乙酰氨基酚、保泰松、右丙氧酚、阿扎丙宗、布洛芬、芬太尼等	
精神、神经系统药物	氯丙嗪、异丙嗪、多塞平、氟西汀、锂、苯妥英钠、苯二氮䓬类、丙米嗪、马普替林、奥芬那君、司来吉兰、阿米替林、丙卡巴肼、氟哌啶醇等	
消化系统药物	西咪替丁、奥曲肽、生长抑素、雷尼替丁等	
利尿药	乙酰唑胺、呋塞米及其他利尿药,哌克昔林等	
其他药物	乙醇(过量饮用)、华法林、双香豆素、苯茚二酮、苯海拉明、依托咪酯、异环磷酰胺/巯乙磺酸钠、氨磺丁脲、甲巯咪唑、单胺氧化酶抑制剂类、右苯丙胺、秋水仙碱、氨丁三醇、二巯丙醇、恩氟烷、氟烷、利多卡因、左丁哌卡因、非诺特罗、特布他林、依地酸、复方氯化钠注射液、福美司坦、利托君、地塞米松、泼尼松、复方氨基酸注射液、左旋门冬酰胺酶、氟伐他汀、左卡尼汀、锰制剂等	

表 5-5 降血糖药导致低血糖的风险统计表

药物分类	代表药物	餐后血糖	空腹血糖/下一餐餐前血糖	低血糖风险
双胍类	二甲双胍	+	+++/++	N
短效磺酰脲类	格列喹酮	+++	+/++	↑
中、长效磺酰脲类	格列齐特(缓释)片 格列美脲	+++	+++/+++	↑↑↑
格列奈类	瑞格列奈	+++	+-/+	↑
α-葡糖苷酶抑制药	阿卡波糖 伏格列波糖	++	+-/-	N 或 ↓
TZD	吡格列酮	+	+++/++	N
DPP-4 抑制剂	西格列汀	++	+/+	N 或 ↑
SGLT-2 抑制剂	达格列净	++	+++/+	N
GLP-1 受体激动剂	利拉鲁肽	++	+/+	N 或 ↑
短效人胰岛素	重组人胰岛素生物合成人胰岛素	++++	+-/++	↑↑↑
速效胰岛素类似物	门冬胰岛素 赖脯胰岛素	++++	+-/+	↑↑
预混人胰岛素/类似物		++++	+++/+++	↑↑↑↑
中效胰岛素	精蛋白重组人胰岛素	+	+++/+++	↑↑
长效胰岛素类似物	地特胰岛素 甘精胰岛素	+	++++/+++	↑

注:1. 表中的药物对血糖的作用,"+"越多,提示降糖作用越强;"-"提示无作用。

2. α-葡糖苷酶抑制药对下一餐餐前血糖略有提升作用。

3. 低血糖风险:"N"表示"中性",无增加或减少;"↓"提示低血糖风险降低;"↑"提示低血糖风险增加;箭头数量多少,提示风险强弱。胰岛素、磺酰脲类和非磺酰脲类胰岛素促泌剂均可引起低血糖。

4. 其他种类的降血糖药(如二甲双胍、噻唑烷二酮类、α-葡糖苷酶抑制药)单独使用时一般不会导致低血糖。应用 DPP-4 抑制剂、GLP-1 受体激动剂、SGLT-2 抑制剂的低血糖风险较小。

二、药源性低血糖的临床处理

疑为出现药源性低血糖时，应立即停用可疑药物。需要注意的主要问题包括是口服含糖食品还是静脉给予葡萄糖（或胰高血糖素）、进食多少糖合适、如何进行手指血糖监测。糖尿病患者的手指血糖≤3.9mmol/L即需要补充葡萄糖或含糖食物。严重低血糖伴有意识障碍或存在吞咽功能障碍而无法进食者，或存在严重胃肠道疾病正在禁食者可选择静脉注射50%葡萄糖注射液20~40ml，15分钟后监测手指血糖，根据血糖情况给予相应的治疗和监护。多数情况下低血糖反应可通过嘱咐患者进食来缓解，可以分2种情况分别处置，一种情况是低血糖反应发生时间接近下一餐餐前（距离下一餐进餐时间＜1小时）可进食15~20g含糖类食物，如饼干、水果、饮料等；另一种情况是距离下一餐进餐时间较长（＞1小时），可嘱咐患者应进食面粉类或蛋白类食物，如面包、馒头、肉类、牛奶等，进食量依据血糖水平而定。当低血糖伴意识障碍时应立即静脉注射50%葡萄糖注射液20~40ml，15分钟后复查手指血糖，难以就诊者可反复应用高糖静脉注射并接着静脉滴注10%葡萄糖注射液，使血糖持续维持在10mmol/L以上。另外，尚需根据药物作用特点进行处置与血糖监护，如联用较大剂量的α-葡糖苷酶抑制药出现餐后低血糖反应，在选择升糖食物时最好选择葡萄糖，因为该类药物可抑制碳水化合物水解为葡萄糖，导致进淀粉类等非单糖碳水化合物类食物后不能快速升高血糖，缓解低血糖症状；而中、长效胰岛素促泌剂或长效胰岛素用药剂量过大导致的低血糖反应或低血糖症常常需要监测24~48小时的手指血糖，因为药物作用时间长，进食15分钟后手指血糖升高并不能保证后期不会再出现低血糖反应。故对于这类药物所致的低血糖，应当根据药动学参数预测药物作用时间，确定手指血糖监测的覆盖时间，避免反复出现低血糖反应。

三、药学监护指标与要点

应对患者做好生活方式教育、强化住院期间监测手指血糖的重要意义、评估患者发生严重低血糖事件的风险、拟订血糖控制目标、辅助制订合理的降糖方案、评估降糖方案的低血糖发生风险，对低血糖发生风险较高的患者进行低血糖反应识别防治与处置等教育。

患者入院时，首先需使其掌握并理解影响血糖的四大因素，即饮食、运动、药物及应激反应，使得患者意识到饮食和运动的重要性，保证热量摄入与消耗相对稳定，对生活方式依从性较差或者既往未接受过相关系统教育的患者进行个体化的生活方式指导，详见附件1。评估患者发生严重低血糖事件的风险，对于病史长、胰岛功能差、高龄、严重肝损害、慢性肾衰竭、合并多种并发症尤其是糖尿病神经病变者、已经发生过心脑血管疾病者属于严重低血糖反应的高危人群，降糖目标要适当放宽，宜遴选低血糖风险较低的降血糖药治疗。结合个体情况评估患者降糖方案的低血糖发生风险，对存在风险的患者进行低血糖识别处置及防治教育，包括低血糖的定义、临床表现、主要诱因、如何处置和预防等，详见附件2。

患者住院期间，应使其掌握主要治疗药物的作用机制及用法用量，提高用药依从性。治疗过程中及时监护记录患者的手指血糖，尤其是在增加降血糖药的剂量或增加联合用药时。当患者出现手指血糖异常波动时，应及时问诊患者，分析排查可能的原因，及时进行相应的指导；必要时及时与经治医师沟通，调整用药方案。当患者出现低血糖反应时，指导患者合理进食含糖食物及监测手指血糖，纠正低血糖反应症状，并事后协助患者分析低血糖发生的可能原因，为出院后实现自我血糖管理做好铺垫。

四、案例分析

1. 案例1

（1）**案例资料**：患者，女，78岁。因"意识不清21小时，加重15小时"就诊。2型糖尿病病史3年，长期服用格列美脲片2mg/次，一日1次，与二甲双胍缓释片1g/次，一日2次治疗，空腹血糖控制在5mmol/L左右。近日食量减少，21小时前自觉全身乏力，在社区卫生服务中心输液后逐渐出现意识不清、呼之不应，无恶心、呕吐，无肢体抽搐等症状，未给予特殊处置。15小时前意识不清较前加重，测手指血糖为2.9mmol/L，家属喂糖水后，意识未见明显恢复，伴恶心、呕吐胃内容物，故就诊。既往慢性肾脏疾病病史1年，未治疗；高血压病史10年，服用非洛地平缓释片5mg/次，一日1次治疗；不稳定型心绞痛病史10年，服用阿司匹林肠溶片0.1g/次，每晚1次治疗；1年前行左眼晶状体置换术；4年前发生低血糖意识障碍1次，静脉补充葡萄糖后痊愈。

体格检查：T 36.4℃，P 84次/min，R 22次/min，BP 147/97mmHg。神志模糊，烦躁，手颤，答非所问。双侧瞳孔等大等圆，对光反射迟钝，双眼失明。双肺呼吸音粗，未闻及干、湿啰音。心率84次/min，心律齐，各瓣膜听诊区未闻及杂音。双下肢无水肿。入院急查血生化：尿素氮7.9mmol/L，肌酐243μmol/L，白蛋白31g/L，血葡萄糖3.0mmol/L，血钾3.1mmol/L，糖化血红蛋白6.1%，氨基转移酶、心肌酶、心电图未见明显异常。诊断为"低血糖脑病"。

治疗经过：停用口服降血糖药，给予50%葡萄糖注射液20ml，静脉推注+10%葡萄糖注射液500ml，静脉滴注，复测血糖上升至5.9mmol/L，患者的意识稍好转，约30分钟后患者突发昏迷，测手指血糖1.3mmol/L，先静脉给予50%葡萄糖注射液40ml，静脉推注，后持续给予50%葡萄糖注射液静脉泵入10ml/

h×8 小时，序贯给予葡萄糖氯化钠注射液 2 000ml，静脉滴注，20 小时后血糖平稳在 7mmol/L 以上，38 小时后停止输注糖盐水，继续补钾、护脑、扩血管、降压、护胃等治疗。2 日后患者的意识较前好转，能回答简单的提问，进少量流质饮食，无手颤、烦躁，双眼对光反射迟钝，患者坚持出院，给予沙格列汀 2.5mg/ 次，一日 1 次控制血糖治疗。

（2）**药学监护**：患者由急诊科收入，糖尿病病史长，且合并慢性肾衰竭（eGFR 约为 15.9ml/min），长期服用格列美脲与二甲双胍片降糖治疗，近日有食欲欠佳、食量减少史，低血糖的原因明确。磺酰脲类药物致低血糖反应的危险因素主要包括高龄、较长时间的糖尿病病史、合并肾损害等多种并发疾病及多药联用等。该患者 78 岁高龄，糖尿病肾病 4 期（eGFR 为 15.9ml/min），联用二甲双胍与阿司匹林，为低血糖发生的高危人群。格列美脲与二甲双胍主要经肾脏排泄，专家共识认为 eGFR < 45ml/min 者应停用二甲双胍，格列美脲的药品说明书中亦注明 Scr < 22ml/min 时推荐剂量降低至 1mg/d。患者的肾功能严重降低，不宜使用二甲双胍，长期服用格列美脲 2mg/d 的剂量过大，2 种药物蓄积是导致低血糖脑病的首要原因，进食量减少是重要诱因。故结合患者的肾功能情况，建议遴选低血糖风险较低、肝肾功能不全者无须调整剂量的利格列汀片 5mg，一日 1 次治疗，或使用胰岛素。另嘱咐患者规律饮食，并按照附件 1 与附件 2 给予饮食指导及低血糖识别教育指导。

2. 案例 2

（1）**案例资料**：患者，男，45 岁，体重 50kg。2018 年 2 月 22 日因"口干、多饮、多尿伴消瘦 1 个月余"入院。1 个月前患者无明显诱因出现口干、多饮，饮水量达 3 000ml/d 以上，伴尿量增多，夜尿 5~6 次，未行诊治。1 个月来上述症状无缓解，体重下降 5kg，无明显的视物模糊，无肢端麻木，昨日遂来医院就诊，查随机血糖 31.1mmol/L，尿葡萄糖 3+、酮体 1+，门诊以"糖尿病酮症"收住院。患者自起病以来，精神、饮食尚可，睡眠欠佳，大便干结。既往否认高血压、心脏病等慢性疾病病史。痛风病史 3 年余，未规律诊治。2004 年于某医院诊断"右侧股骨头坏死"，曾给予理疗、中药治疗。否认家族遗传病病史，否认手术外伤史及输血史。否认药物过敏史。

体格检查：T 36.8℃，P 113 次 /min，R 20 次 /min，BP 113/72mmHg。神志清楚，精神欠佳，营养中等，表情自如，跛行，查体合作。双侧瞳孔等大等圆，对光反射灵敏，眼球活动自如。颈软，颈静脉无怒张。双肺呼吸音清，双肺未闻及干、湿啰音及胸膜摩擦音。HR 113 次 /min，心律齐。腹软，无压痛及反跳痛，肝脾肋下未及。双下肢不肿，生理反射存在，病理反射未引出。舌红，苔薄白，脉弦。专科检查：双侧足背动脉搏动尚可。

辅助检查：HbA1c 13.7%；抗谷氨酸脱羧酶抗体（−），抗胰岛细胞抗体（−），抗胰岛素抗体（−）；血清 β-羟基丁酸 0.07mmol/L，LDL-C 2.9mmol/L，Scr 63μmol/L，UACR 17.56mg/g。双侧颈总动脉内中膜增厚，右侧锁骨下动脉及左侧颈动脉粥样斑块形成，双下肢动脉细小斑块形成；肌电图示神经传导速度正常；眼底未查。入院诊断为糖尿病酮症。

治疗经过：入院后给予胰岛素强化治疗，即胰岛素静脉微泵泵入＋生物合成人胰岛素注射液（诺和灵 R）8U-6U-6U 于三餐前 15 分钟皮下注射＋甘精胰岛素注射液（来得时）16U，于 22：00 皮下注射＋阿卡波糖片 50mg/ 次，嚼服，一日 3 次，根据血糖水平调整降糖方案。2 月 25 日晨起后出现心慌、手抖、出冷汗、不适，呼叫护士监测空腹手指血糖 3.0mmol/L，嘱咐患者进食饼干 3 块，30 分钟后复查血糖 6.9mmol/L。分析患者低血糖的原因，主要考虑晚餐时胰岛素剂量过大（晚餐前后血糖 15.2/6.9mmol/L），嘱咐患者继续规律饮食、运动，给予晚餐餐时胰岛素减量 4U、睡前甘精胰岛素减量 4U，余治疗同前，患者的餐前血糖控制在 4.2~6.7mmol/L、餐后血糖 4.0~5.5mmol/L，血糖控制过于严格，餐时与基础胰岛素均逐渐减量。2 月 25 日，患者晨起再次出现饥饿感、心慌，测手指血糖 3.8mmol/L，嘱咐进食饼干 2 块，半小时后复测血糖 3.9mmol/L，又给予葡萄糖溶液 20ml 口服，半小时后复测手指血糖 12.1mmol/L，患者的饮食较为规律，仍考虑胰岛素剂量过大，继续给予减量至生物合成人胰岛素注射液（诺和灵 R）8U-4U-4U 于三餐前 15 分钟皮下注射＋甘精胰岛素注射液 4U，于 22：00 皮下注射＋阿卡波糖片 50mg/ 次，嚼服，一日 3 次，血糖控制在理想范围内，未再出现低血糖。

（2）药学监护：患者为新发糖尿病，入院时"三多一少"症状明显，入院查酮体 1+、随机血糖 31.1mmol/L，入院后按照糖尿病酮症诊治，给予静脉胰岛素泵降糖、补液、补充电解质等治疗。入院前对患者进行生活方式指导，参考附件 1 为患者制订个体化的饮食和运动方案，嘱咐患者多饮水、不要过于限制饮食、避免长时间的剧烈运动而不利于酮体消失。患者入院后给予静脉胰岛素泵降糖治疗期间，治疗中关注每小时的血糖降低幅度，以每小时降低 4~6mmol/L 为宜，先快后慢，关注患者的血糖降低至 13.9 和 11.1mmol/L 时胰岛素泵入速率减慢及换用糖水或糖盐水的情况，关注静脉补钾浓度及输注血管的选择问题，避免产生心律失常、输液疼痛等不良事件。严重低血糖事件风险评估：45 岁的中年患者，无明显的心脑血管疾病等可能导致严重低血糖事件的危险因素，故入院后给予强化降糖治疗即可，血糖目标可设定为糖化血红蛋白＜7%、三餐前血糖可控制在 6~8mmol/L、餐后血糖控制在 8~10mmol/L，在不出现低血糖的前提下可进一步提高要求为三餐前血糖在 6mmol/L 左右、餐后血糖在 8mmol/L 左右。患者的酮症消除后换用"3+1"方案胰岛素皮下注射治疗，首次使用胰岛素皮下注射治疗，对患者进行胰岛素注射技术宣教指导（通过播放视频、口头讲解、药师现场演示操作、患者自行操作等指导）、对患者进行低血糖识别防治及处置教育（讲解影响血糖的因素，强调饮食和运动的重要性，告知患者出现低血糖的常见情况、哪些不适症状可能提示低血糖反应、出现低血糖反应如何处置、吃多少含糖食物等）。出院时，嘱咐患者回家后继续胰岛素强化治疗，强调坚持短期强化治疗获得的益处，并注意出院 1 周内监测三餐前后及睡前的手指血糖，再次强调血糖控制目标。嘱咐患者若出现血糖偏低的现象，排除饮食、运动的影响后，可自行减少胰岛素用量1~2U。指导患者手指血糖监测，加微信，纳入随访人群，出院 3 个月后复查糖化血红蛋白等，门诊随访，调整降糖方案。

附件 1

患者用药教育：生活指导单
血糖异常患者生活方式须知

住院号：　　　　　姓名：　　　　　入院时间：

1. 影响血糖的主要因素有哪些？

● 吃饭、运动、药物和应激反应（如感冒、失眠等）。一般而言，降血糖药与应激反应均是固定的，故导致血糖波动的因素主要是饮食和运动。

2. 糖尿病患者进餐时的注意事项有哪些？

● 主食定时定量，尽量避免大量进食粥类或含糖量高的食物，不随便加餐吃零食、水果等，绿叶蔬菜不限制。

● 注意进餐顺序：1 肉 2 菜 3 主食，淀粉含量较高的蔬菜（芋头、山药、莲藕、板栗、红薯、玉米、豆类、胡萝卜等）应视同主食。

● 若某一餐无胃口或主食量吃少了，下一餐餐前可适当加餐（如不太甜的水果或升糖指数不高的点心等），预防低血糖反应。

● 面食的热量高于米饭，50g 面食相当于 100g 米饭。

3. 糖尿病患者运动的原则是什么？

● 每天规律运动，运动形式及时间亦应当固定，建议早、晚饭后的 0.5~1 小时之后活动 0.5 小时左右，每天控制在 1 万步左右。对于有冠心病、COPD、膝关节病等疾病的患者，建议以散步、打太极拳等较缓和的运动为主。

● 运动过程中及运动后需要注意预防低血糖发生，应随身携带糖果、饼干、饮料、面包等食物，如出现心慌、冷汗、头昏、乏力、手抖等低血糖反应时应及时进食。运动后，尤其晚餐后的运动量较前增加时，应注意预防夜间低血糖,睡前建议测手指血糖,低于 5mmol/L 则建议睡前喝牛奶或补充低升糖指数的水果以预防夜间低血糖的发生。

附件2

低血糖的识别、处置及预防指导

1. 低血糖的识别　当糖尿病患者出现不明原因的手抖、饥饿、心慌、出虚汗、头晕等症状时,应高度怀疑是低血糖症状。

2. 低血糖的处置　怀疑发生了低血糖时,意识清醒、有条件者先测定手指血糖,手指血糖低于 3.9mmol/L 时则说明确实发生了低血糖,需进食面包、馒头、饼干、水果、糖果等碳水化合物类食物。

3. 低血糖的预防

(1)低血糖发生的三大主要原因:吃饭过少、运动量过大、降糖方案不合适。如上一餐主食量吃得太少、餐后活动量过大、因为各种原因导致进餐时间明显延迟、自行加量降血糖药或初始降血糖药的剂量过大等。

(2)低血糖的预防措施:①规律饮食,尤其是主食定量,固定锻炼方式和时间,不要随意调整用药剂量,监测手指血糖,定期内分泌复诊;②外出运动时携带糖块、饼干、水果等含糖食物以备应急;③当食欲不好、进食主食量较少或运动量较平日明显增大时,在下一餐餐前应当适当加餐(零食、升糖慢的水果等);④加强手指血糖监测,尤其是睡前血糖,预防夜间低血糖反应(可致命),睡前血糖偏低时可按需或遵专科医师或药师指导适当补充低升糖指数的食物,如牛奶、蛋白粉等。

第三节　糖皮质激素致高血糖的药学监护

一、概　　述

类固醇激素致高血糖(steroid-induced hyperglycaemia, SIH)即系统或局部使用类固醇激素(主要指糖皮质激素)后导致血糖异常升高。一般情况下,局部使用糖皮质激素出现高血糖的情况较少见,故本节着重探讨系统使用糖皮质激素对血糖的影响规律与药学监护。2014 年英国糖尿病协会联合住院治疗组(JBDS-IP)发布的《高血糖症和类固醇(糖皮质激素)治疗》中的数据显示,住院糖尿病患者的糖皮质激素使用率为 10%~30%,平均使用率为 16%;门诊患者中,约 40% 的糖皮质激素用于呼吸系统疾病的治疗,60% 左右应用于骨骼肌系统疾病、皮肤疾病以及某些免疫系统疾病的治疗,用药疗程多＜5 天,但是有

22%的患者用药疗程超过6个月,4.3%的患者用药疗程超过5年。短程的中、小剂量糖皮质激素治疗对非糖尿病及糖尿病前期患者血糖的影响往往较小,通常不需要药物干预;然而长期的大剂量糖皮质激素治疗可能导致患者出现一系列的高血糖症状,如乏力、多尿、烦渴及高血糖急性并发症等,可能需要额外的药物治疗与药学监护。

二、糖皮质激素与高血糖

1. 糖皮质激素的种类与特点　糖皮质激素(glucocorticoid)临床常用品种及作用特点详见表5-6。使用糖皮质激素类药物的非糖尿病患者出现血糖升高并达到糖尿病诊断标准即糖皮质激素性糖尿病,血糖升高不足以达到诊断标准则为糖皮质激素性高血糖。当停用糖皮质激素类药物后,部分患者可能缓解,亦可能发展成永久性糖尿病。糖尿病前期患者使用糖皮质激素类药物治疗可进一步升高血糖,随后发展成糖尿病的风险增加,为控制血糖,将短期增加降糖干预措施。因此,对于系统使用糖皮质激素类药物的患者需要加强药学监护。

表5-6　常用糖皮质激素类药物比较

类别	药物	对糖皮质激素受体的亲和力	水盐代谢(比值)	糖代谢(比值)	抗炎作用(比值)	等效剂量/mg	血浆半衰期/min	作用持续时间/h
短效	氢化可的松	1.00	1.0	1.0	1.0	20.00	90	8~12
	可的松	0.01	0.8	0.8	0.8	25.00	30	8~12
中效	泼尼松	0.05	0.8	4.0	3.5	5.00	60	12~36
	泼尼松龙	2.20	0.8	4.0	4.0	5.00	200	12~36
	甲泼尼龙	11.90	0.5	5.0	5.0	4.00	180	12~36
	曲安西龙	1.90	0.0	5.0	5.0	4.00	>200	12~36
长效	地塞米松	7.10	0.0	20.0~30.0	30.0	0.75	100~300	36~54
	倍他米松	5.40	0.0	20.0~30.0	25.0~35.0	0.60	100~300	36~54

注:表中的水盐代谢、糖代谢、抗炎作用比值均以氢化可的松为1计;等效剂量以氢化可的松为标准计。

2. 糖皮质激素升高血糖的机制　糖皮质激素能够模拟内源性皮质醇的效应,其脂溶性强,能够透过靶细胞膜,与细胞核膜的特异性糖皮质激素受体结合,形成糖皮质激素-受体复合物,活化的受体复合物移位到细胞核内,通过调节 DNA 转录而发挥抗炎作用。糖皮质激素还能通过激活的糖皮质激素-受体复合物来调节碳水化合物的代谢,主要机制为影响胰岛 β 细胞的功能,影响肝脏、肌肉及脂肪细胞胰岛素受体的作用而增加胰岛素抵抗等,这些效应均导致血糖升高。

3. 糖皮质激素致高血糖的危险因素　糖皮质激素致高血糖的危险因素包括用药前已存在 T1DM 或 T2DM;糖尿病风险人群。高危因素包括肥胖,存在 DM 家族史,妊娠糖尿病病史,多囊卵巢综合征等;空腹血糖受损或糖耐量减低者,或 HbA1c 在 6.0%~6.5%;既往糖皮质激素治疗有高血糖史;使用莱斯特大学或英国糖尿病风险计算工具计算的风险评分显示存在高血糖风险者。

4. 糖皮质激素致高血糖的特点　糖皮质激素升高血糖的特点与其品种的选择、用药频次和用药剂量以及患者的个体因素等多个方面相关。中效糖皮质激素早晨 1 次顿服的给药方案最为普遍,对于这类人群,往往表现为早餐后至晚餐后血糖水平升高,夜间开始逐渐下降,至第 2 天早晨空腹血糖下降至使用糖皮质激素前的基础水平。治疗上常常需要考虑到这些特点,适当增加白天的降血糖药用量,避免夜间至清晨的低血糖反应。糖皮质激素致血糖升高往往是可以预测的。口服糖皮质激素 4~8 小时后血糖往往开始升高,而静脉给药血糖升高会更快一些,停用静脉糖皮质激素 24 小时后血糖水平会得到较大的改善,可通过手指血糖监测来指导治疗。如果糖皮质激素在数周内逐渐减量,血糖会呈现剂量依赖性降低,但是对于使用糖皮质激素前已经存在未诊断的糖尿病或糖耐量减低者,停用糖皮质激素后血糖可能会持续恶化。短、中效激素每日多次给药,或使用长效激素,均可导致全天 24 小时的持续高血糖。

5. 血糖控制目标　参照 2014 JBDS-IP 指南《高血糖症和类固醇(糖皮质激素)治疗》,推荐住院患者的血糖控制目标为 6~10mmol/L,可接受范围为 4~12mmol/L。然而,部分人群采用上述血糖目标可能控制过于严格,故对于可能出现严重低血糖事件的人群,在控制血糖前应当将避免低血糖反应发生放在首位,根据个体化情况适当放宽血糖控制目标。如痴呆者、意识不清者、虚弱的老年人、跌倒风险高的人群、食欲与饮食习惯改变较大者。

6. 血糖监测　应当在系统应用糖皮质激素前测定糖化血红蛋白及空腹血糖,尤其对于已经确诊的糖尿病患者及糖皮质激素性糖尿病高危患者。治疗开始时,应当考虑到糖皮质激素致高血糖的可能性,建议进行每天至少 1 次的手指血糖监测,监测时间应为用药后、早餐后至晚餐后的某个时间点,因为这段时间糖皮质激素对血糖的影响效应最大。另外,对正在使用长效胰岛素及其类似物或长效磺酰脲类胰岛素促泌剂治疗的患者还应加强夜间低血糖的监护与防范。

7. 糖皮质激素性高血糖的治疗　对于糖皮质激素所致高血糖的治疗,应主要基于糖皮质激素升高血糖的特点与机制进行选药,可选择 PK/PD 与血糖变化趋势相近的药物。对于糖皮质激素性糖尿病的治疗和糖皮质激素诱导的高血糖的治疗,在药物选择与用药疗程上略有不同。临床常用的糖皮质激素品种主要为泼尼松、甲泼尼龙等中效激素,故本节着重讨论中效激素诱发的糖尿病或高血糖。

(1)每日 1 次糖皮质激素类药物所致的血糖升高

1)非胰岛素治疗:推荐短期中效磺酰脲类药物治疗(如格列齐特、格列美脲等),1 次/d 的给药方案能较好地控制大多数患者的血糖。当格列齐特的用药剂量≥240mg/d 时,或者晚上服用格列齐特者,应当密切监测空腹血糖,避免夜间低血糖发生。吡格列酮与其他治疗药物相比证据较弱,可能的主要原因是吡格列酮需服药数周后才能获得最大疗效,在排除用药禁忌(如心力衰竭、体液潴留尤其是联用胰岛素的情况下、眼底黄斑水肿、有骨折风险以及不可解释的肉眼血尿有膀胱癌可能)的情况下,联用 1 次/d 的吡格列酮亦是一种选择方案。目前,没有证据支持 DPP-4 抑制剂、GLP-1 受体激动剂、SGLT-2 抑制剂对糖皮质激素诱导性糖尿病或高血糖的治疗有效。

2)胰岛素治疗:对于早晨顿服短效或中效糖皮质激素者,宜选用早晨皮下注射基础胰岛素(中效:NPH)治疗。主张起始基础胰岛素用量为 10U,每次增加 10%~20% 或 1~2U,直到血糖控制达标;然而也有部分患者的增加幅度达到40%(4U)。当患者全天血糖均高时,使用长效胰岛素类似物可能更为合适。基于这个原因,临床亦推荐早餐前使用基础胰岛素。如果选用甘精胰岛素、地特胰岛素或德谷胰岛素等长效胰岛素类似物治疗,应当高度警惕与预防夜间至晨间的低血糖反应。

(2)每日多次糖皮质激素类药物所致的血糖升高

1)非胰岛素治疗:使用口服药物控制高血糖可能效果不好,包括二甲双胍、吡格列酮、DPP-4 抑制剂、GLP-1 受体激动剂、SGLT-2 抑制剂等。但一项研究显示,使用格列齐特 40mg,一日 2 次起始,逐渐增加至 160mg,一日 2 次的给药方案可有效控制血糖。

2)胰岛素治疗:对于大多数人来说,使用基础胰岛素或多次胰岛素皮下注射是最为合适的选择。如果口服药物和/或 1 次/d 的基础胰岛素方案不足以控制血糖,则可换用长效胰岛素类似物或预混胰岛素 2 次/d,或者使用更为复杂的胰岛素注射方案控制血糖。密切监测血糖及早期干预能够避免出现持续的高血糖症状。在调整糖皮质激素剂量时,应当适当调整胰岛素剂量,来维持稳定的血糖水平。对于存在明显症状的高血糖急症患者，不建议使用口服药物，短期胰岛素强化治疗更为适合。

（3）不同人群使用糖皮质激素致高血糖

1）不使用胰岛素的 T2DM 患者：此类患者出现糖皮质激素相关高血糖时，如果应用格列齐特治疗，建议增加早晨的给药剂量（如以 40mg 起始，逐渐增至240mg，不超过 320mg/d）。二甲双胍和短期基础胰岛素治疗亦可能有效，但目前没有证据支持 DPP-4 抑制剂、GLP-1 受体激动剂、SGLT-2 抑制剂等治疗的有效性。

2）使用胰岛素的 T2DM 患者：对使用预混胰岛素的糖皮质激素相关高血糖患者，可增加胰岛素剂量；使用基础 + 餐时胰岛素者，应增加午餐及晚餐餐时的胰岛素剂量。如果考虑将基础胰岛素由睡前转换为早晨皮下注射，建议根据血糖情况每次增加胰岛素 2~4U/24~48h（10%~20%）。如果使用预混胰岛素类似物，建议密切监测夜间及早餐前的空腹血糖，避免出现低血糖。若需要调整为更加复杂的胰岛素给药方案，则建议转糖尿病专科治疗。

（4）T1DM 患者：为控制糖皮质激素所致高血糖，胰岛素剂量可能需要增加40%。对使用基础 + 餐时胰岛素治疗方案者，建议增加午餐及晚餐餐时的胰岛素剂量。

（5）未诊断为糖尿病者：对于此类患者，在其服用糖皮质激素期间也可导致高血糖，可按上述原则使用适当的胰岛素或口服降血糖药方案。随着糖皮质激素减量，胰岛素或口服降血糖药亦应当进行相应的减量，如泼尼松龙从每周20mg/d 减量至 5mg/d，则胰岛素应相应减量 20%~25% 或者格列齐特减量 40mg。停止糖皮质激素治疗 3 个月后应复查 HbA1c。

另外，糖皮质激素类药物短期使用时可立即停药，但患者使用糖皮质激素类药物 2 周以上就可能出现对下丘脑 - 垂体 - 肾上腺轴（HPA 轴）的抑制。糖皮质激素致高血糖可因糖皮质激素减量或停药而缓解，但部分使用糖皮质激素类药物治疗前已经确诊为糖尿病的患者除外。停药 6 周后应进行空腹血糖与OGTT 检查，评估转归结局。

三、药学监护要点

对于糖皮质激素致高血糖的监护应是全面、动态、个体化的过程。一般来说，应包括治疗前评估、治疗中监护及患者出院后随访 3 个主要阶段。在糖皮质激素治疗前，应结合病情评估患者"糖皮质激素致高血糖"的危险因素（详见前文），既往有糖尿病病史者应当明确患者的饮食情况、目前的降糖方案、用药依从性、血糖控制情况等，关注静脉空腹血糖、尿糖和糖化血红蛋白等指标，评估患者应用糖皮质激素类药物的剂量、频次及用药疗程；用药期间，应监测患者的手指血糖，尤其是早餐后至睡前这一时间段，应用长效胰岛素者还应加强凌晨 3 点的血糖监测，询问患者有无明显的"三多一少"症状（糖尿病的典型症状），评估患者感染、酮症酸中毒、高渗性昏迷等急性并发症的发生风险，评估当前的血糖水平是否需要启动胰岛素控制血糖，还应评估患者发生低血糖的风险，尤其是糖皮质激素减量或停药时，辅助临床及时指导患者调整降糖方案，做好出院教育，指导手指血糖监测，对中、长期用药患者做好随访。

四、案例分析

1. 案例 1

（1）案例资料：患者，女，76 岁，45kg。因"周身皮疹伴瘙痒 20 余天"入住皮肤科。6 年前体检发现血糖升高，确诊为 2 型糖尿病，后长期服用阿卡波糖片 50mg/ 次，一日 3 次治疗。2015 年 5 月 23 日测定血糖偏高，加用瑞格列奈片 1mg/ 次，一日 3 次，服用 2 周后双下肢开始出现紫红色斑片、斑块，伴瘙痒，为阵发性刺痒，给予氧氟沙星软膏外用，皮损范围逐渐扩大，蔓延至颜面、四肢及躯干部。6 月 10 日给予复方甘草酸苷 60ml，加入溶媒中静脉滴注，及维生素 C 3g+ 葡萄糖酸钙 1g，加入溶媒中静脉滴注，治疗 2 天后症状无明显减轻。6 月 12 日入院治疗。患者既往有二、三尖瓣反流病史 6 年，长期服用单硝酸异山梨酯缓释片 30mg/ 次，一日 1 次 + 曲美他嗪片 20mg/ 次，一日 3 次治疗；肾功能不全病史 4 年，长期服用螺内酯片 20mg/ 次，一日 1 次 + 呋塞米片 20mg/ 次，一日 1 次 + 尿毒清颗粒 5g/ 次，一日 4 次治疗。对精蛋白锌重组赖脯胰岛素混合注射液（50R）、海鲜、香椿芽过敏，均表现为风团瘙痒。

体格检查：T 36.4℃，P 80 次 /min，R 20 次 /min，BP 100/57mmHg。口腔右颊部可见豌豆大小的溃疡 1 个，颜面、躯干部及四肢可见散在分布的红色斑片、丘疹及斑丘疹，部分融合成片进而形成斑块，其上可见少量脱屑及结痂，抓痕明显，皮损基本对称分布，部分压之褪色，表面无水疱、血疱、脓疱及渗出。

入院后诊断为药物性皮炎。停用瑞格列奈，余口服药物同前，给予抗组胺（依巴斯汀 10mg/ 次，一日 1 次 + 苯海拉明 20mg/ 次，肌内注射，一日 2 次 + 多塞平 25mg/ 次，每晚 1 次）、抗炎（甲泼尼龙 40mg/ 次，加入溶媒中静脉滴注，一日 1 次 + 糠酸莫米松乳膏外用）、免疫调节（复方甘草酸苷 60ml/ 次加入溶媒中静脉滴注）、降糖（沙格列汀 5mg/ 次，一日 1 次 + 阿卡波糖片 100mg/ 次，一日 3 次）及止痒、护胃等对症治疗。患者的血糖波动较大（约 ±20mmol/L），转入内分泌科继续静脉使用糖皮质激素类药物治疗，停用沙格列汀，换用重组人胰岛素（诺和灵 R）基础量 10U、三餐前大剂量 2U-4U-4U 皮下微量泵泵入控制血糖。6 月 17 日，患者皮损处的瘙痒症状明显减轻，口腔溃疡面积缩小，颜面、躯干部及四肢散在分布的红色斑片、丘疹及斑丘疹的颜色变暗，其上脱屑减少，未见新发皮疹。6月20日，患者改为口服醋酸泼尼松片30mg/次，一日1次序贯治疗。7月6日，泼尼松片逐渐减量，改用甲泼尼龙4mg/次，一日1次。患者的空腹血糖（7月5日睡前血糖11.4mmol/L，7月6日空腹血糖5.8mmol/L）提示基础胰岛素剂量过大，给予减量基础胰岛素2U；午餐前后的血糖提示午餐前的胰岛素剂量不足，给予增加午餐前胰岛素2U。当日下午16：44患者出现心慌、饥饿感等，测定手指血糖2.9mmol/L，给予葡萄糖溶液口服，15分钟后复测手指血糖恢复至7.6mmol/L，次日给予午餐前胰岛素应减量。7月10日，患者颈部及胸部的红斑颜色变淡，皮肤瘙痒情况减轻，血糖控制可，予以出院，停用糖皮质激素类药物甲泼尼龙，换用H₁受体拮抗剂继续抗过敏治疗，换用沙格列汀5mg/次，一日1次及二甲双胍片0.5g/次，每晚1次降糖治疗。

（2）**药学监护**：患者既往已确诊为2型糖尿病，单用阿卡波糖片治疗，药学问诊得知平素空腹血糖控制在8~9mmol/L、餐后血糖控制在10~13mmol/L，入院复查糖化血红蛋白8.7%。本次血糖高，考虑主要与应用糖皮质激素类药物有关。患者于皮肤科住院时给予阿卡波糖50mg/次，一日3次＋沙格列汀片5mg/次，一日1次降糖，血糖仍然波动在20.1~25.3mmol/L，目前糖皮质激素类药物暂不能停用，继续长期高血糖有导致酮症酸中毒、高渗性昏迷等急性并发症的风险，故转入内分泌科后应用胰岛素泵强化治疗。在品种选择方面，考虑患者为过敏体质，对胰岛素类似物精蛋白锌重组赖脯胰岛素混合注射液（50R）、海鲜、香椿芽过敏，故建议换用不含鱼精蛋白和锌的人胰岛素——生物合成人胰岛素注射液皮下泵入治疗，用药过程中动态观察患者，未诉皮疹、瘙痒、腹痛、黑便等不适。治疗数日后，患者的血糖得到控制、皮疹瘙痒明显好转，甲泼尼龙注射剂改为口服剂型并逐渐减量，激素减量的同时胰岛素基础量亦根据手指血糖水平进行减量。7月5日，午餐前后及晚餐前血糖分别为10.6、21.7和16.9mmol/L，故7月6日午餐前加用2U胰岛素，当日下午16：44患者出现低血糖反应，分析主要原因为7月6日甲泼尼龙片减量至4mg/次，一日1次（减量4mg），激素减量的同时增加胰岛素剂量，且问诊患者午餐进食量较前减少。药师嘱咐患者规律饮食，建议午餐前胰岛素减量2U。7月10日，患者皮疹瘙痒明显好转，停用口服激素和胰岛素泵，换用沙格列汀及二甲双胍降糖治疗，对患者进行用药指导，嘱咐患者监测手指血糖，3个月后复查糖化血红蛋白。

2. 案例2

（1）**案例资料**：患者，女，52岁，身高160cm，体重62kg。因"反复双下肢水肿8个月余，咳嗽1周"入院。2016年10月，患者体检时发现尿蛋白2+，无伴特殊不适，未予重视。7月下旬，患者无明显诱因出现颜面部及双下肢水肿，伴尿泡沫增多，上述症状逐渐加重。8月1日，患者于外院查尿蛋白 3+、24 小时尿蛋白定量 5 592.69mg/24h、血白蛋白 23.8g/L，诊断为肾病综合征，予以对症支持治疗（具体不详），上述症状无明显缓解。8 月 19 日，患者入院后查尿蛋白 3+、24 小时尿蛋白定量 12 788mg/24h、血白蛋白 22.7g/L、肌酐 58μmol/L、总胆固醇 6mmol/L，肾穿刺活检病理诊断为膜性肾病，予以免疫抑制（甲泼尼龙 40mg 静脉滴注联合甲泼尼龙每次 8mg，一日 1 次，口服 7 天；他克莫司每次 1mg 一日 2 次，口服 1 天）、调脂、护胃、改善循环、纠正低蛋白血症等对症治疗，上述症状好转后出院继续口服甲泼尼龙 40mg/ 次，一日 1 次 + 他克莫司 1mg/ 次，一日 2 次免疫抑制治疗。2017 年 9~10 月期间，患者于外院多次复查尿蛋白 3+、尿蛋白与肌酐比值 864.8~1 752.6mg/g、白蛋白 26.4~28.5g/L、肌酐 59~61μmol/L、总胆固醇 6.9~11.2mmol/L、他克莫司的药物浓度 2.6~4.2ng/ml、血常规基本正常，甲泼尼龙减量至 36mg/ 次，一日 1 次。2017 年 11 月—2018 年 1 月期间，患者多次于本院门诊复查尿常规，均显示尿蛋白 2+~3+、尿蛋白与肌酐比值 1 442.5~2 961.5mg/g、白蛋白 27.5~31.6g/L、肌酐 56~67μmol/L、总胆固醇 6.1~9.5mmol/L、他克莫司的药物浓度 5.4~16.7ng/ml、血常规基本正常，将甲泼尼龙减量至 32mg/ 次，一日 1 次。2018 年 1 月 12 日，患者就诊于医院肾内科，查尿蛋白 3+、尿蛋白与肌酐比值 2 601.42mg/g、白蛋白 33.5g/L、肌酐 64μmol/L、总胆固醇 6.28mmol/L、血常规正常，给予甲泼尼龙 32mg/ 次，一日 1 次联合中药调理。1 周前，患者因受凉后出现咳嗽、咳痰，为黄色黏痰、量不多，流清鼻涕，偶有头痛，无发热。今为求进一步系统治疗，门诊拟以"肾病综合征"收住肾内科。患者自起病以来，精神、睡眠欠佳，饮食尚可，大便正常，小便如上述，体力尚可，近期体重未监测。

既往否认高血压、心脏病等慢性疾病病史，使用糖皮质激素类药物后发现血糖升高，现服用阿卡波糖 50mg/ 次，一日 3 次、吡格列酮二甲双胍 500mg/ 次，一日 2 次降糖，自诉血糖控制欠佳。有慢性胃炎病史，未治疗。否认肝炎、结核等传染病病史。否认外伤史及输血史。有肾穿刺手术史。体格检查：T 36.7℃，P 118 次 /min，R 20 次 /min，BP 149/125mmHg。双肺呼吸音清，双肺未闻及干、湿啰音及胸膜摩擦音。心率 118 次 /min，心律齐。腹软。双下肢轻度水肿。既往有肾结石，否认其他疾病病史。

2018 年 1 月来医院门诊检查：GPT 47IU/L，血清总蛋白 54.0g/L，血清白蛋白 33.5g/L；肌酐 64μmol/L；总胆固醇 6.28mmol/L，甘油三酯 2.39mmol/L，高密度脂蛋白胆固醇 2.92mmol/L；血糖 6.0mmol/L；尿蛋白 3+，尿蛋白与肌酐比值 2 601.42mg/g。入院后检查：24 小时尿总蛋白 1 527.6mg/24h，尿蛋白 3+，总胆固醇 5.48mmol/L，血细胞计数、肝肾功能正常。磁共振平扫双髋关节示双髋关节退行性变，左股骨头异常信号。入院后的手指血糖监测情况详见表 5-7。

入院诊断：肾病综合征；膜性肾病；慢性肾脏疾病Ⅰ期；高脂血症；类固醇性糖尿病？

治疗经过：继续给予甲泼尼龙片32mg/次，一日1次+他克莫司胶囊1mg/次，一日1次治疗，继续降脂、补钙及活性维生素D、降糖及对症支持等治疗。患者午餐后及晚餐后的血糖控制差，给予糖皮质激素类药物甲泼尼龙逐渐减量，详见表5-8。

表5-7　患者住院期间的手指血糖

免疫抑制方案	降血糖药	他克莫司的浓度	日期	早餐前	早餐后	午餐后	晚餐后
服药前的基线水平			2017年10月2日	4.8	—	—	—
甲泼尼龙40mg/次，一日1次+他克莫司1mg/次，一日2次			血糖不详	—	—	—	—
			2018年1月22日（入院）				
甲泼尼龙32mg/次，一日1次+他克莫司1mg/次，一日2次	阿卡波糖50mg/次，一日3次	6.7μg/L	2018年1月23日	—	7.2	—	—
	吡格列酮二甲双胍（规格为15mg：500mg）/次，一日2次+阿卡波糖50mg/次，一日3次		2018年1月24日	10.5	11.2	—	—
			2018年1月25日	6.4	—	—	—
			2018年1月26日	7.3	7.2	15.2	13.9
			2018年1月27日	6.5	8.7	15.6	15.8
			2018年1月28日	5.9	8.8	18.6	14.7
甲泼尼龙28mg/次，一日1次			2018年1月29日	7.1	12.3	—	12.7
			2018年1月30日	6.5	7.3	—	12.7
			2018年1月31日	5.9	8.7	—	13.4
			2018年2月1日	6.2	10.3	—	10.9

免疫抑制方案	降血糖药	他克莫司的浓度	日期	早餐前	早餐后	午餐后	晚餐后
甲泼尼龙28mg/次，一日1次			2018年2月2日	—	12.7	—	9.0
			2018年2月3日	6.0	9.5	—	9.4
			2018年2月4日	6.2	11.7	—	—

表 5-8　甲泼尼龙减量方案

激素方案	时间	尿蛋白	24 小时尿蛋白定量 /mg	尿蛋白与肌酐比值 /（mg/g）
服药前的基线水平	2017年8月1日	3+	5 592.69	—
甲泼尼龙 48mg/次，一日 1 次	2017年8月19日	3+	12 788	
甲泼尼龙 40mg/次，一日 1 次	2017年9月8日—10月26日	3+	—	864.8~1 752.6
甲泼尼龙 36mg/次，一日 1 次	2017年11月29日—2018年1月4日	2+~3+	—	1 442.5~2 961.5
甲泼尼龙 32mg/次，一日 1 次	2018年1月5日—26日	3+	1 527.6	2 601.42~2 513.75
甲泼尼龙 28mg/次，一日 1 次	2018年1月27日	—	2 990	—

（2）药学监护：入院时的评估结果是患者既往无糖尿病及糖耐量减低病史，入院后的空腹血糖＜7.0mmol/L，未行 OGTT，尚不能确诊为糖皮质激素性糖尿病。患者早餐后服用甲泼尼龙，监测空腹 + 三餐后的手指血糖发现，午餐后和晚餐后的手指血糖高，且空腹血糖能降低到基线水平，随着糖皮质激素类药物减量，患者的血糖呈现下降趋势，基本符合类固醇激素致高血糖的特点，故考虑为类固醇激素致高血糖。入院对患者进行手指血糖监护（表 5-7）、用药指导、用药安全性教育及生活方式指导。患者入院后继续给予甲泼尼龙片及他克莫司胶囊免疫抑制治疗，早饭后口服甲泼尼龙，服药时间不适宜，告知患者因调整服药时间至空腹（早 7：00），可降低不良反应。患者出现大量白蛋白尿，嘱饮食清

淡，主食定时定量，优质低蛋白饮食（鸡、鸭、鹅、鱼肉和奶、蛋等），避免进食大量豌豆、蚕豆、豆角、峨眉豆、赤小豆等"豆类"蔬菜与粗粮而增加肾脏白蛋白尿负担。患者的午餐后及晚餐后血糖高，降糖方面给予吡格列酮二甲双胍片与阿卡波糖片治疗，遴选药物不适宜。建议先行饮食和运动调整，适当减少午餐及晚餐的主食摄入，嘱咐患者餐后半小时散步 30 分钟，监测餐后血糖，如持续呈现血糖高，可换用中、长效磺酰脲类药物（如格列齐特、格列美脲等）或预混胰岛素 ± 阿卡波糖替代治疗。2 月 1 日后，晚餐后血糖波动在 9~12.7mmol/L，控制尚可，病情好转，予以出院。

患者的 BMI 适中，过于控制热量摄入可能进一步降低体重，长期热量摄入不足有营养不良的风险。但安抚患者，随着糖皮质激素类药物甲泼尼龙减量，血糖亦会降低，甲泼尼龙减量后于门诊药物咨询室重新设计个体化的饮食方案。目前的降糖方案发生低血糖的风险较小，但随着甲泼尼龙减量继续服用，降血糖药亦有空腹低血糖风险，故仍然嘱咐患者监测睡前及空腹血糖 + 三餐后血糖，回家后继续服用甲泼尼龙及他克莫司治疗，于肾内科门诊及药物咨询室随访，逐渐减少甲泼尼龙的剂量，必要时监测他克莫司的血药浓度。服药期间注意有无胃部不适、黑便等消化道出血症状，监测骨密度，当发生脆性骨折或 T < −2.5 时可使用唑来膦酸注射液等抗骨质疏松治疗，继续补钙及骨化三醇治疗，防摔倒，避免脆性骨折，进行适量拉车等功能锻炼。

（刘杨从）

参 考 文 献

[1] VALDERHAUG T G, HJELMESÆTH J, JENSSEN T, et al. Early posttransplantation hyperglycemia in kidney transplant recipients is associated with overall long-term graft losses. Transplantation, 2012, 94(7): 714-720.

[2] CHAKKERA H A, WEIL E J, CASTRO J, et al. Hyperglycemia during the immediate period after kidney transplantation. Clin J Am Soc of Nephrol, 2009, 4(4): 853-859.

[3] COTOVIO P, NEVES M, RODRIGUES L, et al. New-onset diabetes after transplantation: assessment of risk factors and clinical outcomes. Transplant Proc, 2013, 45(3): 1079-1083.

[4] 卫生部. 糖皮质激素类药物临床应用指导原则. 实用防盲技术, 2012, 7(1): 38-45,19.

[5] ROBERTS A, JAMES J, DHATARIYA K. Management of hyperglycaemia and steroid (glucocorticoid) therapy: aguideline from the Joint British Diabetes Societies (JBDS) for Inpatient Care group. Diabet Med, 2018, 35(8): 1011-1017.

[6] HECKING M, HAIDINGER M, DÖLLER D, et al. Early basal insulin therapy decreases new-onset diabetes after renal transplantation. J Am Soc Nephrol, 2012, 23(4): 739-749.

[7] MASKEY R. New-onset diabetes after transplant（NODAT）. Kathmandu Univ Med J, 2014, 12（48）: 301-305.

[8] WISSING K M, ABRAMOWICZ D, WEEKERS L, et al. Prospective randomized study of conversion from tacrolimus to cyclosporine A to improve glucose metabolism in patients with posttransplant diabetes mellitus after renal transplantation. Am J Transplant, 2018, 18(7): 1726-1734.

[9] 中华医学会器官移植学分会, 中国医师协会器官移植医师分会. 中国器官移植术后糖尿病诊疗指南（2016 版）. 器官移植, 2016, 7(6): 407-416.

第六章 糖尿病患者的药学管理

第一节 药物治疗管理

慢性疾病患者在住院期间由于受到医护人员的监督及护理,能够做到按时服药,但出院后患者更多时间是居家用药。因此,对慢性疾病患者实施持续的、有针对性的药物治疗管理是解决患者在长期用药中可能发生的问题的理想方案。

在美国,随着对药师参与患者日常药物治疗获益的认识,药学监护相关服务获得政府的认可。20 世纪 90 年代发展起来的药物治疗管理(medication therapeutical management, MTM)服务转变了传统意义上的社区药师药品调配和分发的角色,目前已经获得美国政府的认可,美国政府在多个州推行这种新型的药学服务模式。众多研究表明,MTM 的实施可使患者的依从性显著提高,药物相关问题减少,降低患者的自付费用,改善患者的健康水平。

一、药物治疗管理简介

2004 年 7 月,美国药师协会(The American Pharmacists Association, APhA)等 11 个国家的药学组织就 MTM 的定义达成共识,MTM 被定义为"一种特殊形式的临床药学服务,旨在优化患者的治疗效果。MTM 可以是独立形式的服务,但也可以结合提供药物产品"。实施 MTM 可以增强药师与医师和其他医疗人员的合作,促进药师与患者以及其他初级保健人员的交流,优化患者对于药物的使用,从而提高患者的治疗效果,同时强调患者在 MTM 中自我管理药物的重要性。

APhA 和美国连锁药店基金协会(The National Association of Chain Drug Stores Foundation)在对 MTM 回顾性调查的基础上,共同颁布了《药学实践中的药物治疗管理:MTM 服务模式的核心要素》第 2 版 [Medication Therapy Management in Pharmacy Practice: Core elements of An MTM Service Model(Version 2.0)],其中包括 5 个核心要素:药物治疗回顾(medication therapy review, MTR)、个人药物记录(personal medication record, PMR)、药物治疗计划(medication-related action plan, MAP)、干预和 / 或提出参考意见以及文档记录与随访。这些核心要素为目标的

完成提供一个机制,即关注并解决与患者相关的药物治疗问题,并与其他医疗服务者合作。

MTM 的核心要素与工作模式见图 6-1。

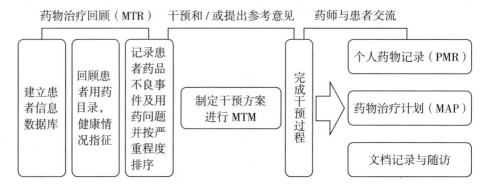

图 6-1 MTM 的核心要素与工作模式

1. 药物治疗回顾(MTR) MTR 是系统收集患者信息的过程,包括评价药物治疗、确定药物相关问题(drug related problem,DRP)、列出之前所用药品目录、建立解决问题的计划等。MTR 是提供服务的药师与接受服务的患者之间的互动,药师提供的 MTR 可给各种医疗机构提供咨询,可减少临床医师和急诊的问诊时间、患者住院天数和患者需支付的总医疗费用等。药师可以通过患者得到正确的和有效的药物相关信息,同时患者也可以在 MTR 设计中提高对药物的认识,有利于患者自我管理药物和自身健康状况。

2. 个人药物记录(PMR) PMR 是患者药物治疗的综合记录,包括药物名称、适应证、用法用量、开始服用日期、停止服用日期、处方信息、特殊说明等。理想的情况是将 PMR 做成电子记录,记录可以通过患者在药师助理或药师的协助下完成,也可以在患者已存记录的基础上更新。药师应鼓励和教育患者永久保存记录,每次看病携带好记录,以便医师能了解目前患者的用药情况。每次更改药物或用药方案后,应及时更新记录。

3. 药物治疗计划(MAP) MAP 是以患者为中心的列表文件,便于追踪患者情况和进行患者自我管理。MAP 包括患者姓名、医师和药师信息、建立的日期、患者需要实施计划的步骤、患者记录、预约药师随访信息等。MAP 已成为医疗计划文件中的重要组成部分,是患者与药师合作、共同获得的成果。MAP 包含的项目只是患者可以执行、在药师实践范围内或经过医疗人员同意的内容。

4. 干预和 / 或提出参考意见(intervention and/or referral) MTM 的核心要素中所指的医疗服务人员是提供咨询服务和干预药物治疗以解决药物治疗相关问题的专业药师;必要时,药师也可向患者推荐医师和其他医疗人员。药师与专业医疗服务人员的交流内容包括药物选择的咨询、给出解决药物治疗问题的建议和要求随访等,这些都是完整的 MTM 模式的干预组成部分。一些患者的疾病具有极高的特殊性和复杂性,患者需要增加 MTM 的范围,药师需要提供额外的服务,包括接受专家、患者指定医师、其他药师或其他医疗人员的意见。例如在 MTR 过程中出现严重问题,需要重新评估和诊断;患者需要疾病管理教育(如糖尿病患者);患者正在使用高危药物。干预的目的是优化药物使用,增强治疗的连续性,鼓励患者自我管理的可能性,预防将要发生的不良反应等。

5. 文档记录与随访(documentation and follow-up) 文档设置是基于患者药物治疗的相关需求或患者转诊的要求形成统一方式的记录,以便患者的 MTM 随访。MTM 服务中患者文档设置的记录要素详细情况见表 6-1。设置文档是为了促进药师与其他医疗人员的交流,提高患者的治疗疗效,促进患者治疗的连续性,承诺保存患者记录的法律化和制度化,维护医疗人员的权益,也作为药师干预药物治疗进程付费的凭据。患者文档记录的重要组成要素不仅局限于表 6-1 中所列的内容,还可根据具体情况适当调整。

表 6-1 MTM 中患者文档设置的记录要素

记录分类项目	指标举例
患者资料	基本信息:地址、电话、电子邮箱、性别、年龄、种族、受教育程度、患者的特殊需要、"医保"情况
主要指标	病史、家族史、社会背景、主诉、过敏史、不良反应
客观指标	已知的过敏史、疾病、身体状况、化验结果、生命体征、诊断、体格检查结果、系统回顾
评估	问题列表、评价药物治疗相关问题
治疗方案	制订医疗实施方案,帮助患者达到专业的治疗目标
患者教育	向患者解释药物治疗的目标和实施计划
合作	与其他医护人员交流、推荐、转诊,且通过书信等形式交换意见
PMR	所有药物记录,包括处方药、非处方药、中草药及其他膳食补充剂
MAP	以患者为中心的方案列表,用于追踪患者的自我管理情况
随访	转诊计划或者下次随访时间
账单	患者随诊时间和复杂程度、合计数额

二、药物治疗管理的国内外发展情况

1. 国外的药物治疗管理发展　美国 MMA 规定，MTM 的目标受益人群包括患有多种慢性疾病如哮喘、糖尿病、高血压、高脂血症和充血性心力衰竭的个体，这些人群一般使用多种药物，且年度药物成本可能超过美国卫生与公众服务部的规定。药师、医师及其他医疗保健专业人士需筛选需要提供 MTM 服务的患者。根据以下 1 种或多种标准选择可能从该项服务中受益更多的患者，包括需转到其他医疗机构继续就诊或改变治疗方案的患者；同时接受不同医师开具的处方的患者；服用 5 种及 5 种以上慢性疾病治疗药物的患者（包括处方药、非处方药、中草药及其他营养保健品）；至少存在 1 种慢性疾病或为慢性疾病亚健康状态（如心脏病、糖尿病、高血压、高脂血症、哮喘、骨质疏松等慢性疾病）的患者；有由药物治疗造成或加重的异常实验室指标值的患者；依从性不好（不按时用药或滥用药）的患者；文化程度有限或存在文化差异，需要进一步交流以确保正确用药的患者；需要降低自付药费的患者；近期经历药物不良反应或事件的患者；服用高风险药物（包括治疗窗窄的药物如华法林、甲氨蝶呤）的患者及自认为需要 MTM 服务的患者。MTM 所涉及的一系列专业活动和责任需由有执照的药师或者合格的医疗保健人员提供，但考虑到所受到的专业教育以及药物相关的经验，药师可能是提供 MTM 服务的最佳人员。在美国，2008—2012 年 MTM 服务最广泛的提供者是药师，2013 年药师占所有 MTM 提供者的 56%；而护士作为 MTM 提供者的服务比例大幅下降，由 2008 年的 29% 降至 2013 年的 6%。美国医疗保险和医疗补助服务中心（Centers for Medicare and Medicaid Services，CMS）的数据也表明，药师一直是 MTM 服务的主要提供者。2010 年的 MTM 计划中，99.9% 均为药师提供服务。另外，MTM 服务需要药师与医师等医务工作者共同合作，是以药师为主导的多学科合作服务模式。

药师提供 MTM 服务的临床价值也已经被许多实践所证实。如糖尿病患者，通过参加药师 MTM 服务项目，糖化血红蛋白（HbA1c）下降、平均认知水平及用药依从性增加、住院次数减少；在骨质疏松患者的 MTM 服务中，药师的服务教育可以增加患者的依从性，对于慢性疾病患者的长期药物治疗非常关键。药师与医师合作开展的 MTM 服务，可以为使用多种药物的老年患者节省大量成本。2017 年，美国医疗保险和医疗补助服务中心又推出新的增强版的 MTM（EMTM），继续要求为符合要求的受益人的每种处方药物计划（PDP）提供 MTMS，并提出奖励政策以激励落实。其他国家如加拿大等也推出类似于 MTM 的药物治疗意见项目计划，以充分发挥药师的价值。

2. 国内的药物治疗管理发展　我国《"十三五"卫生与健康规划》（国发〔2016〕77 号）及《"健康中国 2030"规划纲要》（中发〔2016〕23 号）分别指出，我国要提升对药品不良事件的监测评价和风险预警水平、健全老年健康服务体系、推广慢性疾病管理技术，并使65岁以上的老年人的健康管理率达70%以上；实施慢性疾病综合防控，加强老年常见病、慢性疾病的健康指导和综合干预，强化老年人健康管理。《"十三五"国家老龄事业发展和养老体系建设规划》（国发〔2017〕13号）提出，要加强对老年人心脑血管疾病、糖尿病等慢性疾病的健康指导、综合干预，指导老年人合理用药，减少不合理用药的危害。由此可见，政府越来越关注老年人群体的健康服务，老年人的共患疾病多，以慢性疾病为主，存在多药并用现象，不良反应发生风险高。MTM服务模式作为老年慢性疾病管理的一种药学专业手段，可有效保障老年人的合理用药。药师只有充分掌握专业知识及技能，提升药学服务水平，才能更好地为患者服务。

对国内发表的与MTM相关的中文文献进行分析发现，以医师和护士为主导的研究分别占60.8%和11.0%，而药师主导的研究仅占8.5%且最近5年才开始出现。由医师和护士主导、面向社区开展慢性疾病管理的研究分别占65.0%和19.4%，而药师主导的社区慢性疾病服务仅占7.1%。从管理内容方面，如针对高血压患者，医师通过评估患者的血压状况，进行健康教育（包括疾病认识、饮食和运动指导等）、跟踪观察患者用药、复诊、自我护理与自我管理情况等为患者进行健康管理，护士对患者的管理主要是患者的心理护理、健康教育、用药护理、饮食管理、运动与休息的指导及增强患者的自我护理意识等，而药师更侧重于提高患者对药物的认知、减少患者的不适当用药、解决患者的用药疑问和监测患者的用药情况等。

目前，我国慢性疾病管理的药学服务模式仍在不断的探索与实践中。如文献报道的雅安市某卫生院通过构建完善的药学服务模式对512例患者进行慢性疾病管理，患者对合理用药知识的知晓率、总体满意度显著高于常规管理组，不合理用药的发生率显著降低。而且，慢性疾病患者对药学服务的需求度较高，如有学者的研究显示，406例慢性疾病患者中愿意定期参加有偿药学服务者达74.14%，希望医院门诊能够提供药学服务者达41.13%，而希望社区药学服务者达58.87%。由此可见，MTM服务可用于慢性疾病患者的药物管理，解决患者的药物治疗相关问题，改善患者的用药依从性，促进合理用药。

第二节 糖尿病药物治疗管理

糖尿病有并发症多、病程长、致残率高的特点，不仅对患者的身体健康造成巨大威胁，也给社会经济带来巨大负担。我国现行的管理模式为医院-社区管理模式，多数患者仅在社区卫生服务中心或综合医院就诊时才能接受专业医务人员的服务，包括对病情发展的解释和用药注意事项的提示教育，但这种模式在一定程度上忽视对患者系统的健康教育和自我管理能力的培养。运用MTM 服务模式弥补这一不足，通过药师对患者提供长期的追踪服务，有望改善社区老年 2 型糖尿病患者的病情，提高其生活质量，并延缓并发症与伴发疾病的发生。

一、药物治疗管理在糖尿病患者中的应用

1. 药物治疗管理在住院糖尿病患者中的应用　在住院糖尿病患者中提供MTM 服务的优势在于：①有充分的时间和资料，能够获取更全面的患者信息；②与患者面谈时可在病床前进行，环境较好，不易被打扰；③由于是药师主动挑选患者并提供 MTM 服务，所以可以覆盖那些既往依从性不佳、对疾病重视程度不够的患者。其主要问题在于，在出院后的药学随访中，患者可能出现新的用药问题，药学服务的价值主要体现于持续地进行 MTM 服务，包括药物治疗方案的改进建议、药学监护与依从性的建议、用药风险防范、生活方式指导等方面，目的是保障患者长期用药过程中的安全有效，同时提高其自我药疗管理的能力。

2. 药物治疗管理在门诊糖尿病患者中的应用　为门诊和 / 或社区的糖尿病患者提供 MTM 服务的优势在于：①有更大的受益群体，不局限于曾受过指导的住院患者；②采用院内和院外有机结合的模式，使患者有更多获益；③正在形成有药师参加的社区、居家的签约服务，尤其是对糖尿病等慢性疾病的管理；④患者在长期用药过程中易存在自行减药、停药现象，且自行使用的保健品较多，没有及时监测病情，所以此类患者更需要专业人员对药物治疗有整体审核和管理；⑤前来咨询的患者具有愿意调整自己用药的主观能动性，便于开展工作。其弊端在于：①不论是门诊咨询还是社区义诊，环境较为杂乱，时间较为仓促，获取的患者信息可能不够充分；尤其社区患者的平时化验结果，患者若没有携带，就只能凭回忆记录，或者再通过电话询问。②那些对自身用药不够重视的患者可能不会主动来咨询或参与义诊，此服务无法覆盖。③药师人员严重不足，日常工作繁重，不能实现广泛的社区覆盖。

有研究表明，为糖尿病患者提供 MTM 服务，可加强药师与患者之间的联系和沟通，使药师更清楚地了解患者病情及其药物使用状况，并依据患者自身的实际情况指导或制订适合患者的个性化药学服务方案，有利于减少医疗资源的浪费。于患者而言，MTM 服务可提高患者（尤其是老年患者）对糖尿病潜在危害和药物治疗重要性的认识水平，改善患者居家药物治疗的规范性和依从性，保证患者用药的安全性和有效性，减少用药偏差，从而达到改善患者的药物管理和病情控制的目的。在糖尿病人群中，独居的老年人、多重用药者、与年龄相关的记忆力下降者可能有较多获益。

二、糖尿病药物治疗管理要点

降血糖药品种繁多，又易受进食、用法用量、不良反应等诸多因素的影响，不规范用药现象多见，使得患者的血糖水平长期控制不佳，进而导致并发症过早出现，给患者带来极大的痛苦，给家庭和社会增加严重的经济负担。在欧美等发达国家，药师在糖尿病管理中发挥越来越重要的作用。坚持规范服药是糖尿病患者自我管理的重要组成部分。国外早期的研究已经证明，药师主导的糖尿病管理计划能够提高患者的用药依从性。国内的多项研究证实，在 MTM 模式干预过程中，家庭医师团队及临床药师参与到糖尿病健康教育、用药监测及用药管理中，与临床医护人员合作，保证用药的安全性、有效性，可减少用药偏差，促进改善患者的用药依从性。此外，除教育和咨询外，PMR、MAP 和糖尿病服药管理卡作为 MTM 实施过程的一部分也是改善患者服药依从性的重要保证。

糖尿病患者多为中老年人群，降血糖药使用过程中应加强血糖监测。而国内有关药物治疗管理行为的研究也显示，药物使用的监测行为得分较低，提示社区管理需要加强患者尤其是药物治疗患者的疾病监测，避免发生药物不良反应。

另有数据表明，社区糖尿病患者的空腹血糖、血压、血脂控制达标率较低，罹患相关病症的比例较高，患者的空腹血糖达标率仅为 48.8%，而血压、空腹血糖、血脂 3 项均达标的患者不足 20%。同时，研究表明，高血压、高血脂的发生率也较高。因此，糖尿病患者疾病的控制不仅仅局限于血糖，血压和血脂同样需引起重视，以减少糖尿病大血管并发症的发生。调查显示，社区糖尿病患者罹患微血管并发症的比例也不低，尤其是眼底病变，表明虽然患者在接受社区管理，但是在延缓并发症发生和发展方面可能仍然存在薄弱的环节，后期的管理需要在预防并发症或伴发症方面给予更多的干预。

第三节　糖尿病自我管理

糖尿病作为一种慢性疾病，目前尚不能根治，绝大多数患者在院外进行治疗，需要长期持续的管理。因此，患者在社区的自我管理尤为重要。糖尿病自我管理的内容包括情绪管理、自我监测、饮食管理、运动管理、药物管理及并发症的筛查与防治。药物治疗是糖尿病患者控制血糖及防止和延缓并发症的重要手段，应用降血糖药的自我管理是糖尿病患者自我管理的重要内容之一。

一、糖尿病自我管理的意义

糖尿病自我管理是指患者个人能够长期有效地管理自己行为的能力，即按医嘱服药、规律饮食和运动、自我监测血糖以及应对生活中的各种困难和不利因素的能力。糖尿病自我管理作为一种重要的管理方式,是在糖尿病管理模式中探索出来的一种突出以患者为中心的管理形式,其目的就是控制血糖、稳定病情、防止并发症发生。

糖尿病是一种终身性疾病,患者的自我管理能力是糖尿病控制是否成功的关键。研究表明,帮助糖尿病患者建立科学有效的自我管理行为是当前糖尿病行为干预的最佳模式之一。糖尿病自我管理方法可以提高患者糖尿病控制的自我效能,改善血糖控制水平,改善患者的健康状态,提高生活质量。因此,每位糖尿病患者一旦确诊即应接受糖尿病教育。教育的目标是使患者充分认识糖尿病并掌握糖尿病自我管理的能力。糖尿病教育需结合患者的病程、病情和行为改变特点等进行综合评估,为患者制订科学和个性化的自我管理处方。对患者制订糖尿病自我管理处方,包括健康饮食、规律运动、正确服药、充足的社会支持等,能提高患者对饮食控制、血糖监测、检查足部的依从性,有效降低患者的体重、血糖、糖化血红蛋白,提高生活质量。

二、糖尿病自我管理的要点

糖尿病自我管理主要包括疾病相关指标的自我监测、生活方式的管理、对药物相关知识的掌握和药物的管理。

(一)疾病相关指标的自我监测

糖尿病药物治疗中的自我监测主要包括血糖监测、尿糖监测以及糖化血红蛋白(HbA1c)监测等。其中,血糖监测是提高降血糖药治疗依从性的最重要的一环,对血糖等指标进行规律的自我监测可以反映药物治疗效果,指导治疗方案的及时调整,减少或避免低血糖事件的发生,使血糖安全达标。《中国血糖监测临床应用指南(2015 年版)》推荐,使用口服降血糖药者可每周监测 2~4 次空腹或餐后 2 小时血糖,或在就诊前 1 周内连续监测 3 天,每天监测 7 个时间点的血糖(早餐前后、午餐前后、晚餐前后和睡前);使用胰岛素治疗者可根据胰岛素治疗方案进行相应的血糖监测。血糖仪的准确性和患者的操作技术是影响血糖监测结果的重要因素,因此患者应定期对血糖仪进行校对,并接受规范的血糖监测教育,对测试结果进行规范记录。尽管尿糖监测结果的可靠性相对欠佳,并易受其他因素的影响,但其简单无创,适合在社会基层大力推广。HbA1c 是长期控制血糖的最重要的评估指标,也是指导临床治疗方案调整的重要依据之一。在治疗之初,至少每 3 个月监测 1 次,达到治疗目标后可每 6 个月监测 1 次。

(二)生活方式的管理

糖尿病的治疗是一项综合治疗,健康的生活方式是药物治疗得以成功的基础。生活方式的管理包括饮食管理、运动管理、情绪管理等。糖尿病患者应保持规律的饮食,每天控制总热量的摄入,合理搭配饮食结构,合理分餐;根据自身的饮食习惯制订合理的食谱;理解食物"份"的概念,利用食物交换份、手掌规则等方法和工具粗略估计食物的热量;了解外出就餐技巧、食物选择技巧、了解食物标签、血糖生成指数及血糖负荷指数表、碳水化合物计算等饮食技巧。运动锻炼在糖尿病患者的全面管理中同样占重要地位,规律运动可增加机体对胰岛素的敏感性,有助于控制血糖、减少心血管事件的危险因素、减轻体重、提升幸福感。糖尿病患者应根据其身体条件选择适宜的运动方式和运动量,了解运动前、中、后的注意事项,确保运动期间的安全性。另外,糖尿病患者应学会管理自己的情绪,避免不良情绪引起的血糖波动。

(三)对药物相关知识的掌握

用药知识的不足是导致糖尿病患者用药依从性差的重要原因。降血糖药品种繁多,不同药物的药理作用、给药时间、给药方式和给药次数差别较大,糖尿病患者合并使用的药物种类较多,发生药物不良反应的风险增加。以上均为影响患者用药依从性的重要因素。因此,患者及其家属接受规范的降血糖药应用培训是提高其自我管理水平的重要保障。其内容应包括:

1. 降血糖药的常见不良反应及应对措施 某些患者由于对药物不良反应的顾虑较多,经常自行停药或减少剂量,从而延误治疗。如胃肠道反应为二甲双胍的常见不良反应,许多患者刚开始使用该药时,一出现恶心、腹泻等症状就自行停用药物,这种做法是欠妥的。有的患者因缺乏不良反应的处理能力导致不良反应后果严重。如合并使用 α- 葡糖苷酶抑制药的患者若出现低血糖反应,应立即口服葡萄糖、蜂蜜等单糖类食物,如只口服饼干、馒头等碳水化合物,可能导致低血糖状态不能及时纠正而造成严重后果。

2. 药物的使用方法 降血糖药的服药时间是由药物自身的药理作用决定的,不同的降血糖药,其使用时间、给药频率和途径也不同。如胰岛素促泌剂需餐前服用,不进餐不服用;α- 葡糖苷酶抑制药需与第一口饭同服;普通胰岛素需餐前 30 分钟皮下注射;胰岛素类似物需餐前 10~15 分钟或进餐时注射。使用胰岛素治疗的患者应接受规范的培训,学习如何正确操作、部位轮换、针头的选择及如何依据血糖监测结果适当调整胰岛素剂量。

3. 药物治疗方案和药理知识 患者对药物治疗方案和药理知识的了解有助于提高用药的依从性。如部分患者认为胰岛素长期应用可产生成瘾性,对早期胰岛素强化治疗存在排斥心理,一旦出院便自行停用胰岛素,达不到强化治疗的目的;也有患者对胰岛素强化治疗的周期和最终目标不了解,出院后一直使用胰岛素多年,引起高胰岛素血症和体重增加。

(四)药物的管理

糖尿病患者应学会科学管理药物及合理使用药物。糖尿病患者合并使用的药物种类较多,特别是老年患者由于记忆力、领悟能力较差,易发生漏服、重复用药、不能按时用药等情况。为减少这些不合理的用药行为,可采取家庭用分装式摆药盒、服药杯和使用三色服药卡等管理方式降低服药差错率。胰岛素是一种蛋白质激素,是治疗糖尿病的常用药物之一,如保存不当会发生结构改变而失去药理活性。使用胰岛素治疗的糖尿病患者应学会如何正确保存胰岛素,避免因保存不当而造成医疗资源的浪费和治疗的延误。

（刘丽亚　李　妍）

参 考 文 献

[1] 中华医学会糖尿病学分会糖尿病教育与管理学组. 中国 2 型糖尿病自我管理处方专家共识(2017 年版). 中华糖尿病杂志, 2017, 9(12): 740-750.

[2] 母义明, 郭代红, 彭永德, 等. 临床药物治疗学: 内分泌代谢疾病. 北京: 人民卫生出版社, 2017.

[3] The ADVANCE Collaborative Group. Intensive blood glucose control and vascular outcomes in patients with type 2 diabetes. N Engl J Med, 2008, 358(24): 2560-2572.

[4] 毛静怡, 柳丽丽, 潘永卉. 美国药物治疗管理对我国药学服务的启示. 现代药物与临床, 2017, 32(10): 2031-2035.

[5] 廖音, 程晟, 沈素. 药物治疗管理服务模式在不同来源糖尿病患者中的应用和探讨. 临床药物治疗杂志, 2018, 16(11): 81-85.

工 作 附 表

附表 1　糖尿病患者药学管理用表

附表 1-1　糖尿病患者入院药学评估表

附表 1-2　糖尿病患者血糖控制及心血管风险评估表

附表 1-3　糖尿病患者药学监护表

附表 1-4　糖尿病患者出院药学教育表

附表 2　降血糖药物治疗药学监护表

附表 2-1　接受胰岛素治疗患者剂量调节表

附表 2-2　长期接受降糖治疗的药学监护表

附表 2-3　糖尿病患者长期血糖管理表

附表 2-4　1 型糖尿病患者降糖治疗药学监护表

附表 2-5　妊娠糖尿病患者药学监护表

附表 3　特殊情况下患者血糖管理记录表

附表 3-1　肾功能下降者血糖管理记录表

附表 3-2　围手术期患者血糖管理记录表

附表 3-3　孕期糖尿病患者血糖管理记录表

附表 3-4　器官移植术后血糖管理记录表

附表 1 糖尿病患者药学管理用表

附表 1-1 糖尿病患者入院药学评估表

科别：　　病区：　　床号：　　住院号：　　联系电话：

一般资料	姓名＿＿＿性别＿＿＿年龄＿＿＿民族＿＿＿职业＿＿＿文化程度＿＿＿ 费用支付：□自费　　　□医保　　　□公费　　　□其他 基础疾病：□高血压　　□冠心病　　□心律失常　　□心功能不全 　　　　　□糖尿病　　□甲状腺疾病　□CKD　　　□其他 入院时间：＿＿＿＿＿＿＿＿ 入院方式：□步行　□扶行　□轮椅　□平车 入院诊断：＿＿＿＿＿＿＿＿＿		
入院状况	意　　识：□清醒　　□嗜睡　　□恍惚　　□昏迷 营　　养：□良好　　□一般　　□消瘦　　□恶病质 听　　力：□清晰　　□重听　　□失聪　　□助听器　　□其他 语　　言：□正常　　□失语　　□含糊不清　□手势语 基本膳食：□普食　　□半流质　□流质　　□禁食　　　□其他 　　　　　禁忌＿＿＿＿偏好＿＿＿＿治疗饮食＿＿＿＿＿＿＿＿ 自理能力：□完全自理　□部分依赖　□完全依赖（进食、穿衣、淋浴、如厕） 嗜　　好：□无　　　　□酒＿＿＿两/d　　□烟＿＿＿支/d		
既往用药			
对药物的 了解程度	适 应 证：□好　□较好　□一般　□较差　□不理解 用法用量：□好　□较好　□一般　□较差　□不理解 注意事项：□好　□较好　□一般　□较差　□不理解 不良反应：□好　□较好　□一般　□较差　□不理解	自我药疗效果 □好　　　□较好 □一般　　□较差 □不理解
		用药依从性评价 □好　　　　□较好 □一般　　　□较差 □不理解
过敏史	□无　　　□有（详述）		
疾病认识	□完全　　□部分　　□不认识　　□未被告知		

附表1-2 糖尿病患者血糖控制及心血管风险评估表

科别： 病区： 床号： 住院号： 联系电话：

基本情况	姓名_____性别____年龄____民族____职业____文化程度____身高____ 体重_____BMI_____ 基础疾病：□高血压 □冠心病 □心律失常 □心功能不全 □糖尿病 □甲状腺疾病 □CKD □其他 入院时间：_____ 入院诊断：_____			
血糖控制情况	检测时间		空腹血糖	
	检测时间		非空腹血糖	
	检测时间		HbA1c	
心血管风险评估	心血管疾病病史	□无 □有_____ _____		
	年龄	□≥50岁 □＜50岁		
	心血管危险因素	吸烟 □无 □有 高血压 □无 □有 血脂紊乱 □无 □有 肥胖特别是腹型肥胖 □无 □有 早发心血管疾病家族史 □无 □有		
	肾损害	□无 □有_____ _____		
	心房颤动	□无 □有_____ _____		

附表 1-3　糖尿病患者药学监护表

<table>
<tr>
<td rowspan="4">基本情况</td>
<td colspan="3">姓名_____性别____年龄____民族____职业____文化程度_____</td>
</tr>
<tr>
<td colspan="3">费用支付：□自费　　□医保　　□公费　　□其他</td>
</tr>
<tr>
<td colspan="3">基础疾病：□高血压　　□冠心病　　□心律失常　□心功能不全
　　　　　□糖尿病　　□甲状腺疾病　□CKD　　□其他</td>
</tr>
<tr>
<td colspan="3">入院时间：_____　　入院诊断：_____</td>
</tr>
<tr>
<td rowspan="7">疗效监护</td>
<td colspan="2">一般情况</td>
<td colspan="2">身高_____体重_____BMI_____</td>
</tr>
<tr>
<td rowspan="3">血糖水平</td>
<td>检测时间</td>
<td></td>
<td>空腹血糖</td>
<td></td>
</tr>
<tr>
<td>检测时间</td>
<td></td>
<td>非空腹血糖</td>
<td></td>
</tr>
<tr>
<td>检测时间</td>
<td></td>
<td>HbA1c</td>
<td></td>
</tr>
<tr>
<td rowspan="3">并发症情况</td>
<td>急性并发症</td>
<td colspan="3">□DKA　□HHS　□其他_____</td>
</tr>
<tr>
<td rowspan="2">慢性并发症</td>
<td colspan="3">□CKD　□糖尿病视网膜病变
□糖尿病神经病变　□糖尿病下肢血
管病变　□糖尿病足
□其他_____</td>
</tr>
<tr>
</tr>
<tr>
<td rowspan="7">安全性监护</td>
<td colspan="2">低血糖</td>
<td colspan="2">□无　　□有_____
_____</td>
</tr>
<tr>
<td colspan="2">胃肠道症状</td>
<td colspan="2">□无　　□有_____
_____</td>
</tr>
<tr>
<td colspan="2">肝肾功异常</td>
<td colspan="2">□无　　□有_____
_____</td>
</tr>
<tr>
<td colspan="2">体重增加/水肿</td>
<td colspan="2">□无　　□有_____
_____</td>
</tr>
<tr>
<td colspan="2">骨折</td>
<td colspan="2">□无　　□有_____
_____</td>
</tr>
<tr>
<td colspan="2">其他</td>
<td colspan="2">□无　　□有_____
_____</td>
</tr>
<tr>
<td colspan="2">药物相互作用</td>
<td colspan="2">□无　　□有_____
_____</td>
</tr>
<tr>
<td>执行性监护</td>
<td colspan="2">知晓服用方法</td>
<td colspan="2">□是　　□否_____
_____</td>
</tr>
</table>

执行性监护	知晓不良反应	□是　　□否＿＿＿＿＿＿＿＿＿＿＿＿＿＿＿＿＿＿＿＿
	知晓注意事项	□是　　□否＿＿＿＿＿＿＿＿＿＿＿＿＿＿＿＿＿＿＿＿
	其他	

附表 1-4　糖尿病患者出院药学教育表

科别：	病区及床号：	住院号：
姓名：	性别：	出院日期：

临床诊断：

出院药物治疗方案：

药名	用法	用药目的	监测指标与时间

出院教育（上述药物的用药交代、特殊注意事项、生活方式等）：

附表 2　降血糖药物治疗药学监护表

附表 2-1　接受胰岛素治疗患者剂量调节表

科别：　　　　病区：　　　　床号：　　　　住院号：　　　　联系电话：

日期	胰岛素用量 /U					血糖 /（（mmol/L）										其他降血糖药	备注
	早	中	晚	睡前	总量	早餐		午餐		晚餐		睡前	3AM			
						前	后 2 小时	前	后 2 小时	前	后 2 小时					

附表 2-2 长期接受降糖治疗的药学监护表

联系电话：

基本情况	姓名＿＿＿性别＿＿年龄＿＿民族＿＿职业＿＿文化程度＿＿＿＿ 费用支付：□自费　　□医保　　□公费　　□其他 基础疾病：□高血压　　□冠心病　　□心律失常　　□心功能不全 　　　　　□糖尿病　　□甲状腺疾病　　□CKD　　□其他 入院时间：＿＿＿＿＿入院诊断：＿＿＿＿＿＿＿＿＿＿＿＿＿			
疗效监护	一般情况	身高＿＿＿体重＿＿＿BMI＿＿＿		
	血糖水平	检测时间		空腹血糖	
		检测时间		非空腹血糖	
		检测时间		HbA1c	
	并发症情况	急性并发症	□DKA　□HHS　□其他＿＿＿＿ ＿＿＿＿＿＿＿＿＿＿＿＿＿＿＿	
		慢性并发症	□CKD　□糖尿病视网膜病变 □糖尿病神经病变　□糖尿病下肢 血管病变　□糖尿病足　□其他＿＿ ＿＿＿＿＿＿＿＿＿＿＿＿＿＿＿	
安全性监护	低血糖	□无　　□有＿＿＿＿＿＿＿＿＿＿＿＿＿＿＿		
	胃肠道症状	□无　　□有＿＿＿＿＿＿＿＿＿＿＿＿＿＿＿		
	肝肾功异常	□无　　□有＿＿＿＿＿＿＿＿＿＿＿＿＿＿＿		
	体重增加/水肿	□无　　□有＿＿＿＿＿＿＿＿＿＿＿＿＿＿＿		
	骨折	□无　　□有＿＿＿＿＿＿＿＿＿＿＿＿＿＿＿		
	其他	□无　　□有＿＿＿＿＿＿＿＿＿＿＿＿＿＿＿		
	药物相互作用	□无　　□有＿＿＿＿＿＿＿＿＿＿＿＿＿＿＿		

续表

	知晓服用方法	□是　　□否_____
执行性监护	知晓不良反应	□是　　□否_____
	知晓注意事项	□是　　□否_____
	其他	
长期依从性监护	坚持长期用药	□是 □否，原因：□用药复杂（如药物过多、用药频繁）；□对疾病认识不足（如不接受患有糖尿病或认识不到其严重性）；□不理解药物治疗的获益；□经济问题；□其他_____ _____
生活方式监护		BMI_____吸烟_____饮酒_____ 低盐_____低糖_____低脂肪_____高膳食纤维_____ 每周运动量_____

附表 2-3 糖尿病患者长期血糖管理表

姓名： 性别： 年龄： 联系电话：

日期	血糖/（mmol/L）								降血糖药					其他合并用药	备注
	早餐		午餐		晚餐		睡前	3AM	通用名	商品名	用法	用量	用药起止时间		
	前	后2小时	前	后2小时	前	后2小时									

附表2-4 1型糖尿病患者降糖治疗药学监护表

联系电话：

基本情况	姓名_____ 性别____年龄_____民族_____职业_____文化程度_____ 费用支付：□自费 □医保 □公费 □其他 基础疾病：□高血压 □冠心病 □心律失常 □心功能不全 □糖尿病 □甲状腺疾病 □CKD □其他_____ 入院时间：_____ 入院诊断：_____			
用药方案	通用名	商品名	用法用量	用药开始时间

疗效监护	一般情况	身高_____体重_____BMI_____		
	血糖水平	检测时间		空腹血糖	
		检测时间		非空腹血糖	
		检测时间		HbA1c	
	并发症/伴发疾病	急性并发症	□DKA □低血糖症 □HHS □乳酸酸中毒 □其他_____	
		慢性并发症	□糖尿病肾病 □糖尿病视网膜病变 □糖尿病神经病变 □大血管病变 □其他_____	
		伴发疾病	□自身免疫性甲状腺疾病 □乳糜泻 □其他_____	

安全性监护	低血糖	□无 □有_____
	体重增加/水肿	□无 □有_____
	屈光不正	□无 □有_____
	过敏反应	□无 □有_____
	皮下脂肪增生	□无 □有_____
	注射部位疼痛	□无 □有_____
	其他	□无 □有_____
	药物相互作用	□无 □有_____

执行性监护	知晓胰岛素注射方法	□是　　□否＿＿＿＿＿＿＿＿＿＿＿＿
	知晓用法用量	□是　　□否＿＿＿＿＿＿＿＿＿＿＿＿
	知晓不良反应	□是　　□否＿＿＿＿＿＿＿＿＿＿＿＿
	知晓注意事项	□是　　□否＿＿＿＿＿＿＿＿＿＿＿＿

附表2-5　妊娠糖尿病患者药学监护表

科别：　　病区：　　床号：　　住院号：　　联系电话：

基本情况	姓名＿＿＿＿性别＿＿＿＿年龄＿＿＿民族＿＿＿＿职业＿＿＿＿文化程度＿＿＿＿ 入院时间：＿＿＿＿＿＿＿＿＿＿妊娠周数：＿＿＿＿＿＿＿＿＿＿＿＿＿ 入院诊断：□妊娠糖尿病（GDM）　　□妊娠期显性糖尿病 　　　　　□孕前糖尿病（PGDM）　□其他＿＿＿＿＿＿＿＿＿＿＿＿＿			
用药方案	通用名	商品名	用法用量	用药开始时间
疗效监护	一般情况	身高＿＿＿＿体重＿＿＿＿BMI＿＿＿＿		
	血糖水平	检测时间		空腹血糖	
		检测时间		非空腹血糖	
		检测时间		HbA1c	
安全性监护	低血糖	□无　　□有＿＿＿＿＿＿＿＿＿＿＿＿＿＿＿＿		
	体重增加／水肿	□无　　□有＿＿＿＿＿＿＿＿＿＿＿＿＿＿＿＿		
	屈光不正	□无　　□有＿＿＿＿＿＿＿＿＿＿＿＿＿＿＿＿		
	过敏反应	□无　　□有＿＿＿＿＿＿＿＿＿＿＿＿＿＿＿＿		
	皮下脂肪增生	□无　　□有＿＿＿＿＿＿＿＿＿＿＿＿＿＿＿＿		
	注射部位疼痛	□无　　□有＿＿＿＿＿＿＿＿＿＿＿＿＿＿＿＿		

	其他	□无　　□有＿＿＿＿＿＿＿＿＿＿＿＿＿＿＿
	药物相互作用	□无　　□有＿＿＿＿＿＿＿＿＿＿＿＿＿＿＿
执行性监护	知晓胰岛素注射方法	□是　　□否＿＿＿＿＿＿＿＿＿＿＿＿＿＿＿
	知晓用法用量	□是　　□否＿＿＿＿＿＿＿＿＿＿＿＿＿＿＿
	知晓不良反应	□是　　□否＿＿＿＿＿＿＿＿＿＿＿＿＿＿＿
	知晓注意事项	□是　　□否＿＿＿＿＿＿＿＿＿＿＿＿＿＿＿
其他	饮食、运动指导	□少量多餐制 □孕期运动,包括有氧运动及阻力运动
	血压监测	收缩压＿＿＿＿＿＿＿＿＿＿＿舒张压＿＿＿＿＿＿＿＿＿＿
	体重管理	BMI＿＿＿＿＿＿＿＿＿＿＿＿

附表3 特殊情况下患者血糖管理记录表

附表3-1 肾功能下降者血糖管理记录表

科别:　　病区:　　床号:　　住院号:　　联系电话:

基本情况	姓名		性别		年龄		民族		职业		文化程度
	入院日期		入院诊断						CKD分期		肾小球滤过率

实验室指标	测定时间	血糖/(mmol/L)								尿蛋白、血压、血脂等其他指标
		早餐前	早餐后2小时	午餐前	午餐后2小时	晚餐前	晚餐后2小时	睡前	3AM	

用药情况	类别	通用名	商品名	用法用量	用药开始时间	用药结束时间	备注
	降血糖药						
	抗高血压药						
	调血脂药						
	降尿蛋白药						
	其他药物						

189

附表3-2　围手术期患者血糖管理记录表

科别:　　病区:　　床号:　　住院号:　　联系电话:

基本情况					
姓名	性别	年龄	民族	职业	文化程度
入院日期	入院诊断	手术日期	手术名称		
手术类型 □择期手术　□急诊手术	高血糖类型 □合并糖尿病的高血糖 □应激性高血糖		血糖控制目标	□严格控制 □宽松控制	□一般控制

术前

血糖/(mmol/L)

早餐前	早餐后2小时	午餐前	午餐后2小时	晚餐前	晚餐后2小时	睡前	3AM

降糖方案	通用名	商品名	用法用量	用药起止时间

术中

血糖/(mmol/L)

早餐前	早餐后2小时	午餐前	午餐后2小时	晚餐前	晚餐后2小时	睡前	3AM

降糖方案	通用名	商品名	用法用量	用药起止时间

术后

血糖/(mmol/L)

早餐前	早餐后2小时	午餐前	午餐后2小时	晚餐前	晚餐后2小时	睡前	3AM

降糖方案	通用名	商品名	用法用量	用药起止时间

附表 3-3　孕期糖尿病患者血糖管理记录表

科别：　　病区：　　床号：　　住院号：　　联系电话：

基本情况	姓名		性别		年龄		民族		职业		文化程度
	入院日期		入院诊断						妊娠时间		妊娠周数
	孕期糖尿病分类	□妊娠糖尿病（GDM）　□妊娠期显性糖尿病和孕前糖尿病（PGDM）　□其他＿＿＿									

实验室指标		血糖 /（mmol/L）								其他指标
	测定时间	早餐前	早餐后2小时	午餐前	午餐后2小时	晚餐前	晚餐后2小时	睡前	3AM	

用药情况	类别	通用名	商品名	用法用量	用药开始时间	用药结束时间	备注
	降血糖药						
	其他药物						

附表 3-4 器官移植术后血糖管理记录表

科别： 病区： 床号： 住院号： 联系电话：

基本情况	姓名		性别		年龄	民族	职业	文化程度
	入院日期		入院诊断					
	PTDM 危险因素评估	非移植相关性因素	□男性 □高龄 □肥胖 □代谢综合征 □移植前 IGT 或 IFG □炎症标志物升高 □基因易感性或糖尿病家族史 □间质性肾炎 □其他___					
		移植相关性因素	□使用糖皮质激素类药物 □成人多囊肾 □使用钙调磷酸酶抑制药 □病毒感染 □移植后体重增加 □其他___					

实验室指标	血糖/（mmol/L）								其他指标
	测定时间	早餐前	早餐后2小时	午餐前	午餐后2小时	晚餐前	晚餐后2小时	睡前	3AM	

用药情况	类别	通用名	商品名	用法用量	用药开始时间	用药结束时间	备注
	免疫抑制剂						
	降血糖药						
	其他药物						

（杨 蕊）